全国高等职业教育护理专业教材

护理药理学
Pharmacology in Nursing

主　编　张　庆　田　健

副主编　田秀琼　王敏进　康传亮　李凤梅

编　委　（按姓氏汉语拼音排序）

范军军（山西医科大学汾阳学院）

康传亮（黑龙江农垦职业学院护理分院）

李凤梅（宁夏师范学院医学院）

梁　岚（攀枝花学院医学院）

鲁福德（广州卫生职业技术学院）

沈华杰（天津医学高等专科学校）

田　健（菏泽医学专科学校）

田秀琼（仙桃职业学院医学院）

王敏进（淄博职业学院）

于　雷（济南护理职业学院）

张　庆（济南护理职业学院）

北京大学医学出版社

HULI YAOLIXUE

图书在版编目（CIP）数据

护理药理学 / 张庆，田健主编 . —北京：北京大学医学
出版社，2013. 11（2018. 1 重印）
ISBN 978-7-5659-0649-7

Ⅰ . ①护… Ⅱ . ①张… ②田… Ⅲ . ①护理学 – 药理学 – 高等职业教育 –
教材　Ⅳ . ① R96

中国版本图书馆 CIP 数据核字（2013）第 222541 号

护理药理学

主　　编：张　庆　田　健
出版发行：北京大学医学出版社
地　　址：（100191）北京市海淀区学院路 38 号　北京大学医学部院内
电　　话：发行部 010-82802230；图书邮购 010-82802495
网　　址：http：//www.pumpress.com.cn
E-mail：booksale@bjmu.edu.cn
印　　刷：北京瑞达方舟印务有限公司
经　　销：新华书店
责任编辑：韩忠刚　法振鹏　　责任校对：金彤文　　责任印制：罗德刚
开　　本：787mm×1092mm　1/16　　印张：20.5　　字数：400 千字
版　　次：2014 年 1 月第 1 版　　2018 年 1 月第 3 次印刷
书　　号：ISBN 978-7-5659-0649-7
定　　价：35.00 元

全国高等职业教育护理专业教材编审委员会

序

护理工作是医疗卫生工作的一个重要组成部分，护理事业健康发展关系到人民群众的健康和生命安全。随着医学模式的转变，对护理工作和护理人员的要求越来越高。近年来国家陆续发布了《国家中长期教育改革和发展规划纲要（2010—2020年）》《关于全面提高高等职业教育教学质量的若干意见》以及新的《全国护士执业资格考试大纲》等文件，对高等职业教育护理专业教学提出了更高要求，教材建设也相应地面临新的考验。护理高等职业教育在为我国培养护理人才、提高人民健康水平中，发挥着极其重要的作用，如何发展护理高等职业教育已成为护理教育领域关注的首要问题。因此，只有不断更新观念，深化改革，抓住机遇，才能迎接新的挑战，使护理高等职业教育不断发展。

《教育部关于加强高职高专教育人才培养工作的意见》中指出：大力发展高等职业教育，培养和造就适应生产建设、管理、服务和技术第一线的高等技术应用型人才，客观上要求必须高度重视高等职业教育的教材改革和建设。本套教材正是为了适应新时期医学护理教育发展趋势，满足高等职业护理教育工作者和广大护理专业学生的需要而编写的。教材结合高等职业教育护理人才培养目标，内容与时俱进，充分体现护理特色，强调基础知识与基本技能并重，突出适用性、科学性、新颖性，体现"整体护理"和以"人"为中心的护理理念，引导学生自主学习。教材注重专业核心能力培养，与执业护士资格考试和护理实践紧密结合，紧跟临床护理的发展方向，加入"考点""案例""知识链接"等，具有很好的实用性。本套教材涵盖基础课教材七部：《人体解剖学》《组织学与胚胎学》《生物化学》《生理学》《病理学与病理生理学》《护理药理学》《病原生物学与免疫学》；专业课教材十六部：《基础护理学》《健康评估》《内科护理学》《外科护理学》《妇产科护理学》《儿科护理学》《急救护理学》《精神科护理学》《护理心理学》《护理学导论》《护理管理学》《中医护理学》《护理礼仪与人际沟通》《老年护理学》《社区护理学》《护理伦理学》。教材形式包括主教材、配套教材、多媒体课件。教材编写淡化学科意识，强化专业理念，注重体现医学人文教育理念，以促进学生素质的全面提高。在客观上，本套教材反映了当今护理学领域的新理论、新技术和新进展，拓展了护理教育的视野。

本套教材以专业培养目标为导向，以职业技能教育为根本，满足学科需要、教学需要、社会需要，既可以作为医学院校高等职业教育护理专业的教材，也可以作为临床医护人员了解和掌握护理问题的参考书。教材的编写得到全国多所医学院校领导及广大教育工作者大力支持和帮助，百余位奋斗在教学、科研和临床一线的学者专家，群策群力，同心同德，汇集各自的智慧和心血，阐述护理专业知识，介绍学科最新进展，汇编成本套教材，在此表示由衷感谢。

由于水平所限，整套教材编写难免存在提法不当和不足之处，诚挚期待医学教育界同仁和广大读者予以批评指正。

前　言

　　全国高等职业教育护理专业教材《护理药理学》是根据国家教育中长期规划,国务院、教育部关于大力发展职业教育,推进高等职业教育改革的指导方针,根据当前医药卫生改革对护理职业人才的迫切需要,紧紧围绕"培养与我国社会主义现代化建设要求相适应,德、智、体全面发展,具有综合职业能力,在第一线工作的高素质的高级护理技能型人才"的总体目标而组织编写的。本教材始终坚持三基(基本理论、基本知识、基本技能)、五性(思想性、科学性、先进性、启发性、适用性)、三特定(特定对象、特定要求、特定限制)的编写原则,努力体现高职教育改革创新精神,充分吸收各地高职院校近年来在护理专业和护理药理学课程建设上的创新成果,针对专科层次的护理专业学生未来职业岗位需求,对照执业护士资格考试大纲要求组织编写。教材在遵循药理学原有框架基础上,力求在护理专业特色上有所创新,较好地设计、编写了各类药物的用药护理内容,在国内同类教材中独树一帜,并受到护理专家的肯定。为便于教学,将用药护理概括提炼为"用药前""用药中"和"用药后"三个环节,用图表形式加以凝练,为进一步体现未来岗位需求,帮助学生熟悉未来护考要求和题型,精心编写了用药护理案例,标明有关考点,充分体现学以致用,融会贯通的教学要求,也便于教师采取"任务引领式""以问题为导向的教学方法(PBL)"等先进的教学方法组织课堂教学;在编写体例上,设计了"学习目标""思考与练习""知识链接"和"要点提示"的板块,符合教学认知规律,提高学生学习兴趣,培养良好的学习习惯。由于现代医学发展迅速,本教材适当增加了新药物、新理论,对实际应用价值较低的内容予以删略或简写,护理专业较少应用的药物作用机制等不单独介绍,重点介绍药物作用、应用、不良反应和与临床护理关系密切的知识技能。为更好地与国家基本药物制度接轨,本教材正文中对2012年最新颁布,将于2013年正式使用的国家基本药物的名称均用"*"进行标记,便于师生学习掌握。因本教材另有专门编写的实训配套教材,故不再安排有关内容,练习题也以讨论题为主,以利于教学组织。

　　该教材在编写过程中,借鉴参考了部分国内外本科、专科的《护理药理学》《药物学》《药理学》和《药物应用护理》等教材,特向各教材的编写专家表示崇高敬意和真诚感谢。

　　由于时间仓促,学识水平有限,本教材难免会有不足和不妥之处,敬请各位专家、广大师生批评指正。

　　该教材的出版发行,我们由衷地感谢编者所在单位领导的大力支持,感谢北京大学医学出版社编辑们的具体指导和帮助。

张庆　田健

内容简介

　　《护理药理学》教材是根据高等职业教育教学改革需要编写的创新性教材。本教材立足于药理学课程基础，突出护理专业特色，较好地编写了用药护理部分，并创新性地用表格形式体现"用药前""用药中""用药后"三个环节，将药理与护理专业知识点有机融合，结合执业护士考纲和题型，标注了"考点"，设计了用药护理案例，并编写了"知识链接""要点提示"等内容，能够更好地促进教学效果和培养目标的实现。全书共45章，部分内容选学，建议理论教学学时为54学时到72学时。

　　本教材适用于护理、助产、涉外护理专业三年制专科层次学生使用，也适用于上述专业的五年一贯制学生，并可作为职业技能鉴定、护士执业资格考试辅导的参考教材。

目　录

第一章　绪　论

第一节　护理药理学概述

一、护理药理学的基本概念

药物（drug）是指作用于机体，调节、影响其生理、生化水平和功能，具有诊断、防治疾病等用途的化学物质。一般可按其来源分为天然药物、化学合成药物和生物技术药物等。

知识链接

药物起源于人类认识改造自然的实践活动，古人在获取食物时，逐渐认识到有些植物的可食部分对缓解病痛有作用，这些植物有效部位逐渐演变成药物，故有"药食同源"学说。汉字繁体"藥"就包含了"草"、"木"的含义。而药的英文"drug"是来自于希腊文"drogen"，原意是干草，也体现了这一观点。

护理药理学是护理学与药理学交叉融合的应用型学科，其任务是研究、指导和帮助护理人员，在护理学原则的指导下，在疾病防治过程中，正确、合理地应用药理学知识，根据治疗需要，充分发挥药物疗效，减少或避免不良反应，提高护理质量。护理药理学的核心问题就是临床工作中的用药护理问题。

药理学是研究药物与机体相互作用规律及其机制的科学，药理学既是医学与药学的交叉学科，又是基础医学与临床医学之间的桥梁学科。其中，研究药物对机体作用规律及其机制的科学称为药物效应动力学（pharmacodynamics），简称药效学；研究机体对药物的处置过程及血药浓度随时间而变化的规律的科学称为药物代谢动力学（pharmaco kinetics），简称药动学。药效学和药动学构成药理学的两大结构体系。

护理专业学生通过学习本门课程，可全面掌握、理解药物作用、临床用途、不良反应等知识，帮助同学们在未来护理工作岗位上，正确执行药物治疗方案，合理、高效地进行用药护理，提高患者的治疗效果和生活质量。

二、用药护理的基本内容和要求

护士在用药护理中，承担着执行处方或医嘱，观察药物治疗效果和不良反应，指导合理用药和健康教育等职责，可以按护理工作流程划分为：用药前、用药中、用药后三个阶段。

1．用药前　本阶段是用药护理的起始阶段，主要内容包括：①根据医嘱、处方和患者用药史等基本信息，掌握药物应用的基本知识，如治疗方案中选择药物的依据，药物类别、适应证、不良反应等；②熟悉选用药物的剂型、规格、剂量、用法、疗程及注意事项；③熟悉药物的不良反应和防治措施，了解有关配伍禁忌；④做好护患沟通、心理护理等配合措施。

2．用药中　本阶段是用药护理的执行阶段，要严格执行护理操作规范给药，如"三查、七对、一注意、六准确"等；如患者自行服用要认真指导用药。同时要注意：①未经医生许可不得随意变更给药方案，如剂量、滴速、时间和次数等；②认真观察和评估疗效、不良反应，如有异常情况及时报告医生；③评估用药依从性，做好护患沟通和合理用药宣教。

知识链接　"三查"、"七对"、"一注意"、"六准确"

"三查"是指护士用药时，要做到操作前查、操作中查、操作后查；"七对"是指在用药时，要做到对床号、对姓名、对药名、对药物浓度、对药物剂量、对用药方法以及对用药时间，避免发生用药差错和事故；"一注意"是指注意观察用药后的疗效和不良反应；"六准确"是指药名、给药对象、给药途径、药物剂量、药物浓度、给药方法准确无误。

考点：护理药疗原则的"三查、七对"制度是什么？

3．用药后　本阶段是用药护理的总结评价阶段，同样非常重要，内容主要包括：①客观评估药物疗效和不良反应，配合医生采取相应措施；②回顾总结用药护理过程，协助医生评价、完善药物治疗方案；③开展合理用药的健康教育，提高药物远期疗效或社区科学用药水平。

三、如何学好护理药理学

护理药理学对于护理专业十分重要，而且内容多、涉及面广，学好这门课程，首先要掌握课程特点。本课程是从"药"的角度阐述护理工作中的药物应用知识和技能，主要介绍药物作用、用途、不良反应和在临床护理中的实际应用。应拓宽视野，注意基础课的复习和专业课的联系，教材中的"知识链接"、"用药护理"、"案例分析"有助于加强这类联系，强化知识点。

其次，掌握课程基本框架和由共性到个性的学习规律。本课程先通过总论介绍基本概念和普遍规律，然后具体到各个章节，每一章节也是主要介绍每类药物代表药，其他药物则主要介绍特点和区别。学生要把握规律，利用好"学习目标"、"用药护理程序"、"思考与练习"等内容，加强比较、归纳、总结，多做练习，善于通过图表等方法提高学习效果。

最后，要善于把握课程的认知规律。本课程信息量大，仅药名就有近千个，还有较多的比较生僻的知识点，容易遗忘和混淆。但是上述知识点多具有共同性和关联性，找到这些规律，注意提炼总结、分类记忆和强化训练，就可以很好的掌握，建议用好"要点提示""考点"和课后练习题，本教材提供了大量具有代表性的临床用药实例，建议同学们认真学习、思考和讨论，做到理论联系实际，注意举一反三，既能巩固知识，又能培养未来护理岗位技能。

第二节　用药护理的基础知识

用药护理是交叉融合的综合性学科，不仅需要药理学的知识技能，还需要临床护理、药学的专业知识和技能，掌握相应的基础知识对做好用药护理非常必要。

一、药品管理、使用的基础知识

（一）药品管理的主要法律法规

1. 药品管理法规　《中华人民共和国药品管理法》是我国药品管理工作的主要法律依据，于 1985 年 7 月 1 日颁布实施，新修订的药品管理法于 2001 年 12 月 1 日施行，并制定有相应的《中华人民共和国药品管理法实施细则》，国家食品药品监督管理局等部门还制定有相应的法规，上述法律法规，规范我国药品科学、合理、安全的使用，加强药品监督管理，保证人民群众的用药安全。

2. 药典　药典是一个国家记载药品规格、标准的法典，是药品生产、检验、供应和使用的依据。药典所收载的药物为法定药，可依法在市场流通使用。

药典的内容一般包括凡例、标准正文和附录三部分，附有药品索引，并配有相关药物临床使用指南等单行资料。我国药典由三部组成，一部收载生药和中成药、二部收载化学药品，三部收载生物制品等。药典一般每隔 5 年再版一次，目前最新版是 2010 年出版的《中华人民共和国药典》。

（二）处方药、非处方药

为了保障人民用药安全，使用方便，我国颁布《处方药与非处方药分类管理办法（试行）》并于 2000 年 1 月 1 日起施行。

1. 处方药（Rx, prescription drugs）　是指必须凭执业医师或执业助理医师处方才可调配、购买和使用的药品。

2. 非处方药（nonprescription drugs, over the counter, OTC）　是指应用安全、质量稳定、疗效确切、不经执业医师或执业助理医师处方即可自行判断、购买和使用的药品。非处方药根据其安全性又划分为甲、乙两类。甲类非处方药只限于在医疗机构和社会药房，在药师指导下购买使用，而乙类非处方药可以在经药品监督管理部门批准的普通商业企业零售。处方药与非处方药的比较见表 1-1。

表 1-1　处方药和非处方药比较

	非处方药	处方药
经营部门	医疗机构、社会药店、商店	医疗机构、社会药店
使用决定权	在药师指导下，由使用者确定	有执业资格的医师、助理医师
药物剂型种类	仅限于口服剂型和外用剂型	各种适宜剂型
使用疗程	有明确限制，一般疗程较短	由病情和治疗需要决定
药品说明书	用科学易懂、详细准确的文字介绍	用规定格式和专业术语介绍
药品外包装	印有 OTC 专有标识	无特殊标记要求
广告宣传范围	各类大众传播媒介	医药卫生类专业学术刊物

（三）国家基本药物制度

国家基本药物是指适应基本医疗卫生需求，剂型适宜，价格合理，能够保障供应，公众可公平获得的药品。世界卫生组织于 20 世纪 70 年代提出的重要理念，旨在保障世界各国的基本医疗水平和大多数人的健康需求，并据此制定了基本药物示范目录、标准治疗指南和处方集。

我国已经于 2010 年全面实行这一制度，具体包括：①统一零售价，由国家统一制定药品的零售指导价，在流通环节，实行集中网上招标和统一配送，减少中间环节的不合理加价；②实行零差率销售，在政府办基层医疗卫生机构实行零差率销售，按实际进价销售，不再加价，价格比较低廉；③纳入医保，基本药物全部纳入基本医疗保障药品报销目录，且报销比例明显高于非基本药物；④用药合理，国家要求基层医疗卫生机构全部配备和使用基本药物，其他类型医疗卫生机构必须按规定配备使用基本药物并确定合理比例；⑤安全有效，国家基本药物是经过长期临床实践检验证明安全有效的首选药物。国家对基本药物实行全品种覆盖抽验，保证群众基本用药更安全；⑥方便可及，群众在基层医疗卫生服务机构就能获得，使用方便。此外，患者还可以凭处方到零售药店购买这些药物。

本书中对最新的 2012 年版国家颁布的基本药物名称均用"*"进行标记，此目录将于 2013 年正式使用。

考点： 临床护理中需特殊管理的药品有哪几种

（四）特殊管理的药品

根据《中华人民共和国药品管理法》的有关规定，麻醉药品、精神药品、医疗用毒性药品和放射性药品要实行严格的特殊管理，这些称为特殊管理药品。具体要按照药监部门制定的各类特殊管理药品实施细则严格执行。

1. 麻醉药品（narcotic drugs） 是指连续使用易产生身体依赖、能成瘾癖的药品，包括：阿片类、可卡因类、大麻类、化学合成麻醉药品类及国家药品监督管理部门指定的其他易成瘾癖的药品、药用植物原料及其制剂。

2. 精神药品（psychotropic drugs） 是指直接作用于中枢神经系统，产生兴奋或抑制作用，长期连续使用能产生依赖性的药品。根据其致依赖程度和危害程度，又分为两类，第一类精神药品，如：安息香酸钠咖啡因、咖啡因等；第二类精神药品，如地西泮、三唑仑等；第一类致依赖性、毒性和成瘾性更强，管理更为严格。

3. 医疗用毒性药品（poisons pharmaceuticals） 是指毒性剧烈、治疗剂量与中毒剂量相近，使用不当会致人中毒或死亡的药品。如砒霜、生半夏、阿托品、氢溴酸东莨菪碱等。

4. 放射性药品（radioactive pharmaceuticals） 是指用于临床诊断或者治疗的放射性核素制剂或者其标记药物。如：放射性核素发生器及其配套药盒、放射免疫测定盒等。如：^{131}I、^{32}P 等。

（五）药品命名原则和外包装标志规定

1. 药品命名原则 根据我国药品管理的有关规定，药品的名称应明确、简短、科学，不使用代号或政治性名词，尽量采用与 WTO《国际非专利药名》（intern-ational nonproprietary names for pharmaceutical substances, INN）统一的名称；避免采用可能暗示患者疾病和治疗信息的药名；对药效结构相似的药物，可采用常用字节（即字母特定组合，如 β 受体阻断药采用"-olol"或"** 洛尔"命名）来表示有关类别。

2. 药品包装常用标志

（1）批号（Bat. No, lot. No.） 系指用于识别"批"的一组数字或字母加数字，以保证药品的可追溯性。一般采用 8 位数字表示批号，前 4 位表示年，第 5 ~ 6 位表示月，末 2 位表示日期，如 2013 年 1 月 1 日生产的药品批号一般写为 20130101。

（2）有效期（validity）　指在规定的贮存条件下能够保证药品质量的期限。某药品的有效期至 2012 年 12 月 31 日，表明可使用到此日期，从 2013 年 1 月 1 日起便不准使用了。有的标明有效期的年限，则可从该药品的批号，推算其有效期。如某药批号 20130430，有效期 2 年，则该药可用至 2015 年 4 月 29 日。

（3）失效期（Exp date）　指药品在规定的贮存条件下，质量开始下降，达不到原质量标准的时间，如某药标明失效期为 2014 年 1 月，则表示该药只能用至 2013 年 12 月 31 日。

二、药物制剂常识

药物制剂是指原料药经加工制成具有一定形态和规格，便于使用和保存的药物制品。其具体形态叫做剂型，临床常用剂型按其形态可分为固体剂型、液体剂型、半固体剂型三类。

考点：不同剂型的药物应采用何种给药方法

（一）固体剂型

本类剂型最为常用，尤其适用于长期应用和患者自行使用。

1. 片剂（tablets）　是药物与适宜的赋形剂混合，通过制剂技术制成的固体制剂，主要供口服。外层包衣的又称包衣片，有肠溶衣片及糖衣片等。肠溶片不能嚼碎服，糖衣片应密闭保存。另外，还有一些新型片剂，如控释片、缓释片、泡腾片、异型片等，满足不同治疗需要。

2. 胶囊剂（capsules）　是将药物分装于空胶囊内制成的制剂。该剂型综合了散剂分散快和片剂便于使用等优点，较为常用。如氨苄西林胶囊。

3. 冲剂　也称颗粒剂，是生药提取物或药物加适量辅料制成的干燥颗粒状内服制剂。服用时用温开水冲化即可，由于分散度好，应用价值较高。如板蓝根冲剂。

4. 丸剂（pills）　将药物与黏合剂或辅料混合做成的球形固体制剂，如藿香正气丸；另外，根据赋形剂不同也可再分为水丸和蜜丸等。

5. 其他固体制剂　如散剂（powder）、微型胶囊（microencapsulation）、膜剂（pellicles，film，membrance）等。

（二）液体剂型

本类剂型需要液体介质，分散度好，起效快，剂量易于调控。

1. 注射剂（injection）　是供注入人体内使用的药物灭菌制剂。剂型包括溶液、乳浊液、混悬液及供临用前配成溶液或混悬液的粉剂。有安瓿、西林瓶、分液袋或大输液瓶。油剂、混悬剂，不得静脉给药，以免发生血管栓塞。

2. 溶液剂（liquon，solution）　是非挥发性的药物澄明的水溶液，可供内服和外用。外用溶液应在瓶签上注明"外用"及"切勿内服"字样。

3. 酊剂（tincture）　是一定浓度的生药的乙醇浸出液或化学药品的乙醇溶液，如橙皮酊。

4. 合剂（misture）　是含有可溶性或不溶性粉末药物的透明或悬浊液，多供内服，如胃蛋白酶合剂。

5. 糖浆剂（syrup）　是含有药物或芳香物质的近饱和浓度的蔗糖水溶液，如可待因糖浆。

6. 流浸膏（liquid extract）　是生药材的浸出液，经浓缩调整其浓度至规定标准后的液体制剂。一般每毫升应与原生药 1g 相当，如益母草流浸膏。

7．其他液体剂型 如水剂（water，aqua）、洗剂（lotion）、胶浆剂（mucilage）、喷雾剂（spray）、气雾剂（aerosol）、滴眼剂（eyedrops）、滴鼻剂（nasaldrops）等。

（三）半固体制剂

本类剂型介于固体剂型和液体剂型之间，分散度较好，作用时间较长，适于外用。

1．软膏剂（ointment） 是药物与适宜基质混合均匀制成的膏状外用制剂，多供皮肤、黏膜用药，如硫磺软膏。

2．乳膏剂（cream） 是由脂肪酸与碱性物质作用而制成的一种稠厚乳状剂型，较软膏易于吸收，不污染衣物，如氟氢可的松乳膏。

3．眼膏剂（eyeointment） 是供眼用的细腻灭菌软膏，如四环素眼膏。

4．栓剂（suppository） 是供人体腔道内给药的半固体制剂，形状和大小因用药腔道而异，进入人体腔道后可软化、溶解、释放出药物，如咪康唑阴道栓。

（四）制剂的外观检查

护士按医嘱或处方从药房领取药物后，在使用前，应进行制剂外观质量的一般检查，发现有变质、包装破损、标签不明、超过保质期等不合质量要求的药品，应停止使用。

对固体剂型的检查应包括：剂型形态完好、无潮解松软、变硬、变色等情况，包衣片的片面不得有色斑或粘连。

对液体剂型的检查应注意：溶液有无霉变、变色、絮状物等，溶液剂及注射剂必须澄明、无沉淀、无异味。注射剂的安瓿或药瓶必须是标签清晰、外观清洁、无裂痕或破损、封口严密者方可应用。

对半固体剂型的检查包括：药剂质地均匀、无变色、无霉变、无酸败异味等。栓剂的栓体不得有变软。

三、处方与医嘱的基础知识

（一）处方的概念和种类

处方（prescription，recipe）是由注册的执业医师或执业助理医师（以下简称"医师"）在诊疗活动中为患者开具的、由药学专业技术人员审核、调配、核对，并作为医疗用药发药凭证的医疗文书。处方也是患者取药的依据，并具有法律凭证作用。处方一般有医疗处方、法定处方和协定处方三类。在临床医疗工作中以医疗处方为最常用。

执行处方是护士的日常工作，关系到患者治疗效果和健康安危，必须认真对待，严格实行"三查七对"制度，若有疑问，应及时与医师联系，不得擅作主张。

（二）医疗处方的结构

现行医疗处方的结构分三部分：前记、正文和后记。

1．前记 包括医疗卫生机构的名称、处方笺编号、患者信息、门诊或住院病历号、科别或病室和床位号、临床诊断、开具日期等，并可添列专科要求的项目。

2．正文 以 Rp 或 R（拉丁文 Recipe "请取"的缩写）或者汉字"取"标示，分列药品名称、剂型、规格、数量、用法等。

3．后记 医师签名或加盖专用签章以示负责，并标有药品划价的金额以及审核、调配、核对、发药的药学专业技术人员签名。

（三）医疗处方的书写规则

1．由具有处方权的医师按规定格式在专用处方笺上以钢笔或圆珠笔书写。麻醉药品处方、急诊处方、儿科处方、普通处方的印刷用纸应分别为淡红色、淡黄色、淡绿色、白色，并在右上角以文字注明。处方必须字迹清楚，不得涂改，如有修改，必须在修改处签名及注明修改日期。处方内容要书写完整。

2．药品名称以《中华人民共和国药典》和《中国药品通用名称》收载的名称或经国家批准的专利药品名为准，如无收载，可采用通用名或商品名。药名简写或缩写必须为国内通用写法，不得自行编制药品缩写名或代号。开写多个药物时，应按作用主次顺序书写。

3．药品剂量与数量一律用阿拉伯数字书写。剂量应当使用 SI 制单位：重量以克（g）、毫克（mg）、微克（μg）、纳克（ng）为单位；容量以升（L）、毫升（ml）为单位，也可以国际单位（IU）、单位（U）计算。处方中一般使用常用剂量，需超剂量使用时，应注明原因并再次签名。

4．普通处方一般不得超过 7 日用量；急诊处方一般不得超过 3 日用量；对于某些慢性病、老年病或特殊情况，处方用量可适当延长，但医师必须注明理由。麻醉药品每次处方注射剂不得超过 2 日常用量，片剂、酊剂、糖浆剂等不超过 3 日常用量，连续使用不得超过 7 天；第一类精神药品每次处方不超过 3 日常用量，第二类精神药品每次处方不超过 7 日常用量；医疗用毒性药品每次处方剂量不得超过 2 日极量。医务人员不得为自己开处方使用麻醉药品。开写麻醉药品一定要用淡红色处方以示区别，同时应有病历记录。开具处方后的空白处应画一斜线，以示处方完毕。

5．麻醉药品、精神药品、医疗用毒性药品等特殊管理药品的处方、急诊处方当日有效。门诊处方为开具当日有效；特殊情况下需延长有效期的，由开具处方的医师注明有效期限，但最长不超过 3 天。

6．用计算机开具普通处方时，需同时打印纸质处方，其格式与手写处方一致。打印的处方经签名后才有效。

（四）处方举例

1．单量法　片剂、丸剂、胶囊剂、栓剂、安瓿剂等常用单量法。如：

R：阿莫西林胶囊　0.25 克 ×24

用法：0.5 克　4 次 / 日

2．总量法　大容量注射剂、溶液剂、酊剂、合剂、软膏剂、糖浆剂等常用总量法。复方片剂可不写规格量而直接写出总量。如：

R：0.9% 氯化钠注射液　250 毫升

青霉素 G 钠注射剂　80 万单位 ×5 ╱ ×3

用法：皮试阴性后 静脉滴注　1 次 / 日

R：复方甘草片　36 片

用法：2 片　3 次 / 日

护士在执行处方过程中，若发现有不符合处方规定的处方时，必须及时请处方医师给予处理。严禁执行超过极量而未注明原因、修改却未重新签字、用法用量错误、内容含糊不清等不符合规定的处方。

（五）处方常用外文缩写

为方便书写处方，常用拉丁语或英语缩写词来代替汉字，其中以给药途径、次数、时间及药物剂型等使用较多。处方中常用的拉丁文缩写见表 1-2。

表1-2　处方常用外文缩写词

缩写词	中文	缩写词	中文	缩写词	中文
a.c.	饭前	q.6h.	每6小时1次	A.S.T	皮试后
p.c.	饭后	q.2d.	每2日1次	Tab.	片剂
h.s.	睡时	q.d.	1日1次	Caps.	胶囊剂
q.n.	每晚	b.i.d.	1日2次	Inj.	注射剂
pr. dos	顿服，一次量	t.i.d.	1日3次	Syr.	糖浆剂
p.r.n.	必要时（可重复）	q.i.d.	1日4次	Mist 或 M..	合剂
s.o.s.	需要时（用一次）	q.h.	每小时	Tinct.	酊剂
stat!	立即	p.o. 或 o.s.	口服	Ung 或 Oint.	软膏剂
cito!	急速地	i.h.	皮下注射	Sol. 或 Liq.	溶液剂
lent.	缓慢地	i.m.	肌内注射	Amp.	安瓿
Co.	复方的	i.v.	静脉注射		
Sig. 或 S.	用法	i.v.gtt	静脉滴注		

（六）医嘱的书写规则

1．药品名称要规范，一般使用中文全药名，并且包括剂型和酸碱成盐名称，也可使用规范缩写，不可使用化学分子式或自造药名缩写等。

2．液体剂型必须写明浓度，并以毫升（ml）为单位，固体剂型以克（g）、毫克（mg）、微克（μg）为单位，抗生素和生物制品可用国际单位（U）为单位，其中毫升和克的单位可以省略不写。

3．每项医嘱写两行，第一行依次写明药名、剂型和规格，第二行依次写明每次量、给药次数、给药途径以及时间和给药部位，要求写在后半部，可以使用处方专用拉丁缩写词。

4．非静脉给药，如数种药物并用，每种药物单独排列，注明序号，并都要写明用法，不可以合并只写一个用法；静脉给药，如数种药物并用，首先写明溶媒，其次按主次顺序排列书写药名，用法另起一行，并标明滴速等。

5．需要皮肤过敏实验的医嘱，应先记录在临时医嘱上，医生在需皮试药物后面用蓝色墨水笔标出"（　）"。皮试后由操作者等两人判定结果，用红色"＋、-"标记在"（　）"中，并用蓝色墨水笔签署全名。

（七）医嘱实例

青霉素钠盐注射剂　100万单位　一日2次　皮试阴性后肌注

地西泮片　5mg　一日1次　睡前服用

（八）处方和医嘱的执行

执行处方和医嘱是用药护理首要工作，主要要求是：①认真阅读医嘱或处方，准确把握给药方案，对不确定的地方，及时与医生沟通，切忌望文生义或想当然、按经验处理医嘱。②复习了解医嘱或处方相关的药物学知识，准备药品和器械，必要时还要备好抢救药品和器械。③要根据护理操作规范和护理程序做好用药前的各项准备工作，认真、规范的给药，仔细观察评估用药中和用药后患者的反应，对异常情况及时采取措施，及时通报医生。④认真做好护理评价，协助医生正确评价给药方案，及时调整和修改给药方案，做好患者和家属的教育宣传和心理护理工作。

<table>
<tr><td rowspan="1">思
考
与
练
习</td><td>

1. 说出药物、护理药理学、药理学、药效学和药动学的基本概念。

2. 用药护理可以分为哪三个环节？每个环节的内容和要求有哪些？

3. 患者，男，23 岁，因大叶性肺炎入院治疗，医生为其开出临时医嘱如下：

①复方止咳糖浆，一次 10ml，一日 2 次，口服。

②复方氨林巴比妥注射液（安痛定注射液），2ml，肌注。

③青霉素皮试（　　）

④0.9% 氯化钠注射液 500ml，

　青霉素 G 钠注射液 800 万 U，一日 1 次，静脉滴注

⑤0.2% 氧氟沙星注射液，200ml，一日 1 次，静脉滴注

开出病房处方如下：

①0.9% 氯化钠注射液　　500ml

　青霉素 G 钠注射液　　800 万 U×1

　用法：皮试后，一日 1 次，静滴

②0.2% 氧氟沙星注射液　100ml×2

　用法：200ml　一日 1 次，静滴

③复方氨林巴比妥注射液　2ml×1

　用法：一次 2ml　肌注

④复方止咳糖浆　　100ml×1

　用法：一次 10ml　一日 2 次　口服

（1）护士在拿到上述医嘱和处方后，应如何进行用药护理？

（2）请根据下面提示要求，加以补充和完善，同学间相互配合完成模拟操作。

用药前：护士阅读医嘱，了解基本信息，填写治疗卡，做皮试，凭处方取药，检查药物，按要求配置，向患者做用药介绍等；

用药中：按口服、肌注的操作规范向患者给药，设计护理措施，提高患者用药的依从性，观察给药时患者反应，介绍可能的不良反应等；

用药后：观察给药部位，询问患者反应，观察疗效目标和不良反应，介绍有关防护措施，进行健康教育等。

</td></tr>
</table>

（张庆）

第二章　药物效应动力学

药物效应动力学（pharmacodynamics），简称药效学，主要研究药物作用于机体而引起的生理、生化效应及其规律和产生的原理。

第一节　药物作用的基本规律

一、药物作用

1. 药物作用和药理效应　药物作用（action）是指药物与机体组织细胞间初始的分子反应，主要是通过改变机体原有生理功能或生化代谢水平而产生的，如肾上腺素与肾上腺素受体的相互作用。药理效应（effect）则是指继发于药物作用之后的机体组织细胞原有功能水平的变化，该变化可以是机体生理功能、生化代谢水平的改变，也可能是形态结构的变化，如肾上腺素引起心率加快、血压升高等。一般情况下二者通用。

2. 药物的基本作用　药物的基本作用包括兴奋作用和抑制作用。使原有功能水平增强的作用，称为兴奋作用（excitation），如升高血压、兴奋呼吸等；反之，使原有功能水平降低，称为抑制作用（inhibition），如降压、镇静、催眠等。一种药物对不同器官和组织可分别产生兴奋和抑制作用，例如肾上腺素可收缩皮肤、黏膜血管（兴奋作用），舒张骨骼肌血管及松弛支气管平滑肌（抑制作用）。药物的兴奋作用和抑制作用在一定情况下可以相互转化。

要点提示

　　乙醇是中枢抑制药，但在小剂量时先表现为中枢兴奋，这是脱抑制现象引起的兴奋表现，随着剂量增加出现中枢抑制作用；全身麻醉药的诱导期也是中枢先兴奋的表现之一。

二、药物作用的类型

1. 局部作用和吸收作用　药物与机体接触，在吸收进入血液循环之前，在用药部位所产生的效应称为局部作用（local action）。例如普鲁卡因局部注射后对外周神经的麻醉作用、抗酸药中和胃酸作用等。药物吸收进入血液循环，分布到全身，对机体内部某些器官发生的作用，则称为吸收作用（absorptive action）或"全身作用"（systemic action），如口服麻黄碱吸收后扩张支气管。外用药也可通过皮肤或黏膜吸收产生吸收作用，甚至引起中毒，在用药护理时必须注意，有些药物口服不易吸收，只在肠道产生局部作用，如口服硫酸镁导泻，口服庆大霉素在肠道内杀菌等。

2．直接作用和间接作用　药物直接作用于组织或器官引起的效应称为直接作用，如强心苷的强心作用。而由直接作用引发的其他作用称为间接作用或继发作用。例如，去甲肾上腺素有升高血压和减慢心率两种效应。前者是去甲肾上腺素激动血管平滑肌上 α 受体的结果，属于直接作用；后者是血压升高引发减压反射的结果，属于间接作用。

3．药物作用的选择性　在一定剂量范围内，药物对某些组织和器官在作用性质和作用强度方面的差异称为选择性（selectivity）。例如抗慢性心功能不全药地高辛，对心肌有很强的选择性，很小剂量就有正性肌力作用；而对骨骼肌和平滑肌，即使应用很大剂量也无作用。产生药物作用选择性的基础是药物分布不均匀、药物与组织亲和力不同、组织结构有差异和细胞代谢有差异。

药物作用的选择性具有重要的意义，理论上是药物分类的基础，临床上是选药和制定治疗方案的依据，新药开发上可作为研究的方向，药物作用选择性的高低，也用来判断药物的作用范围和不良反应的多少。一般地说，选择性高的药物针对性强，不良反应少，但应用范围窄；而选择性低的药物针对性差，不良反应多，但应用范围广。药物的选择性是相对的，与用药的剂量很多因素有关。

三、药物作用的两重性

（一）治疗作用

凡符合用药目的或能达到防治疾病效果的作用称为治疗作用（therapeutic action）。可分为以下两类：

1．对因治疗（etiological treatment）（治本）　用药目的在于消除原发致病因子。如抗生素杀灭体内致病微生物，解毒药促进体内毒物的消除等。补充体内营养或内源性物质（如激素）不足称为补充治疗（supplement therapy），又称替代疗法，可部分起到对因治疗作用，但应注意引起缺乏的原因。

2．对症治疗（symptomatic treatment）（治标）　用药目的在于改善疾病症状或减轻病人痛苦，如解热、镇痛、平喘等。有些症状如休克、惊厥、哮喘等如不及时消除或改善，可能造成生命危险，因此对症治疗和对因治疗都很重要。临床上应遵循"急则治其标，缓则治其本，标本兼治"的原则。

（二）不良反应

凡不符合用药目的或给机体带来不适、痛苦或损害的反应，称为不良反应（adverse reaction）。

1．副作用（side reaction）　又称副反应，是药物在治疗剂量时出现的与治疗目的无关的作用，可能给病人带来不适或痛苦。一般对机体影响小、危害轻，而且是可以恢复的功能性变化，如阿托品引起口干、阿司匹林对胃肠道的刺激作用等。某些药物的治疗作用和副作用根据用药目的的不同可以互相转化。

2．毒性反应（toxic reaction）　指用药剂量过大、疗程过长或消除器官功能低下时药物蓄积过多引起的危害性反应。立即发生的毒性反应称急性毒性，如水杨酸引起恶心、呕吐等。急性毒性多损害胃肠道、循环、呼吸及神经系统功能。长期用药时，药物在体内蓄积逐渐发生的毒性称慢性毒性，如长期或大剂量应用对乙酰氨基酚可致肝、肾损害。慢性毒性多损害肝、肾、骨髓及内分泌功能。

某些药物还可干扰 DNA 复制，引起基因突变，如果影响细胞突变率，称为致突变作用（mutagenesis），如果产生的变异细胞为癌细胞，则称为致癌作用（carcinogenesis），如发生在胚胎期，造成畸胎，则称为致畸作用（teratogenesis）。他们统称"三致作用"，均属于慢性毒性反应，也是用药护理的重点内容。

考点：毒性反应中的"三致"作用有哪些？

要点提示

副作用具有可预知，可转化，可预防的特点。

知识链接

"反应停"事件

1959 年起，前联邦德国、美国、荷兰、日本等国陆续报道了多例手脚发育畸形的新生儿，他们手脚明显短于正常婴儿，甚至缺失，故被称为"海豹儿"。1961 年前联邦德国科学家伦兹博士在大量调查的基础上，提出"导致畸形的原因是母亲在妊娠期早期服用了治疗孕吐反应的药物"反应停"，这一报道使人们大为震惊，然而 1.2 万个"海豹儿"已经在全世界各地出生，人们在痛心疾首的同时，强烈意识到致畸反应等特殊毒性对人类健康的巨大危害性，从此，各国都规定新药上市前都必须进行严格的特殊毒性试验。

3. 后遗效应（after effect） 指停药后血浆药物浓度已降到阈浓度以下时残存的生物效应。如服用长效催眠药后，次日出现乏力、困倦现象，长期应用肾上腺皮质激素后引起肾上腺皮质萎缩，数月内难以恢复。

4. 继发反应（secondary reaction） 是在药物治疗作用之后出现的一种反应，是药物发挥治疗作用的不良后果，亦称治疗矛盾。例如长期应用广谱抗菌药时，肠道中敏感细菌被消灭，不敏感的细菌如葡萄球菌或真菌则大量繁殖，从而引起继发性感染。

5. 变态反应（allergy） 又称过敏反应，是少数人对某些药物产生的免疫反应，与剂量无关。临床表现有皮疹、药热、哮喘等，严重者引起过敏性休克。致敏原可以是药物本身，或其代谢产物，也可能是制剂中的杂质，它们与体内蛋白质结合形成全抗原，刺激机体产生抗体，引起抗原抗体结合反应。为预防变态反应发生，用药前要询问病人的过敏史，对于常致过敏的药物（如青霉素等）要做皮肤过敏试验，阳性反应者禁用该药。

知识链接

药物引起变态反应的特点：①变态反应的发生与剂量无关；②变态反应的发生不可预知，过敏体质者易发生。③过敏源可以是药物本身，也可以是其代谢物或药物制剂中的杂质；④首次用药很少发生，常在第二次用药后出现；⑤已致敏者可终身过敏；⑥结构相似的药物可发生交叉过敏。

6. 特异质反应（idiosyncratic reaction） 少数特异体质病人对某些药物反应特别敏感，反应性质也可能与常人不同，是一类先天性遗传异常反应。例如遗传性血浆胆碱酯酶活性降低的患者对琥珀胆碱高度敏感，易引起中毒。

7. 停药反应（withdrawal reaction） 又称撤药反应，指长期应用某些药物，突然停药出现的症状。若为原有疾病复发或加重，则称为反跳现象。如长期应用普萘洛尔治疗高血压，突然停药可出现血压急剧回升。

8. 耐受性（tolerance）和耐药性（drug resistance） 耐受性是指连续用药后机体对药物反应性降低，必须增加药物剂量方可达到原有药物效应的现象。一般停药后机体对药物的反应性可逐渐恢复到原有水平。病原体或肿瘤细胞对药物的敏感性降低的现象，称为耐药性，也称抗药性。

9. 药物依赖性（dependence） 长期连续使用某种药物，停药后发生心理或生理不适，甚至出现严重的戒断症状，导致强迫性觅药行为，称为药物依赖性。一般分为心理依赖性（physiological dependence，精神依赖性）和生理依赖性（physical dependence，身体依赖性）。有时又分别叫做习惯性和成瘾性。

药物滥用（drug abuse）是导致药物依赖性的主要原因，指人们背离医疗、预防和保健的目的，间断或不间断地自行过度使用具有精神活性药物的行为。要与错误用药行为（drug misuse）相区别，后者是指临床用药过程中适应证选择不当或无正确适应证用药或剂量过大、疗程过长等，如抗生素滥用、激素滥用、维生素滥用等。

第二节 药物的量效关系

一、药物的剂量与效应

药物剂量与效应之间的规律性变化称为剂量和效应的关系（dose-effect relationship），简称量 - 效关系。

 要点提示

食物、药物、毒物在本质上无明确界定，但在使用剂量上有严格区分。

在一定剂量范围内，随剂量增加，药物效应逐渐增强。出现疗效的最小剂量，称最小有效量（minimal effective dose，阈剂量）。大于最小有效量，临床常规用药的剂量称治疗量（therapeutic dose），继续增加剂量引起中毒反应的最小剂量称最小中毒量（minimal toxic dose）。对剧毒药物，药典还规定了极量（maximal dose），比治疗量大，比最小中毒量小。医生用药不得超过极量，否则可能引起医疗事故，医生对此应负法律责任。

二、量 - 效曲线

药物的量 - 效关系可用量 - 效曲线来表示，以纵坐标表示药物的效应，以横坐标表示药物的剂量，所绘制出的曲线称为量 - 效关系曲线（简称量 - 效曲线）。由于血药浓度高低既决定于药物剂量大小，又与药物效应强弱密切相关，所以量 - 效关系也常用浓度 - 效应关系

（concentration-effect relationship）表示。量 - 效曲线有量反应量 - 效曲线和质反应量 - 效曲线两种。

三、量 - 效曲线的意义

1. 量反应量 - 效曲线　以数量分级表示的药理效应强度的变化称量反应（graded response），如血压、心率、尿量的改变等。以药物剂量或浓度为横坐标，药物效应为纵坐标作图，则得量 - 效曲线。通常呈长尾 S 形曲线，如将剂量或浓度改为对数，则呈对称 S 形曲线（图 2-1）。

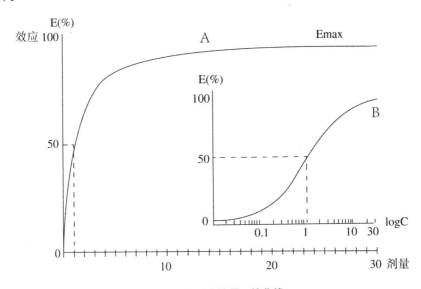

图 2-1　量反应的量 - 效曲线
A 剂量用原数质表示　B 剂量用对数剂量表示　E 效应强度　C 血药浓度

要点提示

根据量效曲线纵坐标的测量值的不同，可分为量反应曲线和质反应曲线两种，其适用对象不同，但反映的规律是一致的。

在量 - 效曲线中，中段斜率最大，剂量稍有增减，药物效应会明显加强或减弱。斜率较陡表明药物效应激烈，斜率平坦表明药物效应温和。

由量 - 效曲线尚可看出剂量或浓度与效应强度的关系。随着剂量或浓度的增加，效应逐渐加强，当效应增强至最大程度时，再增加剂量或浓度，效应不再增强，此时的效应称为最大效应（maximal effect），又称效能（efficacy）。若继续增加药物剂量，效应不再加强，反而会引起毒性反应。

产生一定效应时所需药物的剂量或浓度，称为药物的效价强度（potency）（图 2-2），其值越小则强度越大。同一类药物，它们的最大效应与效价强度不同，如利尿药以每日排钠量为效应指标进行比较，呋塞米的最大效应大于氢氯噻嗪，表明两药效应不同。氢氯噻嗪的效价强度大于呋塞米，而利尿效能低于呋塞米，表明产生等效应时剂量不同。可见最大效应与效价强度均为药物的重要特性，可用于衡量药物的有效性评价。

2. 质反应量 - 效曲线　有些药物的效应只能用阳性或阴性、全或无等表示，称为质反应（quantal response），如有效或无效，惊厥或未惊厥，生存或死亡等，质反应量效曲线需要用多个用药对象进行实验、统计、研究和描述（群体实验）。

在群体中的个体对同一药物反应（如惊厥）所需要的剂量不同，通常接近正态分布（图2-3），这种因个体而异的药物反应就是个体差异。如以阳性率表示效应，用累加阳性率与对数剂量（或浓度）作图呈对称S型曲线。曲线中央部（50%反

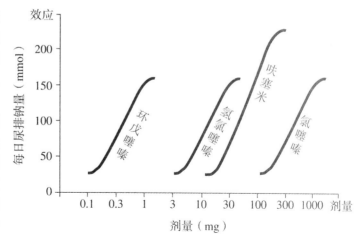

图 2-2　各种利尿药的效价强度与最大效应的比较

应处）接近直线，斜率最大，其相应的剂量为半数效应量，如以疗效为指标则称为半数有效量（50% effective dose，ED_{50}）。如以惊厥或死亡为指标，则称半数惊厥量（50% convulsive dose，CD_{50}），或半数致死量（50% lethal dose，LD_{50}）。通常以药物 LD_{50}/ED_{50} 的比值，称为治疗指数（therapeutic index，TI），用以评价药物的安全性，治疗指数大的药物相对较安全。也可用1%致死量（LD_1）与99%有效量（ED_{99}）的比值来衡量药物的安全性，5%致死量（LD_5）与95%有效量（ED_{95}）之间的距离，称为药物的"安全范围"。

考点：什么是药物的安全范围，LD_{50} 的概念是什么。

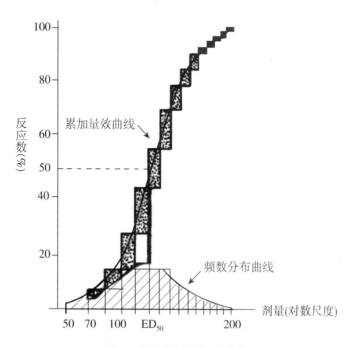

图 2-3　质反应的量 - 效曲线

频数分布曲线：群体中的个体有效剂量分布情况（正态分布）

累加量效曲线：频数分布曲线中每个长方形的累加曲线

第三节　药物的作用机制

一、药物作用机制分类

由于药物作用可以发生在组织、器官、细胞和分子等水平，故药物作用机制亦有多种表现。

1. 改变细胞周围的生理环境　如抗酸药中和胃酸，静脉注射甘露醇高渗溶液消除脑水肿和利尿。

2. 补充机体所需代谢物质　如通过补充激素、维生素及各种微量元素，调节机体功能和代谢水平。

3. 对神经递质或激素的影响　如麻黄碱促进交感神经末梢释放去甲肾上腺素而引起升压作用，大剂量碘剂抑制甲状腺素释放等。

4. 影响酶的活性　如新斯的明抑制胆碱酯酶而产生拟胆碱作用，尿激酶激活血浆纤溶酶原等。

5. 作用于细胞膜离子通道　药物可影响膜的离子通道如 Na^+、Ca^{2+}、K^+、Cl^- 等离子的跨膜转运而发挥作用。如钙拮抗药阻断钙离子通道而有血管扩张和抗心律失常作用，局部麻醉药抑制钠离子通道而阻断神经传导等。

6. 影响核酸代谢　多数抗癌药是通过干扰细胞 DNA 或 RNA 的代谢过程而发挥疗效的，许多抗微生物药也是影响细菌核酸代谢而发挥抑菌或杀菌效应。

7. 非特异性作用　某些药物并无特异性作用机制，如消毒防腐药对蛋白质的变性作用，因此只能用于体外杀菌或防腐，不能内用。麻醉药（包括乙醇）对于细胞膜脂质结构的扰乱，而对各种细胞均有抑制作用，但中枢神经系统对其更为敏感。还有一些药物通过改变细胞膜的兴奋性，使动作电位不易发生，但不影响其静息电位。

8. 通过受体发挥作用（详见下述）。

二、药物作用的受体理论

知识链接

受体　受体概念由 Ehrlich 和 Langley 于 19 世纪末和 20 世纪初在药理实验的基础上提出来的，受体首次被证实客观存在是通过对电鳐生电器官上的 N_2 受体的研究，近 20 年来，越来越多的受体被发现，其结构被克隆，许多药物的作用机制因此被阐明。

1. 受体的概念　目前大多数药物作用机制都是通过受体学说来阐述的。受体（receptor）是指存在于细胞膜或细胞内能识别和结合特异的配体并能产生特定生物效应的大分子物质。能与受体特异性结合的物质称为配体。有些受体存在于细胞膜上，多为神经递质受体及自身调节物质受体，如去甲肾上腺素受体、乙酰胆碱受体、前列腺素受体、组胺受体等；有些受体存在于胞浆内，多为激素类受体，如糖皮质激素受体、盐皮质激素受体、性激素受体和甲状腺素受体等。受体均为大分子蛋白质（糖蛋白或脂蛋白），在体内有特定的分布点。

2. 受体的特点　受体与配体结合具有显著特点，表现为：①特异性，指受体与其结构相适应的配体特异性结合；②敏感性，受体能与低微浓度的配体结合并产生显著的效应；③饱和性，受体的数目是一定的，受体与配体的结合具有最大限度，作用于同一受体的配体之间存在竞争现象；④可逆性，受体与配体的结合是可逆的，并可被其他特异性配体置换；⑤多样性，同一类型受体可广泛分布在不同的细胞并产生不同的效应，受体多样性是受体亚型分类的基础。

3．受体的类型　受体分类依据其配体的化学结构来划分，如乙酰胆碱激动的受体称之为胆碱受体；也可按照受体结构和生物效应机制分为门控离子通道型受体（如 N 型胆碱受体）、G- 蛋白偶联受体（如 β 型肾上腺素受体）、酪氨酸激酶偶联受体（如胰岛素受体）、细胞内受体（如甾体受体）等。

4．药物与受体结合的效应　药物与受体的结合多数是通过氢键、离子键和范德华引力，因此是可逆的；少数通过共价键结合，作用比较持久。

药物与受体结合引起生理效应，须具备两个条件，一是与受体相结合的能力，即亲和力（affinity），二是有内在活性（intrinsic activity），即药物与受体结合后能产生效应的能力。由此可以将药物分为两类：

（1）激动药（agonist）　是指既有亲和力又有内在活性的药物，它们能与受体结合并激动受体产生效应。依其内在活性大小又可分为完全激动药（full agonist）和部分激动药（partial agonist）。前者具有较强的亲和力和内在活性；后者有较强的亲和力，但内在活性不强，仅能引起较弱的生理效应。较大剂量时，如与激动药同时存在，能拮抗激动药的部分效应。如喷他佐辛属阿片受体部分激动药，单独应用镇痛作用较弱，但成瘾性小，若与阿片受体的完全激动药吗啡并用，则可拮抗吗啡的镇痛作用。

（2）拮抗药（antagonist）　又称为阻断药，指与受体只有较强亲和力，而无内在活性的药物，故不产生效应，但能阻断激动药与受体结合，因而对抗或取消激动药的作用。如阿托品阻断乙酰胆碱和毛果芸香碱的拟胆碱作用。

根据拮抗药与受体结合是否具有可逆性，拮抗药又可分为竞争性拮抗药（competitive antagonist）和非竞争性拮抗药（noncompetitive antagonist），前者和激动药互相竞争与受体结合，降低了激动药的亲和力，而不影响内在活性，故可使激动药的量 - 效曲线平行右移，但效能不变，表明这种拮抗作用是可逆的，若增加激动剂的剂量，药理效应仍能达到未用拮抗药时的水平（图 2-4 a）。后者和激动药互相竞争与受体结合，使亲和力和内在活性均降低，可使激动药的量 - 效曲线平行右移，效能也降低。表明与受体结合牢固，能与受体发生不可逆性结合（图 2-4 b）。

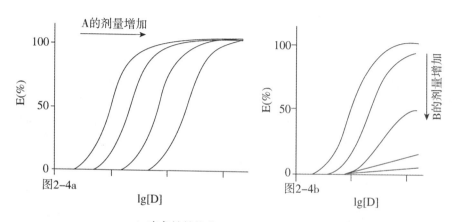

A. 竞争性拮抗药　B. 非竞争性拮抗药

图 2-4　不同类型拮抗药对受体激动药量效曲线的影响

5. 受体的调节效应　细胞膜上的受体数目和反应性可因生物活性物质、激动剂及拮抗剂的浓度或作用的影响而发生改变，此即受体的调节（receptor regulation）。受体调节是机体通过反馈机制，维持内环境相对稳定的重要表现。

物质浓度过高、作用过强或长期激动受体，可使受体数目减少，亲和力减低或效应力减弱，称向下调节（down regulation），此与长期应用激动剂后受体敏感性下降或产生耐受性有关，如哮喘时，久用异丙肾上腺素治疗而疗效降低，称为受体脱敏。反之受体数目增加，亲和力增加或效应力增强，称向上调节（up regulation），与长期应用拮抗剂后受体敏感性增加或与撤药症状有关，如长期用普萘洛尔的高血压患者突然停药，可引起血压反跳现象，称为受体超敏。因此临床选用药物要考虑受体的亚型，恰当地使用激动药和拮抗药，不可随意停药、换药，避免不良反应的发生。

6. 药物与受体结合的机制　目前药物与受体作用关系并未完全阐明，主要有以下几种学说：①占领学说，该理论认为药物与受体的结合像"锁 - 钥"关系，且符合质量作用定律，药物效应的强度与其占领的受体数量成正比。激动药占领受体，受体被激活并产生生物效应；拮抗剂占领受体，不产生效应，但能阻止激动剂发挥作用。②变构学说，也称二态模型学说，该理论认为受体有活化态和失活态两种互变的构态，药物可以通过空间结构和各种化学键力，使受体两态相互转化。激动药易于和活化态受体结合，引起生物效应，并促进失活态向活化态转化；阻断药易于与失活态受体结合，不引起生物效应，并促进活化态向失活态转化；部分受体激动药与活化态和失活态均可结合，故可引起较弱的生物效应。

另外还有浮动组装学说、速率学说等，也从不同角度对受体和药物结合机制做了一定的阐述。

思考与练习

1. 请结合药物基本作用相互转化的原理，试分析乙醇为何在饮用的初期往往表现为中枢兴奋，当过量饮用时则出现中枢抑制呢？
2. 什么是药物作用的两重性？在用药护理中如何处理好两者的关系？
3. 收集日常用药经历，举例解释以下概念。
   A. 吸收作用　B. 局部作用　C. 选择作用　D. 抑制作用
   E. 兴奋作用　F. 对症治疗作用　G. 对因治疗作用　H. 副作用
   I. 毒性反应
4. 说出作用于受体药物的分类及各类药物的特点。
5. 效价强度与效能在临床用药上有何意义？
6. 试分析以下用药方案中药物作用哪些是预防作用，哪些是治疗作用？治疗作用中又有哪些是对因治疗，哪些是对症治疗？
   ①缺碘区儿童定期口服碘丸；②高脂血症患者长期服用小剂量阿司匹林；③感冒患者口服阿司匹林降低体温；④痢疾患者口服庆大霉素溶液；⑤乙肝患者注射干扰素。提示：根据用药目的进行判断。

（田　健）

第三章 药动学

药物代谢动力学（pharmacokinetics），简称药动学，主要研究机体对药物的处置过程及体内药物浓度随时间变化的规律。包括药物的体内过程，即吸收、分布、代谢和排泄，以及药物在体内转运和转化的动力学规律。

第一节 药物的体内过程

药物的体内过程包括机体对药物的吸收、分布、代谢和排泄过程。了解药物在体内的变化规律，有利于观察用药的反应，确保药物的有效性和安全性。

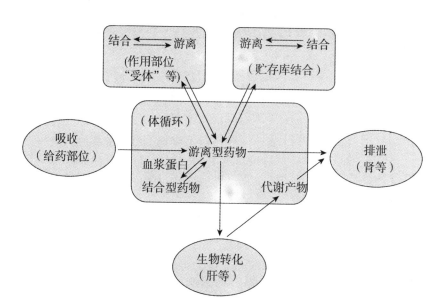

图3-1 药物体内过程和作用部位药物变化的关系

知识链接

药物的跨膜转运是指药物通过各种生物膜到达作用部位的过程。药物的跨膜转运主要有两种方式：

1. 被动转运（passive transport） 药物依赖膜两侧的浓度差从高向低转运。当两侧达平衡时，转运即停止。主要包括简单扩散、易化扩散、膜孔滤过等形式，被动转运不消耗能量，是大多数药物的转运方式。

影响被动转运的因素有：①生物膜的性质、面积及膜两侧的浓度梯度；②药物的分子量，小分子量的药物容易通过生物膜；③药物的脂溶性，相对脂溶性高的药物容易通过生物膜；④体液的 pH，pH 影响药物的离子化程度，改变了药物分子的脂溶性，从而使药物的转运速度与转运方向发生变化。一般弱酸性药物在偏酸性体液中解离少，脂溶性高，容易透过生物膜，实现被动转运；而在偏碱性溶液中则解离多，脂溶性低，不易通过生物膜，弱碱性药物则相反。另外，易化扩散是一种特殊形式的被动转运，需要生物膜上的载体协助，因此有饱和现象和药物间竞争性抑制现象。

2. 主动转运（active transport） 指药物通过与细胞膜上的载体结合，逆着膜两侧浓度差转运的过程。其特点是：①逆浓度差转运；②需消耗能量；③需特异性载体，具有饱和现象及竞争性抑制现象。少数药物通过此方式转运，如神经递质和激素类药物等。

一、药物的吸收

药物吸收（absorption）是指药物从给药部位进入血液循环的过程。不同给药途径可以显著影响药物吸收的速度和量，从而影响药物作用的快慢和强弱。

1. 口服给药 常用而安全，主要吸收部位在小肠，影响因素有：①药物崩解度，固体药物只有迅速崩解，释出有效成分并溶于胃肠液中，才容易吸收；②胃肠液 pH，pH 高低决定胃肠道非解离药物分子的多少，改变胃肠液 pH，就可改变胃肠吸收药物的速度及数量；③胃肠蠕动情况，加速胃排空可使药物较快地进入小肠，加速药物吸收；促进小肠蠕动能增加固体药物吸收，但溶解度小的药物则吸收减少；④食物，主要影响药物的吸收速度，除口服降糖药、多种缓释剂必须在餐前 1 小时服药外，大多数药物常在进餐时或进餐后内服，以减少胃肠反应；⑤首过消除（first pass elimination），是指某些药物首次通过肠壁或经门静脉进入肝时被其中的酶部分灭活，使进入体循环的有效药量减少的一种现象。首过消除比较明显的药物有硝酸甘油、普萘洛尔等。

2. 舌下和直肠给药 这两处给药与口服给药不同，完全改变了药物吸收的部位。舌下给药可从舌下静脉迅速吸收，无首过消除现象，但吸收面积小，药物溶出难，只适用于少数用量小及脂溶性高的药物，如硝酸甘油片等。直肠给药吸收面积小，吸收速度慢而不规则，大部分药物仍不能完全避免首过消除，仅用于少数刺激性强的药物或不能口服药物的病人。

考点： 硝酸甘油等药物为何采用舌下给药。

3. 注射给药 血管内给药可使药物迅速完全入血，无吸收过程，血浆药物浓度可立即达到较高水平。治疗指数小、药物容积大、不易吸收或刺激性强的药物常采用静脉注射或静脉滴注给药，广泛用于急症、重症及麻醉等病人的治疗。

　　肌内和皮下给药是常用的胃肠外注射给药方法，可避免胃肠液中酸、碱及消化酶对药物的影响，避免首过消除，给药剂量准确，药物效应快速、显著，其吸收速度取决于药物在组织间液的溶解度、注射部位血流量和注射药物剂型。多数药物呈溶解状态，有利于吸收，但地西泮、苯妥英钠和地高辛等少数药物在注射部位水溶性很低，吸收慢而不规则；骨骼肌血流量明显多于皮下组织，药物吸收速度快于皮下组织；水溶液吸收快速，混悬液、油剂及胶体制剂吸收慢而持久。

　　用药护理时应注意三角肌血流量明显多于臀大肌，吸收速度明显较快；心功能不全和休克患者外周血流量少而缓慢，在多次注射吗啡或肾上腺素时不但不会立即产生效应，还会在病情好转后，因循环速度加快，吸收过量而中毒。

　　4. 吸入给药　经口、鼻吸入的药物可从肺泡吸收。肺泡总面积大，血流丰富，肺泡和毛细血管的细胞壁较薄，利于药物快速、大量吸收，适用于挥发性药物和气体药物，如吸入性全身麻醉药。

　　用药护理时值得注意的是，治疗支气管哮喘时吸入糖皮质激素，其目的是在细支气管部位发挥抗炎作用，并不希望进入血液，如果反复吸入，就会因进入血液过多而发生全身性不良反应。

　　5. 经皮给药　高脂溶性药物可以缓慢经皮吸收，如果在制剂中加入透皮剂如氮酮等，吸收速度会更快。例如硝酸甘油贴剂贴于前臂内侧或胸前区可预防心绞痛发作。

要点提示

　　不同给药途径产生的作用不同，主要与其吸收过程有关，静脉给药无吸收过程。

二、药物的分布

　　药物分布（distribution）　是指药物从血液循环转运到组织器官、细胞间液和细胞内液的过程。分布也是药物自血浆消除的方式之一。药物的分布不仅影响药物的蓄积和消除，也影响药物疗效和毒性反应。大多数药物在体内呈不均匀分布，其影响因素较多。

　　1. 药物与血浆蛋白的结合　吸收入血的药物可与血浆蛋白可逆性结合。与血浆蛋白结合的药物称为结合型药物，未结合的药物称为游离型药物，结合与游离是一个动态平衡过程。药物与血浆蛋白结合的程度通常用血浆蛋白结合率表示，即血中与蛋白结合的药物占总药量的百分数。

　　结合型药物分子量大，不能跨膜转运，暂时失去药理活性。从而使药物向靶组织分布减少、速度减慢，导致药物作用减弱，作用时间延长。

　　药物与血浆蛋白的结合是非特异性的，蛋白质结合药物的数量又是有限的。因此，许多理化性质相似的药物，可在相同的蛋白质结合部位发生竞争性置换，被置换出来的游离型药物比例加大，效应增强或毒性增大。例如抗凝血药华法林，其血浆蛋白结合率为99%，当其与血浆蛋白结合率为98%的解热镇痛药保泰松合用时，因存在竞争性置换，即使仅使华法林结合率下降1%左右，而其游离型药物浓度在理论上将增加100%，抗凝血作用增强，甚至造成危及生命的自发性出血。

　　2. 体液pH　细胞外液pH为7.4，细胞内液pH为7.0，弱酸性药物在细胞外液的解离度比细胞内液高，不容易从细胞外液扩散到细胞内液，这正是有些抗菌药物不能杀灭细胞内致病菌的原因。相反，弱碱性药物在细胞外液的解离度低于细胞内液，药物容易从细胞外扩散到细胞内液。如果改变血液 pH，则能改变药物的分布方向，例如弱酸性巴比妥类药物中毒，可用碳酸氢钠适当碱化血液和尿液，促使巴比妥从脑细胞向血液转移并从尿中排出，从而减轻中枢抑制作用，因而可以解救巴比妥等酸性药物的中毒。

3．器官血流量　药物分布的快慢与组织、器官的血流量有关。高灌注量的心、肝、肺、肾和脑组织分布速度快，药量多；而低灌注量的肌肉、皮肤、脂肪和大多数内脏分布速度慢，药量少；而且受药物脂溶性的影响，早期分布的药物还可再分布。例如脂溶性很高的硫喷妥钠，在脑组织和脂肪组织都能分布，因为脑组织的血流量明显多于脂肪组织，首先分布于脑组织，呈现麻醉作用；但脂肪组织的数量明显多于脑组织，摄取硫喷妥钠的能力很大，随后从脑组织快速转移到脂肪组织，使麻醉作用消失，此即为再分布。

4．药物与组织细胞的结合　某一组织内药物分布的多少，主要和药物与该组织的亲和力有关。药物对某些组织的特殊亲和力，使药物在该组织浓度明显高于其他组织。例如碘在甲状腺组织中的浓度高于其他组织 1 万倍，故碘可用做治疗和诊断甲状腺功能亢进的一种手段；氯喹在肝组织中的浓度高于血浆 700 倍，适用于治疗阿米巴肝病。但有些药物分布的区域与药物作用部位并不一致。

5．特殊屏障　药物在血液与器官组织之间转运时所受到的阻碍称为屏障，表明某些组织对药物的通透有特殊的选择性。

（1）脑屏障　包括血 - 脑屏障、血 - 脑脊液屏障及脑脊液 - 脑屏障。许多大分子、高解离度、高蛋白结合率、非脂溶性的药物难以通过此屏障；反之则容易通过。

用药护理中应注意，凡中枢抗感染或作用于中枢神经的药物，应容易通过脑屏障；有时应选择难以通过脑屏障的药物，可以减少中枢神经不良反应。此外，炎症能改变此屏障的通透性，例如脑膜炎时，青霉素等透过率较低的药物，却可在脑脊液中达到有效治疗浓度。

（2）胎盘屏障　母体循环中的所有药物都能不同程度地跨越胎盘，进入胎儿体内。由于许多药物具有潜在性的致畸作用，故孕妇用药应非常谨慎。妊娠第 3 周至第 3 个月末是药物致畸的特别危险期，若非必需，不宜应用任何药物。

（3）眼屏障　包括血 - 房水屏障及血 - 视网膜屏障。采用全身给药方法治疗眼部疾病，很难在眼内达到有效治疗浓度；若采用结膜囊给药、结膜下注射或球后注射给药不但能提高眼内药物浓度，还能减少全身不良反应。

三、药物的代谢

药物代谢（metabolism，又称生物转化，biotransformation）　是指药物在体内发生化学结构和药理活性改变的过程。生物转化是药物在体内消除的重要途径之一，是终止药物作用，促进药物排泄的重要环节。肝是转化药物的主要器官，其次是肠、肾、肺和血浆等组织器官。

1．药物转化的化学反应　一般分两步进行，第一步为Ⅰ相反应，第二步为Ⅱ相反应。

Ⅰ相反应是氧化、还原或水解反应，具体是机体向原形药物分子加入或去除某个极性基团的过程，如 -OH、-COOH、-NH$_2$、-SH 或 -CH$_3$ 等。这类化学反应可使大部分有药理活性的药物转化为无药理活性的代谢物（灭活）；使小部分有药理活性的药物转化为有药理活性的代谢物；使少数无药理活性的前药（prodrug）转化为有药理活性的药物（活化）；还可使少数药物转化为有毒理效应的代谢物。

Ⅱ相反应，即结合反应。是原形药物或其代谢物的极性基团与内源性物质（葡萄糖醛酸、硫酸、乙酸、甲基及某些氨基酸等）结合，转化为无药理活性的、高极性的水溶性代谢物，利于从肾排泄。

2．药物转化的酶系　转化药物的酶根据存在部位不同可分为微粒体酶和非微粒体酶；又根据特异性不同可分为专一性酶和非专一性酶。

（1）专一性酶，为非微粒体酶，存在于肝、肠、肾细胞的线粒体、细胞质及血浆中，催化Ⅰ相及Ⅱ相（葡萄糖醛酸结合反应除外）化学反应。如胆碱酯酶水解乙酰胆碱，单胺氧化酶氧化肾上腺素等。

（2）非专一性酶，是指存在于肝细胞微粒体的混合功能氧化酶系，简称（肝）药酶。为细胞色素 P450 酶系，有 100 余种同工酶，是药物转化的主要酶系统。其特点：①选择性低，能催化许多药物的氧化过程；②个体差异大，受遗传、年龄与疾病等因素的影响；③活性可变，易受某些化学物质及药物的影响而增强或减弱。

3．药酶的诱导与抑制　许多化学物质（包括药物）能改变酶的活性，影响药物转化的速度，进而影响药物的作用强度和持续时间。故用药护理中应注意联合用药时生物转化方面的药物相互作用。

药酶诱导作用，指肝药酶活性或数量增加。凡能增强药酶活性或增加药酶生成数量的药物称为药酶诱导药（剂）。该作用同时能使合用药物的代谢加速，疗效降低，合用时应适当增加剂量，以保证疗效。常见的诱导药有苯巴比妥、利福平和苯妥英钠等。抗癫痫药苯巴比妥和卡马西平还具有"自身诱导"作用，能加速自身代谢，久用容易产生耐受性。

药酶抑制作用，指肝药酶活性或数量减少。凡能减弱药酶活性或减少药酶生成数量的药物称为药酶抑制药（剂）。该作用能使同时合用药物的代谢减慢，作用增强，合用时应适当减少剂量，以保证安全。常见的药酶抑制药有氯霉素和异烟肼等。

四、药物的排泄

药物原形及其代谢产物经排泄器官或分泌器官排出体外的过程称为药物排泄（exeretion）。肾是排泄药物的主要器官，肝、乳腺、唾液腺、汗腺、肠和肺等也有一定的排泄药物功能。

1．药物经肾排泄　大多数药物要通过肾小球的滤过、肾小管分泌及肾小管再吸收三个过程。

肾排泄药物的特点：①尿中药物浓度高，原尿 99% 的水分被肾小管重吸收，尿液中药物浓度明显升高。例如青霉素主要以原形由肾排泄，尿中青霉素浓度升高则有利于治疗泌尿系感染；②尿中药物重吸收，当尿中药物浓度超过血药浓度时，那些极性低、脂溶性大的药物可重吸收到血液，排泄减少，药效延长。例如洋地黄毒苷在近曲小管几乎全部被重吸收，肾排泄甚少；③竞争性抑制，同时使用经同一类载体转运的两个药物，可因肾小管载体转运能力饱和而使其中的一种药物排泄减少。例如青霉素与丙磺舒同时使用，两药竞争肾小管细胞上的有机酸载体转运系统，丙磺舒可抑制青霉素主动分泌，提高青霉素血药浓度，延长抗菌作用。

肾功能可影响药物经肾的排泄，肾功能不全时，主要经肾排泄的药物消除减慢，血浆半衰期延长，可导致蓄积中毒。因此，护理用药时应注意当肾小球滤过率下降时，氨基糖苷类及去甲万古霉素等主要经肾排泄的、有肾毒性的药物应减少剂量或禁止应用；尿液 pH 也可影响药物经肾的排泄，在治疗中改变尿液的 pH（4.5 ～ 7.5）可改变弱酸性与弱碱性药物的解离度与排泄速度，例如静脉滴注碳酸氢钠可促进巴比妥等酸类药物从肾排泄，静脉滴注氯化铵可加速氨茶碱从肾排泄等。

考点：临床上采用碱化或酸化尿液可以分别加速什么类型药物排泄？

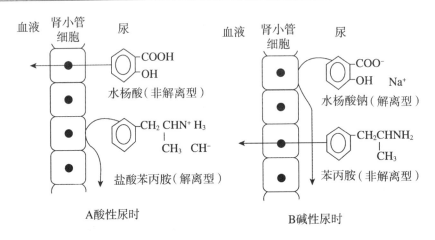

图 3-2　尿液 pH 对药物排泄的影响

2．药物经胆汁排泄　一些药物的代谢物可经胆汁主动排泄，少数药物原形也可经肝细胞主动转运到胆汁中。红霉素、利福平等从胆汁排泄多，浓度高，有利于胆系感染的治疗。从肝细胞经胆汁排入肠腔的药物，再由肠道吸收入血的过程称为肝肠循环（hepato-enteral circulation）。肝肠循环明显的药物半衰期长，药效持久，如洋地黄毒苷、地高辛等，用药护理时应注意蓄积中毒。

3．药物经乳汁排泄　用于哺乳期妇女的药物可有极少量随乳汁排出，一般对乳儿无害。但用药护理时应注意吗啡、氯霉素、地西泮等药物乳汁排泄较多，可对乳儿产生不良影响。

4．药物经其他途径排泄　挥发性药物，如麻醉药异氟烷、氧化亚氮等主要从肺排出。很多药物可从唾液排出，且排出量与血药浓度有相关性，故唾液可作为无痛性采样药检的手段。胃肠道也能排泄药物，故吗啡中毒时洗胃、导泻有一定治疗意义。某些药物如利福平等也可从汗腺排泄。

 要点提示

药物所处体液环境的 pH 影响药物的解离，从而影响药物分子的脂溶性对体内过程的吸收、分布、排泄均有影响。

第二节　药物的速率过程

药物在体内同时进行的吸收、分布、代谢和排泄的过程中，始终是动态的，体内药物浓度或血药浓度和相关的作用效应随着时间变化而变化的动态过程，就是药物的速率过程，也称时间过程。

一、血药浓度变化的时间过程

1. 时-量关系及时-量曲线 血药浓度在体内是不断变化的，这一动态过程可用时-量关系表示，若以药量为纵坐标、时间为横坐标所绘制的曲线即为时-量曲线。一般多用血药浓度代替药量，故时-量曲线又称为血药浓度-时间曲线（药-时曲线），是指在给药后的不同时间采集血样，测定血药浓度，并以血药浓度为纵坐标、时间为横坐标所绘制的血药浓度随时间变化而升降的曲线（图3-3）。

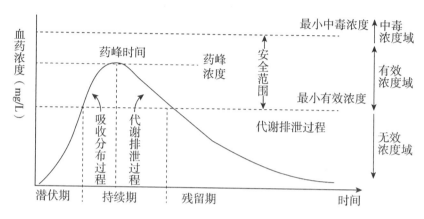

图3-3 时-量（药-时）曲线

药-时曲线反映药物吸收、分布与消除之间相互消长的关系。曲线的升段表明吸收速度大于消除速度；曲线峰值表示分布过程达到动态平衡浓度，表明吸收速度等于消除速度；曲线降段表明消除速度大于吸收速度。图3-3中血药浓度按量-效关系可分为3个区域，即无效浓度域、有效浓度域（治疗范围）和中毒浓度域。治疗范围介于最小有效浓度（minimal effective concentration，MEC，阈浓度）和最小中毒浓度（minimal toxic concentration，MTC）之间。从图中还可以测出药物作用的潜伏期、开始作用时间、达峰时间、持续作用时间、治疗范围、残留期及曲线下面积等。

2. 房室模型 房室模型是指定量分析药物在体内动态变化的数学模型。这里所指的房室并非解剖学上分隔体液的真实隔室，而是反映药物分布状况的假设空间，凡摄取或消除药物速率相似的组织器官均可划归为同一房室。组织器官的血流量与房室划分有密切的关系。

（1）一室模型，药物进入体循环后迅速分布，并在血液与细胞间液之间达到动态平衡，此时整个机体可视作单一房室，此房室的容积就是药物在体内的分布容积。将属于一室模型的药物静脉推注，用血药浓度的对数与时间相对作图，可见药-时曲线呈单指数衰减，即药物从体内消除的速率常与血药浓度成正比（图3-4A）。

（2）二室模型，多数药物吸收后首先分布到血流丰富的组织器官，然后再分布到血流较少的组织器官，可设想机体是由两个相互贯通的中央室与周边室组成的。中央室包括血浆及心、肝、脑、肺和肾等器官，分布容积小；周边室包括肌肉、皮肤、脂肪、骨髓等组织，分布容积大。由于药物消除发生在中央室，因此，二室模型的药-时曲线是双指数衰减，可大致分为分布相及消除相（图3-4B）。

3. 药物的消除与蓄积 药物的消除是指随着药物在体内的分布、代谢和排泄，血药浓度逐渐下降的过程。药物消除过程中血药浓度衰减的规律可用数学公式表示：$dC/dt = -kC^n$，

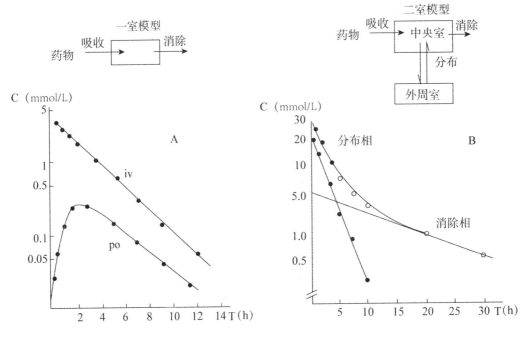

图 3-4　一室模型和二室模型及其时 - 量曲线示意图

式中 C 为血药浓度，t 为时间，dC/dt 为消除速率，负号表示血药浓度随时间而降低，k 为消除速率常数，n 为自然常数，n=1 时为一级动力学，n=0 时为零级动力学。按药物消除速率与血药浓度之间的关系特征，一般可将动力学过程分为两类：

（1）一级消除动力学（恒比消除）：是指单位时间内消除恒定比例的药物。表明消除速率与血药浓度的高低相关，即血药浓度高，单位时间内消除的药量多，当血药浓度降低后，药物消除量也按比例下降，公式：$dC/dt=-kC$。由于 C 的指数等于 1，所以把恒比消除称作一级消除动力学（first-order elimination kinetics）。由于药 - 时曲线下降部分在半对数坐标纸上呈一条直线（图 3-5），故恒比消除又称线性消除。当机体消除功能正常，用药量又未超过机体的最大消除能力时，绝大多数药物都是按恒比消除。按一级动力学消除的药物，其消除半

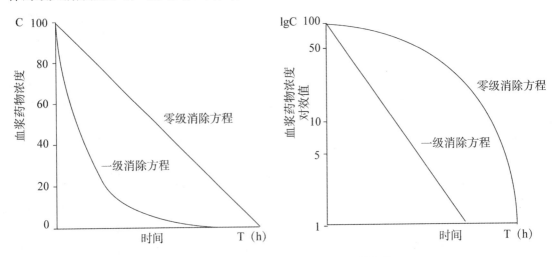

图 3-5　一级和零级消除动力学的时 - 量曲线

左图为普通坐标；右图为半对数坐标

衰期是恒定不变的。

（2）零级消除动力学（恒量消除）：是指单位时间内消除恒定数量的药物。表明药物的消除速率与血药浓度高低无关。公式：$dC/dt=-k$。由于式中 C 的指数为零，所以把恒量消除称作零级消除动力学（zero-order elimination kinetics）。由于药-时曲线下降部分在半对数坐标线上呈曲线，故恒量消除又称非线性消除。当机体消除功能低下或用药量超过机体最大消除能力时，药物则按恒量消除（图 3-5）。按零级动力学消除的药物，其消除半衰期是变化的。

苯妥英钠、华法林、水杨酸钠及乙醇等少数药物在小剂量时呈恒比消除，而在大剂量时呈恒量消除。例如人在饮酒过量时，血乙醇浓度过高，受肝脱氢酶活性的限制，机体只能按恒量消除，以最大能力消除乙醇，通常每小时消除 10ml；当乙醇浓度下降至最大消除能力以下时，则按恒比消除。

二、药动学的基本参数

1. 血浆半衰期（half-life time，$t_{1/2}$）　指血浆药物浓度下降一半所需要的时间。绝大多数药物在治疗量时以恒比消除方式为主，其半衰期是固定的，$t_{1/2}=0.693/k$。

其意义在于 $t_{1/2}$ 可作为药物分类的依据、确定给药间隔时间、预测达到稳态血药浓度的时间、预测药物基本消除的时间。通常恒速静脉滴注或分次恒量给药，经过 4～6（平均 5个）个半衰期，消除速度与给药速度相等即达到稳态血药浓度；通常停药时间达到 4～6（平均 5个）个半衰期，药量消除 95% 以上即达到基本消除。

考点：什么是药物的血浆半衰期？

表 3-1　恒比消除药物的消除与蓄积

半衰期数	一次给药		连续恒速恒量给药	
	体存药量（%）	消除药量（%）	消除药量（%）	累积药量（%）
1	50.00	50.00	50.00	50.00
2	25.00	75.00	75.00	75.00
3	12.50	87.50	87.50	87.50
4	6.25	93.75	93.75	93.75
5	3.13	96.87	96.87	96.87
6	1.56	98.44	98.44	98.44
7	0.78	99.22	99.22	99.32

要点提示

血浆半衰期是药物最重要的药动学参数之一，通过其可以推算药物作用时间及维持剂量等。

2. 生物利用度（bioavailability）　是指药物吸收进入人体循环的相对分量和速度。即生物利用度由药物的吸收程度和吸收速率所决定。影响因素主要是制剂质量和给药途径。

　　药物的吸收程度可通过测定给药后的药 - 时曲线下面积（area under the curve，AUC）来估算，通常吸收量越大，曲线下面积越大，生物利用度高。

　　静脉注射药物全部进入体循环，生物利用度为 100%；口服药物受制剂溶解度和首过消除的影响，药物不能全部进入体循环，生物利用度达不到 100%。绝对生物利用度以静脉注射为参比标准，比较不同给药途径的药物进入体循环的药量；相对生物利用度则以最好的剂型作为参比标准，进行药物剂型之间的比较研究。

　　药物吸收速率可通过测定给药后的最大血药浓度和达峰时间来评价。通常，吸收越快，曲线上升越陡，最大血药浓度越大，达峰时间越早。因此，生物利用度还反映吸收速度对药效的影响。

　　生物利用度的意义在于：评价各种药物制剂的生物等效性；评价药物的首过消除与作用强度；指导临床合理用药；查明药物无效或中毒的原因。

　　3．表观分布容积（apparent volume of distribution，V_d）　是假定药物均匀分布于机体所需要的理论容积，即药物在机体分布平衡时体内药量（D）与血药浓度（C）之比值。计算公式：$V_d=D/C$。式中 V_d 单位为 L 或 ml。

　　表观分布容积取决于药物的脂溶性大小及药物与血浆蛋白、组织蛋白的结合程度。药物脂溶性低、与血浆蛋白结合率高以及与组织蛋白结合率低则有利于血液滞留药物，表现分布容积减小。相反，则有利于药物从血液进入组织，表现分布容积增大。

　　表现分布容积虽然是一个理论容量，但可反映药物分布的广泛程度或与组织中生物大分子结合的程度。用于：①推测药物分布范围，对一个 70kg 体重的正常人，$V_d=5L$ 左右，表示大部分分布于血浆；$V_d=10 \sim 20L$，表示分布于全身体液；$V_d=40L$，表示分布于全身组织器官；$V_d=100 \sim 200L$，表示药物在体内蓄积；②推测药物排泄速度，分布容积越小，排泄越快；分布容积越大，排泄越慢；③推测体内药物的总存量或达到某一有效血药浓度时的药物剂量。

　　4．清除率（clearance，CL）　是指单位时间内从体内所清除的药物表观分布容积数，即单位时间内有多少容积体液中的药物被清除。单位是 L/h 或 ml/min，公式是 $CL=kV_d$。

　　公式表明，清除率与消除速率常数及表观分布容积成正比，单位时间清除的药量等于清除率与血药浓度的乘积。

　　多数药物是通过肝生物转化及肾排泄从体内被清除。因此，清除率主要反映肝、肾的功能，肾排泄多的药物易受肾功能的影响，肝转化多的药物易受肝功能的影响。肝、肾功能不全的病人，在药物护理时应适当调整剂量或延长给药间隔时间，免得过量蓄积而中毒。

　　5．稳态血药浓度　恒比消除的药物在连续恒速给药或分次恒量给药的过程中，血药浓度会逐渐增高，当给药速度大于消除速度时称为药物蓄积。当给药速度等于消除速度时，血药浓度维持在一个基本稳定的水平称为稳态血药浓度（steady state concentration，C_{ss}）。但恒量消除的药物在吸收速度大于消除速度时，体内药物蓄积，血药浓度会无限制的增高。稳态浓度的特点：①达到稳态血药浓度的时间与 $t_{1/2}$ 成正比，凡属恒比消除的药物，恒量给药时达到稳态浓度所需的时间均为 4 ～ 6（平均 5 个）个半衰期。当单位时间内给药总量不变时，延长或缩短给药间隔，并不影响达到稳态浓度的时间（表3-1）；②稳态血药浓度波动的幅度与给药间隔成正比，分次肌注或口服给药可使稳态浓度随着吸收、分布和消除过程而有明显的上下波动，而且，给药间隔时间越长，稳态浓度上下波动越大。静脉恒速滴注则无明显的上下波动；③稳态浓度的高低与剂量成正比，剂量大则稳态浓度高，剂量小则低。

　　稳态血药浓度的意义在于：调整给药剂量，当治疗效果不满意或发生不良反应时，可

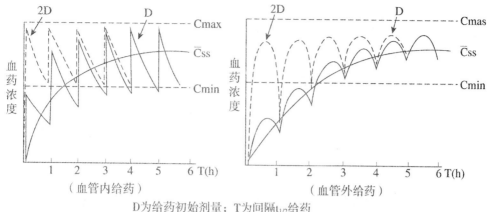

D为给药初始剂量；T为间隔$t_{1/2}$给药

图 3-6　多次连续给药的时 - 量曲线

通过测定稳态浓度对给药剂量加以调整；确定负荷剂量，病情危重需要立即达到有效血药浓度时应给负荷量（loading dose），即首次用药就能达到稳态血药浓度的剂量，当每隔一个半衰期给药一次时，可采用首次加倍剂量给药，当静脉滴注时，可采用第一个半衰期滴注剂量的 1.44 倍静脉注射给药；制定理想给药方案，理想的维持剂量应使稳态浓度维持在最小中毒浓度与最小有效浓度之间，即最高稳态浓度不超过最小中毒浓度，最低稳态浓度不低于最小有效浓度。因此，除恒量消除药物、治疗指数太小及半衰期特长或特短的药物外，快速、有效、安全的给药方法是每隔一个半衰期给半个有效剂量，并把首次剂量加倍。

<table>
<tr><td rowspan="1">思
考
与
练
习</td><td>

1. 大多数药物通过什么方式转运？根据跨膜转运的有关原理，分析下面的药物如果以简单扩散形式转运，其难易程度有何差异。
   A. 大分子量、脂溶性低的药物　　B. 大分子量、脂溶性高的药物
   C. 小分子量、脂溶性高的药物　　D. 小分子量、脂溶性低的药物
2. 当弱酸性药物苯巴比妥中毒时，为何可以碱化尿液促进其排泄？如果是弱碱性药物中毒，则应该采取什么措施？
3. 与血浆蛋白结合率高的药物起效快还是起效慢，为什么？临床上抢救急症病人时，同一类药物中，应选择血浆蛋白结合率高的还是低的药物？
4. 什么是药酶诱导剂和药酶抑制剂？为什么采取长期口服避孕药避孕时，应避免与肝药酶诱导剂如苯巴比妥等合用呢？
5. 什么是血浆半衰期？请根据血浆半衰期有关原理计算下列各题。
   （1）某患者一次服用 200mg 某安眠药后入睡，经测定当该患者体内仅剩余 12.5mg 药物时则醒来，已知该药的半衰期是 2h，问该患者睡了多长时间？
   （2）某患者静脉注射某抗生素一小时后测得血药浓度为 200mg/L，经 6 小时后测得血药浓度为 25mg/L，已知该药是恒比消除，问其血浆半衰期是多少小时？

</td></tr>
</table>

（田　健）

第四章　影响药物作用的因素

药物固有的化学结构和理化性质决定了药物特有的效应，药物作用是药物与机体相互作用的结果，同时受到诸多药物以外因素的影响。用药护理时应根据这些影响因素，采取有效的护理措施，以充分发挥药物最佳效应，防止或减轻不良反应的发生。

一、药物方面的因素

1. **药物剂量**　剂量（dose）是指用药的分量；剂量不同，药物效应也就不同。药物剂量在最小有效量与最小中毒量之间的治疗范围内，剂量越大，效应越强。

药典是国家药品规格标准的法典，对药物的治疗量（常用量）有明确规定。治疗量超过最小有效量，但远低于最小中毒量，对大多数人是安全有效的剂量。药典对毒性大的药物还规定了极量，是指能引起最大治疗作用而不发生中毒的剂量，是临床治疗一次用药的极限，除非特殊情况，一般不用极量，更不得超过极量，否则，有可能发生中毒。

2. **药物制剂**　制剂（preparation）是指根据药典或部颁标准等要求将药物制成具有一定规格形态的药品。按形态不同，制剂可分为液体、固体、软性剂型等。

药物效应不仅与药物的化学结构有关，而且还受药物剂型的影响。同一种药物的不同剂型，生物利用度往往不同。口服时液体制剂比固体制剂吸收快，即使都是固体制剂，胶囊剂吸收＞（快于）片剂＞丸剂；肌内注射时水溶液吸收＞混悬剂＞油剂。值得注意的是，不同厂家相同药物的同一制剂，甚至同一厂家相同药物不同批号的同一制剂，均可因生产工艺的微小差异，造成生物利用度的极大差别，从而导致更换药物时发生原有药效难以维持或发生药效增强而中毒的现象。

控释制剂（controlled release preparations）和缓释制剂（sustained release preparations）是指能按要求缓慢恒速地或缓慢非恒速地释放有效成分的制剂。对于半衰期短而需要频繁给药的药物，这两种制剂均可延长有效血药浓度持续时间，减少用药次数；而且可使治疗指数较低的药物血药浓度保持平稳，避免过高或过低的峰谷现象，减少不良反应。

3. **给药途径**　给药途径不同通常会影响药物的吸收数量和速度，从而改变药物作用的强弱和快慢，有时也会改变药物的作用性质。不同给药途径药效出现的快慢顺序为：静脉注射＞（快于）吸入给药＞舌下给药＞肌内注射＞皮下注射＞口服给药＞直肠给药＞经皮给药。

例如，利多卡因口服时首过消除明显，生物利用度低，达不到有效血药浓度，很难产生抗心律失常作用。如果改为静脉注射，可迅速达到有效血药浓度，立即产生抗心律失常效果。但若把利多卡因注射于硬脊膜外腔，由于很少吸收入血，只能在用药部位产生阻滞麻醉作用。

考点：常用的给药方法，哪些起效较快，哪些维持时间较长？

4．给药时间　何时用药可根据病情需要，例如降血糖药胰岛素应在餐前给药，各种催眠药均应在睡前服用。凡受生物节律影响的药物则应按其节律用药。例如洋地黄治疗心功能不全，夜间用药的敏感性比白昼高数倍；硝酸甘油抗心绞痛的作用是早晨强而下午弱，故上午给药更有效；氨茶碱扩张支气管白昼用药好于夜间；治疗恶性肿瘤，早晨给阿霉素与下午给顺铂的联合疗法，比其他时间给药的疗效高，副作用少。研究生物体的昼夜节律对药物作用或药物体内过程影响的科学称为时辰药理学（chronopharmacology）。例如糖皮质激素每日早晨一次给药对肾上腺皮质自身分泌的抑制作用比其他时间给药都要弱。

5．药物相互作用　同时或先后使用两种或两种以上药物时，其中某一种药物受其他药物的干扰，改变了原有的药理效应或毒性反应称为药物相互作用（drug interaction）。凡联合用药导致药物毒性增大或疗效降低的称为不良的药物相互作用（adverse drug interactions）；凡联合用药带来疗效提高或毒性减小的称为期望的药物相互作用（desirable drug interaction）。

（1）体外的相互作用：药物在体外配伍直接发生物理的或化学的相互作用而影响了药物的疗效或毒性反应称为配伍禁忌（incompatibility）。用药护理中应注意在配制药物，特别是配制液体药物的过程中，必须注意药物与药物、药物与辅料、药物与溶媒之间有无配伍禁忌。血液、血浆、氨基酸等是特殊性质的输液剂，不允许加入其他药物；单糖及盐类输液剂常与注射药液配伍应用，但仍应注意配伍禁忌。

（2）体内的相互作用：可发生药动学和药效学方面的相互作用。药动学的相互作用是指药物在肠管吸收、与血浆蛋白结合、肝生物转化和肾排泄的过程中被其他药物所干扰，使作用部位药物浓度改变，导致药物效应增强或减弱。例如，氢氧化铝妨碍四环素从肠吸收；水杨酸盐从血浆蛋白结合部位置换出格列齐特；氯霉素使华法林在肝的生物转化速度减慢；碳酸氢钠促进苯巴比妥从肾排泄。药效学的相互作用是指靶系统、靶器官及靶细胞对药物的反应性被其他药物所改变，导致药物效应增强或减弱。例如，SMZ 与 TMP 配伍可双重阻断四氢叶酸合成；纳洛酮可阻断吗啡对阿片受体的作用。

药理作用相同的药物联合应用，可产生协同作用，多用于增强治疗效果。药理作用相反的药物联合应用，可产生拮抗作用，多用于减少不良反应或解救药物中毒。

二、机体方面的因素

1．年龄因素　小儿各种生理功能及调节机制都不完善，年龄越小与成人的差别越大，对药物的处理能力差而敏感性高。例如对肝灭活的药物和肾排泄的药物不能及时消除，容易蓄积，产生肝肾损伤；对中枢抑制药、中枢兴奋药、利尿药及激素类药的反应较成人显著。因此，药典对儿童用药剂量及其计算方法有明确规定，应严格遵守。

小儿剂量一般按体重或体表面积来计算剂量。其中体重可按年龄来推算。

1～6个月　体重（kg）=月龄（足月）×0.7+3

7～12个月　体重（kg）=（月龄－6）×0.5+6×0.7+3

一周岁以上　体重（kg）=年龄（周岁）×2+8

如果无小儿每公斤用量，可以用成人剂量按下面公式计算：

小儿剂量 =（成人剂量 × 小儿体重（kg））/50 kg

老人生理功能逐渐降低，调节机制逐渐减弱，对药物的处理能力远不及年轻人。因此，用药量应比药典规定的剂量小，一般为成人剂量的 2/3 ～ 1/2。老年人对中枢抑制药、心血管药、利尿药等药物的反应很强烈，易致严重的不良反应，应当慎用。

要点提示

由于个人在性别、年龄、体重、用药史等方面存在明显差异，因此用药方案应坚持个体化的原则。

2．性别因素　除性激素、避孕药外，男性与女性对药物的反应通常无明显差别。但在女性的特殊生理期则有明显不同，如果用药不当，会导致严重的不良反应或药源性疾病。如月经期使用剧泻药、抗凝药及刺激性药物可致盆腔充血、月经增多，应当慎用或禁用。妊娠期在妊娠第 3 周至第 3 个月末用药要非常慎重，特别要禁用乙醇、抗肿瘤药、性激素、抗甲状腺药及抗癫痫药等可致畸的药物。孕妇长期应用地西泮可使婴儿产生药物依赖性；氨基糖苷类抗生素可使婴儿听力丧失；抗甲状腺药可致新生儿甲状腺功能低下；妊娠晚期应用氯霉素可致灰婴综合征。因此，除非特别需要，妊娠期一般不应使用药物。分娩期注射止痛药要注意药效持续时间，防止抑制新生儿呼吸；还要慎用地西泮等抑制子宫平滑肌收缩的药物。哺乳期能大量转运到乳汁中的药物，对婴儿并不安全，应当禁用，例如氯霉素、异烟肼、口服降糖药及苯妥英钠等。

3．遗传因素　研究遗传因素影响药物反应的科学称为遗传药理学（pharmacogenetics）。不同个体对药物反应的差异受遗传基因的控制，遗传变异可引起药动学改变，并导致药物效应发生量或质的变化。

如乙醇脱氢酶和乙醛脱氢酶多态性使得不同个体对乙醇的代谢存在巨大差别。乙酰化代谢多态性药物的乙酰化代谢，因肝中 N- 乙酰转移酶数量不同，可分为快乙酰化型和慢乙酰化型两类，对异烟肼作用的影响截然不同。假性胆碱酯酶缺陷，不能迅速水解氯化琥珀胆碱，骨骼肌松弛作用延长。葡萄糖 -6- 磷酸脱氢酶（G-6PD）缺乏，与具有氧化作用的阿司匹林、伯氨喹、氯喹、奎宁、维生素 K 及磺胺等药物接触时即产生溶血现象。高铁血红蛋白还原酶缺乏，当接触到硝酸酯类等氧化剂时可致高铁血红蛋白血症。

4．病理因素　病理因素能改变机体处理药物的能力，并影响机体对药物反应的敏感性。例如，肾炎等导致的低蛋白血症可使药物的血浆蛋白结合率降低而药效增强；肝病患者可因肝药酶活性降低致药物作用增强，而有些药物如泼尼松需要肝代谢活化，如肝功能不全，则不能活化，可使治疗失败；当肾功能不全时，主要由肾排泄的药物可能发生药物蓄积中毒。

知识链接

安慰剂（placebo）是指不含药物成分、无药理活性、而外形似药品的制剂。多用于那些过度求医、盲从心理严重的患者，能在心理上产生良好的积极反应，并出现希望达到的药效，此即安慰剂效应。

5．心理因素　用药护理中不仅要重视病人对药物的生理效应，而且要重视病人对药物的心理效应。影响药物心理效应的因素有病人的文化素养、疾病性质、人格特征，制剂颜色、口味、包装以及医务人员的语言、行为、态度等。因此用药护理中应因势利导，充分发挥药物的心理效应，以达到满意的治疗效果。

6．生活方式与环境因素　饮食结构、时间、数量对药物可产生一定的影响；不良的生活嗜好，如吸烟、酗酒能减弱药物作用；无规律的生活方式和紧张的工作环境，对药物的作用也会产生一定的影响。因此，用药护理中还要让病人养成好的生活习惯，远离不良嗜好，以确保药物治疗作用的充分发挥，并减少不良反应的发生。

思考与练习	1. 某患儿7个月，因上呼吸道感染采用口服某抗生素治疗，已知每日用量60mg/kg体重，分3次服用，请计算每次用量是多少？如果该药只有一种片剂规格，每片剂量为250mg，则应该如何给药，结合此病例讨论一下，开发适宜小儿使用的药物剂型有什么好处。 2. 已知A药和B药是同一类别的药物，经测定A药的ED_{50}=2.5mg/kg，LD_{50}=75mg/kg；而B药ED_{50}=0.8mg/kg，LD_{50}=16mg/kg，请根据药物剂量的有关公式，通过计算来比较A药和B药的安全性，并讨论是否给药剂量越大治疗作用就越强？ 3. 请同学们结合自己和周围亲友的用药经验，讨论哪些手段和措施可以帮助提高药物的治疗效果。

（田　健）

第五章 传出神经系统药物概论

第一节 传出神经的分类及化学传递

<table>
<tr><td>学
习
目
标</td><td>1. 掌握传出神经系统递质、受体和主要生理效应。
2. 熟悉传出神经系统药物的作用方式和分类。
3. 了解传出神经的分类和特点。</td></tr>
</table>

一、传出神经系统按解剖学分类

传出神经包括自主神经（亦称植物神经）和运动神经。

（一）自主神经

自主神经包括交感神经和副交感神经，主要支配心脏、平滑肌和腺体等效应器，其活动为非随意性的，如心脏的排血和食物的消化等。自主神经自中枢发出后在到达效应器之前都要经过神经节更换神经元，所以自主神经又有节前纤维和节后纤维之分。

（二）运动神经

运动神经则支配骨骼肌，为随意性活动，如肌肉的运动和呼吸运动等。运动神经自中枢发出后，中途不更换神经元，直接到达效应器。

二、传出神经系统按递质分类

传出神经系统按其末梢释放的递质不同可分为胆碱能神经（递质为乙酰胆碱）和去甲肾上腺素能神经（递质为去甲肾上腺素）。

（一）胆碱能神经

能合成乙酰胆碱（ACh），兴奋时其末梢释放 ACh 的神经。

包括以下四类：①交感和副交感神经的节前纤维；②副交感神经的节后纤维；③运动神经；④极少数交感神经的节后纤维（如某些支配汗腺和骨骼肌血管舒张的神经）。

（二）去甲肾上腺素能神经

能合成去甲肾上腺素（NA）或肾上腺素（AD），兴奋时其末梢释放 NA 及少量 AD 的神经。

绝大多数交感神经节后纤维属于去甲肾上腺素能神经（见图 5-1）。

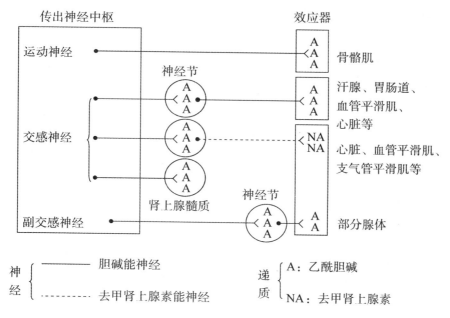

图5-1 传出神经系统分类示意图

三、传出神经的化学传递

知识链接

1921年德国科学家Loewi，用离体双蛙心灌流实验证明，用电刺激迷走神经时，迷走神经释放了一种能抑制心脏的物质，1926年证明迷走神经释放的是乙酰胆碱（Acetylcholine，ACh），1946 Von Euler证明拟交感胺物质为去甲肾上腺素（Norepinephrine，NE or Noradrenaline，NA）。为此证明传出神经系统的神经冲动的传导为化学传递过程。

传出神经冲动的化学传递是一种突触传递，依靠特定化学传递物质，即神经递质传递，神经递质广泛存在于神经系统，承担着神经元与神经元之间、神经元与效应器之间的信息传递，而化学传递结构基础是突触，突触有以下几种类型：神经元之间的衔接处即突触；神经末梢与效应器细胞之间的衔接处称接点，也可称突触；运动神经与骨骼肌的连接叫神经肌肉接头。

突触结构包括三部分：①突触前膜，是邻近间隙的神经末梢的细胞膜；②突触后膜，是邻近间隙的次一级神经元或效应器细胞上的膜，骨骼肌细胞的突触后膜也称终板膜；③突触间隙，是神经末梢与次一级神经元或效应器细胞之间存在的间隙（15～1000nm）。化学传递过程具体就是当神经冲动到达神经末梢时，突触前膜释放神经递质，经突触间隙作用于突触后膜的特异受体，引起相应的生物学效应。

第二节 传出神经的递质

一、乙酰胆碱

胆碱能神经末梢内的胆碱和乙酰辅酶A在胆碱乙酰化酶的作用下合成乙酰胆碱（acetylcholine，ACh）。乙酰胆碱合成后即进入囊泡，且与ATP和囊泡蛋白共同贮存于囊泡。

当神经冲动到达末梢时，囊泡内的乙酰胆碱以胞裂外排的方式进入到突触间隙，作用于突触后膜的受体，引起相应的生理学效应。数毫秒内，乙酰胆碱就被突触间隙中的胆碱酯酶水解为胆碱和乙酸。一部分被突触前膜再摄取，供新的乙酰胆碱合成所需。

二、去甲肾上腺素

去甲肾上腺素能神经末梢合成去甲肾上腺素（noradrenaline，NA 或 NE）。酪氨酸从血液循环经钠依赖性转运体进入去甲肾上腺素能神经末梢，经酪氨酸羟化酶催化生成多巴，再经多巴脱羧酶的脱羧作用生成多巴胺（DA），多巴胺通过囊泡壁上对儿茶酚胺类物质具有高度亲和力的转运体进入囊泡，再由多巴胺 β- 羟化酶催化生成 NA，并与 ATP 和嗜铬颗粒蛋白结合，贮存于囊泡中。当神经冲动到达神经末梢时，囊泡内的 NA 以胞裂外排的方式释放至突触间隙，作用于突触后膜的受体，引起相应的生理学效应。同时 75% ~ 95% 被突触前膜再摄取，大部分贮存于囊泡中，参与再次释放。未被摄取的则被胞浆中线粒体膜上的单胺氧化酶（MAO）破坏。尚有其他组织如心肌等也能摄取 NA，摄取后被 MAO 和儿茶酚胺氧位甲基转移酶（COMT）所破坏。还有一小部分会扩散至血液，最后被肝、肾等组织中的 MAO 和 COMT 破坏。

第三节　传出神经系统受体和效应

传出神经递质有乙酰胆碱和去甲肾上腺素两种，其受体也按递质分为胆碱受体和肾上腺素受体两类，它们在体内广泛分布。

一、受体

传出神经系统的受体是位于突触前膜和突触后膜上的一种特殊蛋白质，它能选择性地与相应的递质或药物相结合，从而产生一定的生理效应。传出神经系统的受体分为胆碱受体和肾上腺素受体等类型。

（一）胆碱受体类型

能与 ACh 结合的受体。可分为以下两类亚型。

1. 毒蕈碱型受体（简称 M 受体）　能选择性地与毒蕈碱（muscarine）为代表的拟胆碱药结合。主要分布于副交感神经节后纤维所支配的效应器官，如心、血管、胃肠道平滑肌、腺体等处。M 受体按功能分为 M_1、M_2、M_3 三种亚型，M 受体属于 G- 蛋白偶联受体。

2. 烟碱型受体（简称 N 受体）　对烟碱（nicotine）较为敏感，位于植物神经节、肾上腺髓质和骨骼肌细胞膜上。神经节、肾上腺髓质上为 N_1 受体，骨骼肌上为 N_2 受体。N 受体属于含离子通道的受体。

知识链接

误食毒蕈中毒及药物治疗

因误食野生蕈而中毒的病例时有发生。毒蕈中的毒蕈碱成分较高，食用后，可在 30 ~ 60min 内出现毒蕈碱中毒症状，主要为 M 受体激动后的生理效应，表现为流涎、流泪、恶心、呕吐、头痛、视觉障碍、腹部绞痛、腹泻、支气管痉挛、心动过缓、血压下降和休克等。可用 M 受体阻断药阿托品治疗，一般每隔 30min 肌内注射 1 ~ 2mg，同时采用其他抢救措施。

（二）肾上腺素受体

能与 NA 或肾上腺素结合的受体，属于 G 蛋白偶联受体，分为以下两类。

1．α肾上腺素受体（α受体）　包括 α_1 和 α_2 两种亚型，α_1 受体主要分布于血管（皮肤、黏膜、部分内脏血管）平滑肌等处。α_2 受体主要分布在 NA 能神经末梢的突触前膜上，负反馈调节 NA 释放。

2．β肾上腺素受体（β受体）　可分为 β_1 和 β_2 两种亚型，β_1 受体主要分布于心肌和脂肪等组织，β_2 受体位于支气管和血管（骨骼肌和冠状血管）平滑肌等处，突触前膜上也有 β_2 受体，对 NA 释放起着正反馈调节作用。

此外还有相类似的多巴胺受体（DA 受体），分布于肾血管、冠状血管、肠系膜血管，当受体激动时可使这些血管扩张。

二、传出神经系统的生理效应

（一）胆碱能神经的效应

主要包括以下两类生理效应：

1．M 样作用（毒蕈碱样作用）　激动 M 受体所呈现的效应，可引起心脏抑制、腺体分泌增加、瞳孔缩小、内脏平滑肌收缩、血管扩张等效应。

2．N 样作用（烟碱样作用）　激动 N 受体所呈现的效应，可引起神经节兴奋、肾上腺髓质分泌肾上腺素、骨骼肌收缩等效应。

（二）去甲肾上腺素能神经的效应

主要包括以下两类生理效应：

1．α型作用　激动 α 受体所呈现的效应，主要引起皮肤、黏膜、内脏等血管平滑肌收缩、虹膜开大肌收缩（瞳孔变大）、NA 释放减少等效应。

2．β型作用　激动 β 受体所呈现的效应，可以引起心脏兴奋（收缩力增强、传导加快、心率加快）、脂肪分解增加、支气管平滑肌松弛、骨骼肌血管和冠状血管扩张、糖原分解、NA 释放增加等效应。

 知识链接

心脏的神经支配及调节：①支配心脏的传出神经有交感神经系统的心交感神经和副交感神经系统的心迷走神经，属双重支配；②心交感神经为去甲肾上腺素能神经，其末梢释放 ACh 可激动心肌上的 β 受体，引起心脏兴奋；③心迷走神经为胆碱能神经，其末梢释放 NA 可激动心肌上的 M 受体，引起心脏抑制。

上述两类神经对心脏的作用是相互对抗的，但在中枢神经系统的调节下又是统一的，共同维持所支配的心脏的正常功能。

表 5-1　传出神经受体及其兴奋时的主要效应

受体	兴奋时的效应
M	胃液分泌增加（M_3）
	心率减慢，传导减慢，心肌收缩力减弱（M_2）
	血管扩张，平滑肌收缩，胃肠分泌增加，瞳孔缩小，睫状肌收缩
N_1	神经节兴奋，肾上腺髓质分泌增加
N_2	骨骼肌收缩
α_1	皮肤、黏膜的血管平滑肌收缩，虹膜辐射肌收缩（瞳孔扩大）
α_2	突触前膜负反馈，NA 分泌减少
β_1	心脏兴奋（心率加快、传导加快、心肌收缩力加强），肾素释放增多，脂肪分解增多；
β_2	支气管平滑肌舒张，骨骼肌和冠状血管扩张，糖原分解，糖原异生增加，NA 能神经突触前膜正反馈调节
DA	肾血管、肠系膜血管、脑血管扩张

第四节　传出神经系统药物的作用方式和分类

传出神经系统药物（efferent nerve system drugs）是作用于传出神经系统，影响心脏、血管、支气管及骨骼肌功能而治疗相关疾病的药物。

一、传出神经系统药物的作用方式

1. 直接作用于受体　许多药物能直接与胆碱受体或肾上腺素受体结合。结合后产生与 ACh 或 NA 相似的作用，称为受体激动药（拟似药）；结合后产生与递质相反的作用，或者使激动药的效应不能发挥，就称为受体阻断药（拮抗药）。

要点提示

抗胆碱酯酶药又称胆碱酯酶抑制药，与胆碱受体激动药均属于拟胆碱药，但作用方式不同，分别是间接作用和直接作用。

2. 影响递质的代谢过程　抗胆碱酯酶药（胆碱酯酶抑制药）能抑制胆碱酯酶的活性，妨碍 ACh 水解，使其堆积，产生拟胆碱作用，如新斯的明和有机磷酸酯类农药等。而能使被抑制的胆碱酯酶恢复活性的药物，则称为胆碱酯酶复活药。还有些药物可通过影响递质的摄取和贮存（如利血平）、合成和释放（如麻黄碱或间羟胺）而呈现作用。

二、传出神经系统药物的分类

一般按照药物对传出神经系统产生的具体效应，可将药物分为拟似药（mimetics）和拮抗药（blocker）两大类，也可按照药物对受体作用来划分为受体的激动剂（agonist）和阻断药（antagonists）；每一个大类又可分为若干个小类（见表 5-2）。

表 5-2　传出神经系统药物分类

拟似药	拮抗药
一、拟胆碱药	一、抗胆碱药
1. 胆碱受体激动药 　　M 受体激动药 　　N 受体激动药 2. 抗胆碱酯酶药	1. 胆碱受体阻断药 　　M 受体阻断药 　　N 受体阻断药 2. 胆碱酯酶复活药
二、拟肾上腺素药	二、抗肾上腺素药
1. 肾上腺素受体激动药 　　α、β 受体激动药 　　α 受体激动药 　　β 受体激动药 2. 促 NA 释放药	1. 肾上腺素受体阻断药 　　α、β 受体阻断药 　　α 受体阻断药 　　β 受体阻断药 2. 抗肾上腺素能神经药

要点提示

　　根据递质可以将传出神经分为胆碱能神经和去甲肾上腺素能神经，受体相应的分为 M 受体和 N 受体，α 受体和 β 受体，上述受体激动时产生的生理效应是传出神经系统药物的药理基础和临床用药基本依据。

思考与练习

1. 传出神经系统如何分类，其主要的神经递质有哪些？
2. 传出神经系统的受体及其对应的效应是什么？传出神经系统药物分类依据是什么？
3. 用横线将下面这些受体与其被兴奋时的生理效应连接起来。

受体	兴奋时的生理效应
M	心率减慢，传导减慢，心肌收缩力减弱 心率加快，传导加快，心肌收缩力增强
N_1	胃液分泌增加，胃肠道蠕动加快 支气管平滑肌松弛
N_2	支气管平滑肌收缩 皮肤、黏膜、内脏血管收缩
α_1	冠状动脉血管扩张 瞳孔缩小
β_1	骨骼肌收缩 神经节抑制，肾上腺髓质分泌减少
β_2	糖原分解增加 脂肪分解增加

（李凤梅）

第六章　胆碱受体激动药和胆碱酯酶抑制药

| 学习目标 | 1. 掌握毛果芸香碱和新斯的明的药理作用、临床用途、不良反应和用药护理。
2. 熟悉其他胆碱受体激动药的主要特点。
3. 了解其他胆碱酯酶抑制药的主要特点。 |

第一节　胆碱受体激动药

一、M、N胆碱受体激动药

乙酰胆碱（acetylcholine，ACh）是胆碱能神经递质，在体内极易被胆碱酯酶（acetylcholinesterase，AChE）所破坏，因此药用价值不大，但可在研究中作为工具药物来使用。

【药理作用】

1. M样作用　静脉注射小剂量 ACh 即能激动 M 胆碱受体，产生与兴奋胆碱能神经节后纤维相似的作用，引起心率减慢、血管舒张、血压下降，支气管和胃肠道平滑肌兴奋，瞳孔括约肌和睫状肌收缩以及腺体分泌增加等。舒张血管可能是激动血管内皮细胞的 M 受体使内皮细胞释放依赖性舒张因子（EDRF）所致。

2. N样作用　剂量稍大时，ACh 也能激动 N 胆碱受体，产生与兴奋全部植物神经节和运动神经相似的作用。还能兴奋肾上腺髓质的嗜铬组织（此组织在胚胎发育中与交感神经节的来源相同，受交感神经节前纤维支配），使之释放肾上腺素。许多器官是由胆碱能和去甲肾上腺素能神经双重支配的，通常是其中一种占优势。例如，在胃肠道、膀胱平滑肌和腺体是以胆碱能神经占优势，而心肌收缩和小血管方面则以去甲肾上腺素能神经占优势。故在大剂量 ACh 作用下，全部神经节（N_1 胆碱受体）兴奋的结果是胃肠道、膀胱等器官的平滑肌兴奋，腺体分泌增加，心肌收缩力加强，小血管收缩，血压升高。ACh 还激动运动神经终板上的 N_2 胆碱受体，表现为骨骼肌兴奋。过大剂量的 ACh 很易使神经节从兴奋转入抑制。

二、M胆碱受体激动药

毛果芸香碱*（pilocarpine，匹鲁卡品）

本药脂溶性较高，一般局部滴眼用药，作用迅速，一般 10～15min 显效，维持 4～8h。

【药理作用】　激动 M 受体，对眼和腺体的作用最明显。

1. 眼　滴眼后能引起缩瞳、降低眼内压和调节痉挛等作用：

（1）缩瞳　激动瞳孔括约肌上的 M 受体，使瞳孔括约肌收缩而缩小瞳孔。

（2）降低眼压　在瞳孔缩小的同时，因虹膜向中心拉紧而根部变薄，致使前房角间隙增大，房水回流通畅，结果眼压降低。可用于治疗青光眼，缓解因眼压过高所致的头痛和视力减退。

（3）导致近视　因激动睫状肌的 M 受体，使睫状肌向瞳孔中心方向收缩，睫状小带松弛，晶状体变凸，导致近视状态（也称调节痉挛），见图 6-1。

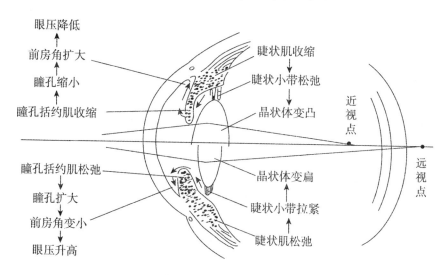

图 6-1　M 受体激动药（上）和 M 受体阻断药（下）对眼的作用

考点：毛果芸香碱主要用于治疗什么类型的青光眼。

2．腺体　吸收后能激动腺体的 M 胆碱受体，使腺体分泌增加，以汗腺和唾液腺最明显。

【临床用途】

1．青光眼　青光眼是常见的眼科疾病，以进行性视神经乳头凹陷和视力减退为主要特征，同时有眼内压增高的特征，严重时可致失明。闭角型青光眼（急性或慢性充血性青光眼）者前房角狭窄，眼内压增高。毛果芸香碱能迅速降低眼内压而缓解或消除青光眼症状。

毛果芸香碱也适用于开角青光眼（慢性单纯性青光眼）的治疗。这种青光眼无前房角狭窄和闭塞情况，而是由于小梁网本身及巩膜静脉窦发生变性或硬化，阻碍了房水循环，引起眼内压升高。毛果芸香碱可通过扩张巩膜静脉窦周围的小血管以及收缩睫状肌后，小梁网结构发生改变而使眼内压下降。

2．虹膜炎　与扩瞳药交替应用，可防止虹膜与晶状体粘连。

3．M 胆碱受体阻断药中毒　一般采用 1～2mg 的剂量，皮下注射可用于阿托品等药物中毒的解救。

【不良反应】　较轻，主要有视远物模糊等现象。给药不当发生吸收后可引起 M 样作用为主的中毒症状，故给药时应压迫内眦，避免经鼻泪管进入口腔吸收。长期应用或浓度过高（2% 以上），可致瞳孔括约肌或睫状肌痉挛性收缩而引起眼痛或眉间痛感，甚至因吸收较多，可出现 M 受体兴奋症状如流涎、发汗、支气管痉挛及腹痛等不良反应。

第二节　胆碱酯酶抑制药

本类药物又称抗胆碱酯酶药，能与胆碱酯酶以共价键或非共价键结合。使胆碱酯酶失去活性，导致乙酰胆碱在体内蓄积而呈拟胆碱作用，产生 M 样和 N 样作用。根据药物与胆碱酯酶结合方式不同，可分为易逆性抗胆碱酯酶药（如新斯的明）和难逆性抗胆碱酯酶药（如农药美曲膦酯，又称敌百虫）。

一、易逆性抗胆碱酯酶药

新斯的明*（neostigmine）

肌内注射一般 5～15min 起效，维持 0.5～1h。

【体内过程】 本药为季胺类化合物，脂溶性低，主要分布在肌肉组织，不能进入血脑屏障，无中枢作用，滴眼时不易透过角膜，故不用于眼科。口服吸收少而不规则，故口服剂量明显大于注射，口服给药后 1 小时显效，维持 3～4 小时；注射（皮下或肌内给药）15 分钟起效，维持 2～4 小时。

【药理作用】 抑制胆碱酯酶的活性，使乙酰胆碱不能水解，在体内蓄积，浓度升高而呈现完全拟胆碱作用，产生 M 样和 N 样表现，其中对骨骼肌的兴奋作用最强。

1. 兴奋骨骼肌 主要通过抑制胆碱酯酶，提高乙酰胆碱作用而发挥兴奋骨骼肌作用，同时又直接激动 N_2 受体并促进运动神经末梢释放乙酰胆碱。

2. 兴奋胃肠道和膀胱平滑肌 能增强胃肠蠕动及膀胱逼尿肌张力，促进排气排尿，作用较强。

3. 减慢心率 通过增加乙酰胆碱含量，间接激动 M 受体而减慢心率。

【临床用途】

1. 重症肌无力 是一种神经肌肉接头传递功能减退的自身免疫性疾病。新斯的明可明显改善肌无力症状，缓解疾病。

2. 腹气胀和尿潴留 能兴奋胃肠道平滑肌和膀胱逼尿肌，促进排气和排尿，用于手术后腹气胀和尿潴留。

3. 阵发性室上性心动过速 当采用压迫眼球或颈动脉窦等兴奋迷走神经措施无效时，可通过新斯的明拟胆碱作用减慢心率。

【不良反应】 轻微，但过量可引起呕吐、腹痛、心动过缓和骨骼肌颤动等，并能引起"胆碱能危象"，使骨骼肌由兴奋转入抑制，引起肌无力加重，应立即停药并用阿托品对抗。应提示心动过缓者慎用，机械性肠梗阻、尿路梗阻及支气管哮喘等患者禁用。

其他易逆性抗胆碱酯酶药如**毒扁豆碱（physostigmine）**。其抑制胆碱酯酶选择性差、毒性大，故一般仅眼科局部应用。对眼的作用类似于毛果芸香碱，但作用较强而持久，主要用于治疗青光眼。滴眼时应压迫眼内眦避免吸收。如发生吸收中毒时可用阿托品解救。

要点提示

M 受体激动药和抗胆碱酯酶药都是拟胆碱药，其中毛果芸香碱直接激动 M 受体，产生缩瞳、降低眼压等作用，用于青光眼的治疗，新斯的明是胆碱酯酶抑制药，升高乙酰胆碱含量，对骨骼肌和平滑肌的作用较强，用于治疗重症肌无力等。

二、难逆性抗胆碱酯酶药

有机磷酸酯类药物能持久地抑制胆碱酯酶的活性，对人体的毒性很大，主要是农业杀虫剂和军用毒剂，在使用过程中如果防护不好，可使人体中毒（见第四十二章）。

第三节 拟胆碱药的用药护理

一、用药护理程序

（一）M受体激动药的用药护理程序

用药步骤	用药护理要点
用药前	1. 了解疾病的类型及用药史。 2. 做好心理护理，减轻患者因眼压高、头痛导致的焦虑情绪和心理压力，帮助患者分散注意力。 3. 合理制定护理程序，多采用局部给药，需要发挥吸收作用时，多采用口服、肌内和皮下注射，一般不用静脉注射，减少不良反应发生。 4. 严格掌握适应证及禁忌证。
用药中	1. 本药药液浓度不能过高，用滴眼液滴眼时应将下眼睑拉成杯状，同时用食指压迫内眦，以免药液经鼻泪管流入鼻腔而吸收中毒，必要时可用阿托品对抗之。 2. 用于阿托品类药物中毒的解救时，可采用皮下注射，一次2mg。 3. 治疗虹膜炎时须与扩瞳药交替使用，以防止虹膜与晶状体黏连。
用药后	1. 本药影响视力，应告知患者避免开车等。 2. 勿长期滴眼，以防发生粘连；对因吸收所致的全身中毒症状，可用阿托品对抗。 3. 做好药品清点和登记工作。

（二）胆碱酯酶抑制药的用药护理程序

用药步骤	用药护理要点
用药前	1. 了解患者的病史及用药史。 2. 做好心理护理，减轻患者不良情绪和心理压力，帮助患者分散注意力。 3. 合理制订护理程序，新斯的明脂溶性低，口服吸收少，个体差异大，剂量应个体化，多采用口服、肌内和皮下注射，绝对不可作静脉注射，因为会引起强烈的不良反应。 4. 严格掌握适应证及禁忌证，禁用于支气管哮喘病人及机械性肠梗阻病人，甲状腺功能亢进患者也应禁用。
用药中	1. 注意呼吸、脉搏、胃肠道等表现。 2. 要注意鉴别疾病与药物过量引起的肌无力症状，用药后肌无力现象应缓解改善，若肌无力不仅不缓解，反而加重，要警惕出现胆碱能危象，一旦发现，需及时处理。 3. 停药、用M受体阻断药（如阿托品）和胆碱酯酶复活药进行对抗性治疗。抢救呼吸药品和器械。
用药后	1. 做好相关护理有助于提高疗效。 2. 针对恶心、呕吐、流涎、腹部不适、哮喘发作、胸骨下压迫感或疼痛，严重者可发生心肌缺氧、短暂的晕厥和心跳暂停、传导阻滞、呼吸困难等不良反应，采取相应措施。 3. 做好药品清点和登记工作。

二、用药护理案例分析

患者，女，56岁。2个月前开始感到左眼疼痛，视物模糊，视灯周围有红晕，偶伴有轻度同侧头痛，但症状轻微，常自行缓解。3天前突然感觉左侧剧烈头痛、眼球胀痛，视力极度下降。在地方医院诊断为左眼急性闭角型青光眼。遂嘱用2%毛果芸香碱频点左眼，2小时后自觉头痛、眼胀减轻，视力有所恢复。但4小时后患者出现全身不适、流泪、流涎、心悸、上腹不适而急诊求治。体格检查：左眼视力为0.6，右眼1.4。左眼睫状充血（++）。瞳孔约2mm大小，对光反射较弱。眼压：左眼26mmHg，右眼16mmHg。前房角镜检左窄Ⅲ，右眼基本正常。

试分析：①该患者使用毛果芸香碱滴眼后症状为何能够缓解？②4小时后患者出现全身不适、出汗、流泪、流涎、心悸、上腹不适，原因是什么？③使用毛果芸香碱滴眼时应注意哪些问题？

思 考 与 练 习	1. M受体激动药和抗胆碱酯酶药都是拟胆碱药，其作用和用途有何异同？ 2. 毛果芸香碱为什么能够治疗青光眼？用药护理应注意哪些事项？ 3. 新斯的明治疗重症肌无力的药理依据有哪些？用药护理应注意什么？

（李凤梅）

第七章　胆碱受体阻断药

学习目标	1. 掌握阿托品的药理作用、临床用途、不良反应和用药护理。 2. 熟悉其他 M 受体阻断药的主要特点。 3. 了解常用的 N 受体阻断药的主要特点。

胆碱受体阻断药又称抗胆碱药（cholinergic antagonists）。胆碱受体阻断药能与胆碱受体结合而不产生或极少产生拟胆碱作用，却能妨碍乙酰胆碱或胆碱受体激动药与胆碱受体的结合，从而拮抗拟胆碱作用。按其对 M 和 N 受体选择性的不同，可分为 M 胆碱受体阻断药和 N_1、N_2 胆碱受体阻断药。按用途的不同，可分为平滑肌解痉药，神经节阻断药，骨骼肌松弛药和中枢性抗胆碱药。另有胆碱酯酶复活药见第四十二章。

第一节　M 受体阻断药

一、阿托品类生物碱

阿托品 *（atropine）

本药是从茄科植物颠茄、曼陀罗、莨菪等中提取的生物碱，也可人工合成。

【体内过程】 口服吸收迅速，1 小时后作用显著，3 ~ 4 小时后作用消失；注射给药起效更快；眼科局部应用时可持续数天。吸收后分布广泛，能穿透血脑屏障及胎盘屏障，80% 以上经肾排出，也有少量可通过乳汁和粪便排出。

【药理作用】 阻断 M 受体作用强，竞争性拮抗乙酰胆碱的 M 样作用，并与给药剂量、作用部位有关。大剂量尚可阻断 N 受体。

1. 抑制腺体分泌　对汗腺、唾液腺的抑制作用最强，对呼吸道腺体也有较强抑制作用。大剂量时可抑制胃液分泌。

2. 对眼的作用　与毛果芸香碱作用相反。

（1）扩瞳：阻断瞳孔括约肌上的 M 受体，使瞳孔括约肌松弛，而瞳孔辐射肌仍处于收缩状态，引起瞳孔扩大（见图 6-2）。

（2）升高眼压：由于瞳孔扩大，虹膜移向外侧缘，使前房角间隙缩小，阻碍房水回流，导致眼压升高。

（3）导致远视：阻断睫状肌的 M 受体，使睫状肌松弛，悬韧带拉紧，晶状体变扁平，导致远视状态（也称调节麻痹）。

3. 松弛内脏平滑肌　能松弛内脏平滑肌，对处于过度收缩或痉挛状态的平滑肌的松弛作用尤为明显。对不同器官平滑肌选择性不同，按由高到低顺序是：胃肠＞尿道和膀胱＞胆道和输尿管＞支气管＞子宫。

要点提示

　　毛果芸香碱与阿托品分别是 M 受体的激动药和阻断药，其药理作用相反，尤其是对眼的作用，对瞳孔、眼压和屈光度调节等方面相互拮抗。

　　4．兴奋心脏　治疗量的阿托品（0.5mg）可使心率轻度短暂地减慢，较大剂量能阻断迷走神经对心脏的抑制，引起心率加快及房室传导改善。

　　5．扩张血管，改善微循环　治疗量的阿托品对血管与血压无显著影响，大剂量的阿托品有解除小血管痉挛的作用，扩张外周血管与内脏血管，尤以皮肤血管最为显著，可产生温热潮红，改善微循环。此作用与阻断 M 胆碱受体无关，可能与直接扩张血管和阻断 α 受体有关。

　　6．中枢兴奋作用　治疗量的阿托品中枢作用不明显；较大治疗量（1～2mg）可轻度兴奋延脑和大脑。随着剂量增加，兴奋作用也增强，可出现烦躁不安、谵妄等，中毒剂量（10mg 以上）常使人产生幻觉、定向失调、运动障碍和惊厥等，严重中毒时，可转入昏迷，死于呼吸麻痹。

　　考点： 阿托品有哪些临床用途，与剂量有何关系？

【临床用途】

　　1．解除平滑肌痉挛　适用于各种内脏绞痛，对胃肠绞痛及膀胱刺激症状如尿频、尿急等疗效较好；因能松弛膀胱逼尿肌，可用于小儿遗尿症。

　　2．用于全麻前给药　可减少呼吸道及唾液分泌，防止分泌物阻塞呼吸道及发生吸入性肺炎。此外还用于严重盗汗和流涎症。

　　3．眼科　①用于虹膜睫状体炎：可松弛虹膜括约肌及睫状肌，使病变组织相对静息，利于炎症的消退和预防黏连；②检查眼底：因散瞳作用维持时间较长（1～2 周），现已为后马托品所代替；③验光配镜：眼内滴入阿托品可使睫状肌松弛，晶状体固定，以准确测定屈光度，因儿童睫状肌调节功能较强，仅在儿童验光时应用。

　　4．治疗缓慢型心律失常　可用于迷走神经过度兴奋所致窦性心动过缓、房室传导阻滞等缓慢型心律失常。

　　5．抗休克　给予大剂量阿托品可用于感染性休克的治疗，在补充血容量的基础上，解除休克时小血管的痉挛，改善微循环。

　　6．解救有机磷酸酯类中毒　可迅速缓解有机磷酸酯类中毒的 M 样症状和部分中枢症状（详见第四十二章）。

要点提示

　　阿托品是 M 受体阻断药的代表药，随着剂量增加，逐渐出现腺体、平滑肌、眼、心血管、中枢神经系统的作用，相应不良反应也较多，临床实际多用其他选择性高的 M 受体阻断药。

【不良反应】

1. 副作用 有口干、视近物模糊、心悸、皮肤干燥潮红、体温升高、排尿困难及便秘等。

2. 中毒反应 较大剂量（超过 5mg）引起中枢兴奋，表现为烦躁不安、谵妄、幻觉、呼吸加深加快、体温上升等。中毒严重时兴奋转入抑制，可出现昏迷和呼吸麻痹等，

山莨菪碱 *（anisodamine，654）

是我国茄科植物唐古特山莨菪的主要成分，其人工合成品称 654-2。作用与阿托品相似，解痉作用选择性高，能解除血管痉挛，改善微循环；但抑制腺体分泌和扩瞳作用较弱。因不易透过血脑屏障，中枢兴奋作用也弱。主要用途包括：①感染中毒性休克；②内脏平滑肌痉挛引起的绞痛。与阿托品比较，山莨菪碱副作用较少，毒性较低。禁忌证同阿托品。

东莨菪碱（scopolamine）

本药外周作用与阿托品相似，但抑制腺体分泌、扩瞳、调节麻痹作用较强，对心血管作用较弱。中枢作用与阿托品相反，易透过血脑屏障，除兴奋呼吸中枢外，还可抑制中枢神经系统，表现为镇静、催眠作用，增大剂量可引起意识消失，进入浅麻醉状态。临床主要用于：①麻醉前给药；②静脉复合麻醉（中药麻醉），常与氯丙嗪合用；③晕动病，与 H_1 受体阻断药合用，可增强疗效；④感染性休克及有机磷酸酯类中毒；⑤帕金森病（震颤麻痹）。不良反应及禁忌证同阿托品。

二、阿托品的合成代用品

1. 合成扩瞳药 为克服阿托品扩瞳时不良反应较多的缺点，人工合成了一些短效 M 受体阻断药，主要有后马托品（homatropine）和托吡卡胺（tropicamide）等，其优势主要是发挥扩瞳作用快，持续时间短，不良反应少。

2. 合成解痉药 主要有以下药物：

丙胺太林（propantheline，普鲁本辛）

本药口服吸收较差，不易透过血脑屏障，对胃肠道 M 受体的选择性较高，能解除胃肠道平滑肌的痉挛，同时抑制胃液分泌作用。适用于胃、十二指肠溃疡、胃肠痉挛和妊娠呕吐等治疗。

哌仑西平（pirenzepine）

本药为选择性 M_1 受体阻断药，抑制胃酸分泌。主要用于胃及十二指肠溃疡，有口干、视物模糊等副作用。

第二节 N 受体阻断药

一、N_1 受体阻断药（神经节阻断药）

本类药能选择性地与神经节中 N_1 胆碱受体结合，从而阻断了神经冲动在神经节中的传导。曾用于治疗高血压急症，但由于不良反应较多，现已少用。

二、N_2 受体阻断药

又称为骨骼肌松弛药（skeletal muscular relaxants），能选择性干扰神经肌肉接头处的神经兴奋传递，使骨骼肌松弛，临床用作全身麻醉的辅助用药，既能减少全麻药用量，又为

手术操作创造良好的骨骼肌松弛状态，提高麻醉及手术的安全性。本类药物包括去极化型（depolarizing muscular relaxants）和非去极化型（nondepolarizing muscular relaxants）两类。

（一）去极化型肌松药

琥珀胆碱 *（succinylcholine，司可林，scoline）

【作用和用途】 本药与 N_1 受体结合，产生快速而短暂的去极化作用，使 N_1 受体对乙酰胆碱不能产生反应，导致骨骼肌松弛。静注后先出现短暂的肌束颤动，1 分钟后出现肌松效应，通常从颈、肩胛、腹部向四肢方向扩展。易被胆碱酯酶破坏，持续时间不超过 5 分钟，较易控制。对喉肌的松弛力强，适用于气管内插管、气管镜、食管镜检查等短时操作。静滴可延长松弛骨骼肌的时间。

 要点提示

不同类型的肌松药中毒采用拟胆碱药对抗抢救的机制不同。去极化型不可用抗胆碱酯酶药抢救，而非去极型则可以。

【不良反应和用药护理】 主要有肌痛，停药 3 ~ 4 天可自愈。剂量过大可引起呼吸肌麻痹。有较明显的高血钾症，因骨骼肌持久去极化，释放大量钾离子，使血钾升高，出现心动过缓、心肌无力等症状。

用药护理应注意不宜与碱性药物（如硫喷妥钠）混合，易破坏，若需同时用，应分别注射。对患者血钾偏高的状态，如烧伤、广泛软组织损伤等也应提示慎用或禁用。要做好抢救呼吸抑制的准备工作，备好呼吸机，中毒时不能用新斯的明解救，因新斯的明抑制胆碱酯酶而加强和延长琥珀胆碱的作用，反使中毒加重。

（二）非去极化型肌松药

简箭毒碱（tubocurarine）本药是临床上最早应用的典型非去极化型肌松药，现已少用。能和运动终板上 N_2 受体结合，竞争性阻断乙酰胆碱对运动终板的去极化作用，使骨骼肌松弛。静注后 3 ~ 4 分钟即产生肌松作用，其肌松顺序为头颈部到四肢、躯干，继而出现肋间肌松弛，剂量过大病人可因呼吸麻痹而死亡。中毒时可用新斯的明解救。

泮库溴铵（pancuronium bromide，潘可罗宁）本药直接阻断 N_2 受体，产生骨骼肌松弛作用。作用强且持续时间长。静脉注射后作用较快，1 分钟出现作用，2 ~ 3 分钟达高峰，持续 20 ~ 40 分钟。主要用于手术时的麻醉辅助用药（气管插管和肌松）。

治疗剂量不良反应较小，大剂量时可加快心率、减弱心肌收缩力并增加外周阻力。过量时可用新斯的明和阿托品解救。重症肌无力者禁用。

同类药物还有阿曲库铵（atracurium）、维库溴铵 *（vecuronium）、罗库溴铵（rocuronium）等，作用强度和维持时间有所差异。

考点：外科手术为加强麻醉效果，常选用哪些肌松药？

第三节　抗胆碱药的用药护理

一、用药护理程序

用药步骤	用药护理要点
用药前	1. 阿托品实际应用较少，根据医嘱认真查对剂量和剂型，常用量1～3mg，致死量一般为80mg以上，有机磷中毒时出现明显耐受现象，使用剂量不受此限制，一旦有机磷中毒症状缓解则恢复常态。 2. 由于副作用多见，应提前向患者解释。 3. 体温超过39℃的患者，应先降温后用药，前列腺肥大、青光眼及眼压升高倾向者禁用。 4. 严格掌握适应证及禁忌证，禁用于支气管哮喘患者及机械性肠梗阻患者，甲状腺功能亢进患者也应禁用。
用药中	1. 注意观察患者反应，注意体温、心率变化，口干、心悸等副作用出现很快。 2. 大量饮水会加重随后的尿潴留，可采取湿润口腔等方法，对尿潴留症状明显者可行导尿术。 3. 常规备好抢救药品和器械等。
用药后	1. 本药多临时性抢救使用，如需长期使用，应建议选用其他副作用少的替代药品。 2. 患者散瞳后出现怕光等症状应佩戴墨镜，如中枢兴奋症状明显，可用小剂量苯巴比妥等对抗，外周症状可用新斯的明或毛果芸香碱对抗，如出现呼吸抑制，可采用吸氧、人工呼吸等支持措施。 3. 注意有机磷酸酯类中毒者使用阿托品过量时，不能用新斯的明等胆碱酯酶抑制药解救。 4. 做好药品清点和登记工作。

二、用药护理案例分析

患者，男，51岁。主诉：受凉后阵发性上腹痛3小时。病史：患者于3小时前因着衣少，进食冷饮后出现阵发性上腹绞痛，无恶心、呕吐，无腹泻，无发热、寒战。入院查体：T 37.1℃，P 90次/分，R 20次/分，BP 130/80mmHg，急性病容，双肺呼吸音清，未闻及。予静滴庆大霉素、肌注维生素$K_3$8mg，效欠佳，予阿托品0.5mg入壶，约1分钟后，出现面肌抖动、牙关打颤、面色潮红、语不成句，意识清晰，无发热、寒战，无烦躁不安，无谵妄，无惊厥，无心悸，BP135/80mmHg，P100/分，予肌注苯巴比妥0.1g，症状逐渐缓解，腹痛缓解，此后多次应用庆大霉素、维生素K_3，无不适反应。

试分析：

（1）该患者为什么要用阿托品？

（2）如何正确使用阿托品？

（3）使用阿托品的过程需要注意什么？本例患者为何出现中枢的症状？

思考与练习	1. 阿托品有哪些作用、用途和不良反应？确定禁忌证的依据是什么？ 2. 东莨菪碱、山莨菪碱、丙胺太林、托吡卡胺各有何用途？ 3. 去极化型、非去极化型肌松药的作用、用途有什么异同。

（李凤梅）

第八章　肾上腺素受体激动药

学习目标	1. 掌握肾上腺素的作用、用途、不良反应和用药护理。 2. 熟悉多巴胺、去甲肾上腺素、异丙肾上腺素的主要特点。 3. 了解其他常见药物的主要特点。

肾上腺素受体激动药（adrenoceptor agonists）能与肾上腺素受体结合并激动受体，产生与去甲肾上腺素能神经递质 NA 作用相似的药物。因其作用与交感神经兴奋的效应相似，故又称拟交感胺类药。主要是 α 受体和 β 受体的各种激动药，也称为拟肾上腺素药（adrenomimetic）。

第一节　α 和 β 受体激动药

肾上腺素 *（adrenaline，AD，epinephrine，副肾素）

【体内过程】 性质不稳定，遇光及在中性或碱性溶液中易氧化变色而失效。口服无效，皮下注射吸收较慢，肌注吸收快但持续较短。

【药理作用】 直接激动 α 和 β 受体，呈现 α 和 β 型效应。特点是起效快、作用强、持续时间短。

1. 对心脏的兴奋作用　通过激动 β_1 受体兴奋心脏，表现为加强心肌收缩力，加快传导和心率，使心排出量增加，心肌耗氧量增加等。

2. 舒张或收缩血管　肾上腺素不同剂量对不同血管作用不同。一般剂量激动 β_2 受体，使 β_2 受体占优势的骨骼肌血管及冠状血管扩张；大剂量主要激动 α_1 受体，使 α 受体占优势的皮肤、黏膜及腹腔内脏血管收缩。对脑、肺血管收缩作用微弱。

3. 影响血压　由于血压受心排出量和外周阻力的影响，而血管的紧张程度与药物剂量有关，因此不同剂量下，药物对血压的影响也不同。在治疗剂量（0.5 ~ 1mg，皮下或肌内注射）时，由于兴奋心脏而使心排出量增加，收缩压升高；骨骼肌血管的扩张作用抵消或超过了对皮肤、黏膜及内脏血管的收缩作用，外周阻力升高不明显，舒张压不变或稍降。但随着剂量增加，由于 α 受体兴奋导致的缩血管作用明显增强，心排出量和外周阻力的升高导致了收缩压和舒张压均升高。

若提前用酚妥拉明等 α 受体阻断药取消了肾上腺素激动 α 受体引起的缩血管作用，此时，肾上腺素激动 β_2 受体引起的扩血管作用便会充分表现，具体表现为用原升压剂量的肾上腺素后，血压不仅不会升高，反而会下降，该现象称为肾上腺素升压作用的翻转（adrenaline reversal）。因此，肾上腺素不能抢救 α 受体阻断药如酚妥拉明、氯丙嗪等药物中毒引起的低血压。

4. 扩张支气管　通过激动 β_2 受体，松弛支气管平滑肌，扩张支气管，并抑制肥大细胞释放组胺。

5. 促进代谢　通过激动 β 受体，可促使糖原和脂肪分解，使血糖和血中的游离脂肪酸浓度升高。

【临床用途】

1. 心搏骤停　用于重度房室传导阻滞、溺水、急性传染病、药物中毒及手术意外等引起的心搏骤停。在采取心脏按压、人工呼吸和纠正酸中毒等措施的同时，可用 0.5 ～ 1mg 肾上腺素或用心脏复苏三联针（肾上腺素、阿托品各 1mg 及利多卡因 50 ～ 100mg）心内注射。对触电引起的心搏骤停应配合使用电除颤术。

2. 过敏性休克　肾上腺素是抢救过敏性休克的首选药。肾上腺素能兴奋心脏、收缩血管、降低毛细血管的通透性、扩张支气管，抑制过敏介质释放等作用，可较快、较强的升高血压、缓解呼吸困难，改善昏迷等症状，配合其他药物能够较好达到抢救目的。一般采用肌内或皮下注射，也可以稀释后静脉缓慢注射。

考点: 青霉素引起的过敏性休克首选何药抢救?

知识链接

过敏性休克是指抗原性物质进入机体后，与相应的抗体作用后引起的速发型全身性变态反应。主要是组胺、缓激肽、5-羟色胺、血小板激活因子等大量释放，导致全身毛细血管扩张，通透性增加，血浆渗出，循环血量急剧减少而出现休克。患者一般有致敏物质接触史：如使用青霉素等抗生素、疫苗接种、蜂虫叮咬等。过敏体质或既往有类似病史的患者也易出现。症状多在接触致敏物质数分钟内出现。具体包括：①全身过敏症状：全身组织器官广泛充血、水肿、渗出的症状；②呼吸系统症状：喉头水肿，支气管痉挛，呼吸困难、气促、胸闷、发绀甚至窒息；③循环衰竭症状：面色苍白、四肢厥冷、脉搏细弱、血压下降等，甚至因脑缺氧出现脑水肿而致意识丧失、昏迷、抽搐等。

3. 支气管哮喘　激动支气管平滑肌及肥大细胞的 β_2 受体，缓解支气管痉挛并抑制过敏介质释放，激动 α_1 受体，使黏膜血管收缩、血管通透性降低，使支气管黏膜水肿减轻。本药的作用快、强、但维持时间短，并对血压影响较大，一般采取注射给药用于缓解支气管哮喘急性发作或持续状态。

4. 局部收缩血管　可用浸有 0.1% 肾上腺素的纱布或棉球填塞局部起止血作用，如口、鼻黏膜出血或拔牙后牙龈出血等。也可在局麻药内加少量肾上腺素（1：250,000），可因其收缩局部血管而减少局麻药吸收，能延长局麻时间并可防止局麻药吸收中毒。

【不良反应】　治疗量时较轻微，可有皮肤苍白、出汗和心悸、焦虑、烦躁等症状，个别长期缺氧的患者，如哮喘、肺心病等，可诱发心律失常甚至室性心动过速、室颤等，应密切注意。

麻黄碱 *（ephedrine，麻黄素）

本药脂溶性高，口服吸收良好，作用与肾上腺素类似，激动 α 和 β 受体，并有促进交感递质释放，兴奋大脑皮质、呼吸中枢及血管运动中枢等作用，总体效应呈现缓慢、持久、温和、有限等特点。主要用于：①防治手术麻醉时的低血压；②防治轻度支气管哮喘发作，多作为呼吸系统药物的复方成分；③治疗感冒等过敏性疾病引起的鼻黏膜充血水肿、荨麻疹及血管神经性水肿；④中枢抑制药中毒的解救，一般需配合呼吸兴奋药或特效解毒药。

不良反应较轻，常见失眠、不安等中枢兴奋症状，晚间用药时可同服地西泮等催眠药。可引起心动过速和血压升高，器质性心脏病及高血压患者禁用。

多巴胺 *（dopamine，DA）

本药是去甲肾上腺素生物合成的前体，口服吸收少，应注射给药。

【作用和用途】 激动 α_1、β_1 受体和 DA 受体，影响血管、血压及肾脏功能。

1. 对心脏的兴奋作用 激动 β_1 受体而增强心肌收缩力，增加心排出量，对心率影响不大。

2. 舒张或收缩血管 治疗量时激动 DA 受体，扩张肾脏和肠系膜等处内脏血管，大剂量可激动 α_1 受体，使皮肤、黏膜及骨骼肌血管收缩。

3. 对血压的影响 与肾上腺素类似，治疗量收缩压升高，舒张压不变，大剂量收缩压和舒张压都升高。

4. 增加尿量 扩张肾血管，使肾血流量增加，肾小球滤过率增加，也能直接作用于肾小管而增加钠的排出，使尿量明显增加。

本药主要用于感染性休克、出血性休克和心源性休克，对心肌收缩力减弱而尿量少的休克患者尤其适用；也可与利尿药合用防治急性肾衰竭。

【不良反应】 较轻，偶见恶心、呕吐及头痛等。剂量过大或滴速过快，可引起心律失常，故心动过速者禁用。静滴给药，应直接溶解在全液体内，滴速以不超过 $10\mu g/(kg \cdot min)$ 为宜，并需密切观察血压、脉搏和尿量的变化。静滴外漏可引起组织坏死。

 要点提示

多巴胺可激动药 α、β 受体，又可激动 DA 受体，在保留肾上腺素兴奋心脏升高血压的优点同时，还能扩张肾等血管。因此，抢救休克效果更好。

第二节 α 受体激动药

去甲肾上腺素 *（noradrenaline，NA）

【作用和用途】 去甲肾上腺素的化学性质与来源与肾上腺素相同，主要激动 α 受体，对 β 受体的激动作用较弱。

1. 对血管的影响 本药激动血管平滑肌 α_1 受体，使除冠状血管以外的血管均强烈收缩。

2. 对心脏的影响 激动 β_1 受体，使心肌收缩力加强、传导加速、心率加快，同时因血压升高而反射性兴奋迷走神经，最终表现为心率减慢。

3. 对血压的影响 兴奋心脏使心排出量增加，收缩血管使外周阻力加大，收缩压和舒张压都升高。

临床主要用于纠正神经性休克早期的血压过低，可维持有效灌注压，保护重要脏器供血；对出血性休克在补充血容量后，仍未能维持血压者也可使用。稀释后口服可用于上消化道出血等。

【不良反应】

1. 局部组织缺血坏死 NA 长时间静滴、浓度过高或药液外漏时，可使注射部位局部血管强烈收缩，引起皮肤苍白、发凉、疼痛甚至缺血坏死。

2. 急性肾衰竭 用量过大或用药过久使肾血管强烈收缩，可致急性肾衰竭，出现尿少、尿闭。

间羟胺 *（metaraminol，阿拉明）

本药直接激动肾上腺素受体，又可促进去甲肾上腺素的合成释放。其作用似去甲肾上腺素但作用强度只有其 1/10，对心率影响小，较少引起心律失常；对肾血管收缩作用弱，较少引起尿少、尿闭，升压缓慢而持久；临床主要用于替代去甲肾上腺素治疗感染性休克、心源性休克及出血性休克等。

不良反应相对较少，以心悸、血压升高为多见。药液外漏也可引起局部组织坏死，应注意观察。

去氧肾上腺素（phenylephrine，新福林，苯肾上腺素）

收缩血管作用比去甲肾上腺素弱但持久，升压作用可反射性引起心率减慢；激动 α 受体收缩眼内血管，减少房水生成而降低眼压。主要用于阵发性室上性心动过速，也可用于开角型青光眼及眼底检查时作快速、短效扩瞳剂。

第三节　β 受体激动药

异丙肾上腺素 *（isoprenaline，喘息定）

本药为人工合成的拟肾上腺素药物，口服吸收良好，也可注射、吸入给药等。

【药理作用】　激动 β 受体作用较强，对 α 受体几无作用。

1. 兴奋心脏作用　激动心脏 $β_1$ 受体，使心肌收缩力加强、传导加速、心率加快，心排出量增加，对迷走张力高的心脏更为明显。

2. 影响血管和血压　激动 $β_2$ 受体，使骨骼肌血管扩张，并对肾、肠系膜及冠状血管有扩张作用，故收缩压升高，舒张压下降。

3. 扩张支气管　激动支气管平滑肌上的 $β_2$ 受体并抑制肥大细胞释放过敏介质，使支气管舒张。吸入或舌下含服作用快。

4. 促进代谢　激动 β 受体，促进糖原和脂肪分解。

【临床用途】

1. 支气管哮喘　用于缓解支气管哮喘的急性发作，一般采用舌下或喷雾给药，疗效快而强。

2. 房室传导阻滞　用于Ⅱ、Ⅲ度房室传导阻滞治疗，多采用舌下含化给药或静脉滴注给药。

3. 心搏骤停　抢救各种原因造成的心搏骤停，如溺水、电击、手术意外或药物中毒等。必要时可与肾上腺素、去甲肾上腺素或间羟胺配伍，作心室内注射。

4. 休克　适用于血容量已补足、心排出量低、外周阻力较高的感染性休克。

【不良反应和用药护理】　主要有心悸、头痛等。剂量过大，特别是支气管哮喘伴有明显低氧者，易致心律失常甚至诱发或加剧心绞痛。

要点提示

肾上腺素、去甲肾上腺素、异丙肾上腺素（俗称"三肾"），因为对 α 受体和 β 受体选择性的差异，导致其对心脏、血管和血压作用及临床用途各不相同。麻黄碱、多巴胺等与肾上腺素较为类似，多巴胺因还可以激动多巴胺受体，抗休克效果更好，尤其适用于伴有肾功能不全的休克患者。

多巴酚丁胺 *（dobutamine）

本药主要兴奋 $β_1$ 受体，对 α 和 $β_2$ 受体作用弱，静滴用于治疗心脏手术后或心肌梗死并发心力衰竭。（见第二十一章）。

$β_2$ 受体激动药主要用于哮喘的治疗（见第二十七章）。

第四节　拟肾上腺素药的用药护理

一、用药护理程序

（一）α和β受体激动药的用药护理程序

用药步骤	用药护理要点
用药前	1. 本药是常备抢救用药之一，注意保管和定期更换，应于阴凉处避光贮存，若药液变红则不可再用，注射给药避免与其他药液混合使用。 2. 认真核对医嘱或处方，确保剂量和用法正确。 3. 应提示高血压、动脉硬化、器质性心脏病、甲状腺功能亢进、糖尿病等患者慎用或禁用，如必须使用，应注意加强有关护理措施。
用药中	1. 严格掌握剂量，皮下或稀释后静滴，密切观察心率及血压变化。 2. 本药对缺氧或有心血管基础疾病者更易引起心律失常，如出现明显的心悸、心动过速，及时停药，请示采取处置。
用药后	1. 应重点对患者和家属说明心血管特殊不良反应及应对措施，避免心脑血管意外发生。 2. 另外α受体阻断药如氯丙嗪等引起的低血压不能用肾上腺素来升血压，而应用去甲肾上腺素等α受体激动药。

（二）α受体激动药的用药护理程序

用药步骤	用药护理要点
用药前	1. 本药是常备抢救用药之一，注意保管和定期更换，应于阴凉处避光贮存。 2. 认真核对医嘱或处方，确保剂量和用法正确，与局麻药合用时，一次用量不得超过0.3mg。指、趾、耳部及阴茎处浸润麻醉时，不可加肾上腺素。 3. 应提示高血压、动脉硬化、器质性心脏病、甲状腺功能亢进、糖尿病等患者慎用或禁用，如必须使用，应注意加强有关护理措施。
用药中	1. 严禁皮下或肌内注射，静脉注射可采取每10～12h更换一次滴注部位、选用较粗血管并将药液稀释后再静滴等措施，以防局部组织坏死。 2. 一旦药液外漏，可局部注射α受体阻断药对抗。 3. 用药期间应注意观测尿量，并保持尿量不少于25ml/h。
用药后	1. 应重点对患者和家属说明心血管特殊不良反应及应对措施，避免心脑血管意外发生。 2. 另外α受体阻断药如氯丙嗪等引起的低血压能用去甲肾上腺素来升血压。

（三）β受体激动药的用药护理程序

用药步骤	用药护理要点
用药前	1. 本药是常备抢救用药之一，注意保管和定期更换，应于阴凉处避光贮存。 2. 认真核对医嘱或处方，确保剂量和用法正确。 3. 应提示器质性心脏病、甲状腺功能亢进、心肌炎等患者慎用或禁用。
用药中	1. 舌下含服时宜将药片嚼碎含于舌下，控释片则应吞服。 2. 应密切注意血压和心率，当出现心律失常或心率超过120次/min（成年人）或140次/min（小儿）时应减量或停药。 3. 本药一般属紧急性用药，需反复用药的适应证，如心律失常或哮喘等，应建议换用其他的药物。
用药后	1. 应重点对患者和家属说明心血管特殊不良反应及应对措施，特别是支气管哮喘伴有明显低氧者，易致心律失常甚至诱发或加剧心绞痛。 2. 本药可使痰或唾液呈粉红色，应预先告知患者。

二、用药护理案例分析

1．患者，女，24岁。职工。

主诉：接受青霉素皮试后晕厥。

现病史：因牙病肿痛发热，接受青霉素皮试，病人左前臂内侧部皮内注射青霉素 G 30s 后全身发痒，四肢发麻。1min 后皮肤出现红斑，面部及两臂呈橘皮样肿胀。3min 后口唇发绀，痉挛性咳嗽，呼吸带哮鸣音。护士在皮试时已开始救治。

既往史：无青霉素过敏史。

体格检查：表情淡漠，神志不清，四肢厥冷，呼吸浅表。脉搏摸不到，血压 75/50mmHg，心音弱而四肢肌肉松弛。

病情分析：青霉素过敏反应来势凶猛，发展迅速。预后不好。过敏性休克的主要表现是外周循环衰竭，心肌收缩力减弱，支气管黏膜下水肿，脑缺氧等。

试分析：

（1）说出救治方案、作用机制及给药方法。

（2）药物治疗同时，还应采取哪些措施？

2．患者，男，21岁。因高热、呼吸困难、发绀入院，经查：体温 40.1℃，脉搏 120 次/分钟，血压 70/50mmHg，咳出铁锈样痰，反应迟钝，神志模糊，经血常规和 X 线片检查，拟诊为肺炎伴感染性休克。下达医嘱如下：

（1）青霉素注射剂　800 万单位 每天 1 次 皮试后 静脉点滴

（2）氢化可的松注射剂　200mg　立即静滴

（3）去甲肾上腺素注射剂 2mg　稀释至 0.002% 浓度，立即静滴　每分钟 80 滴

同时给予吸氧等支持措施，1 小时左右血压恢复到 110/70 mmHg，休克症状减轻，停用去甲肾上腺素，保留青霉素和氢化可的松继续治疗。第三天患者自述下肢感觉麻木，冰冷，第五天发现双脚十指末端至趾节处呈紫色，经热敷未见改善，第七天趾末端形成干性坏死。

注：氢化可的松为糖皮质激素类药物。

试分析：

（1）本方案治疗感染性休克所选用的三个药物是否合理？

（2）患者出现继发性肢体末端坏死的主要原因是什么？

（3）应用去甲肾上腺素应该注意什么，本方案是否可以不使用该药而换用其他药物？

3．患者，女，35岁。肺炎，用青霉素后出现过敏性休克，抢救如下：立即皮下注射肾上腺素 1mg，同时静脉滴注氢化可的松 200mg。

试分析：此患者用药是否恰当，解释为什么？

提示：氢化可的松为糖皮质激素类药。

思考与练习	1．比较肾上腺素、去甲肾上腺素、异丙肾上腺素在作用、用途和不良反应等方面的异同。
	2．麻黄碱、多巴胺、间羟胺各有哪些用途？
	3．肾上腺素受体激动药对心血管系统都有较强作用，用药护理需要注意哪些问题？

（李凤梅）

第九章　肾上腺素受体阻断药

肾上腺素受体阻断药（adrenoceptor blocking drugs）又称抗肾上腺素药，是指阻断去甲肾上腺素能神经递质或肾上腺素受体激动药与肾上腺素受体结合的一类药物，主要包括 α 受体阻断药和 β 受体阻断药。

第一节　α 受体阻断药

要点提示

　　α 受体阻断药可分为竞争性受体阻断药和非竞争性受体阻断药。前者又称为短效类 α 受体阻断药，后者又称为长效类 α 受体阻断药。

一、短效类 α 受体阻断药

本类药物与 α 受体结合力较松，易于解离，属于竞争性 α 受体阻断药。

酚妥拉明 *（phentolamine，苄胺唑啉）

本药口服吸收少，采用注射给药，体内代谢快，作用时间较短。

【药理作用】　阻断 α_1 受体和 α_2 受体。

1. 扩张血管　可阻断血管平滑肌的 α_1 受体，并直接松弛血管平滑肌作用，血管扩张，外周阻力减小，血压下降。

2. 兴奋心脏　使心肌收缩力增加，心率加快，心输出量增加。其机制：①主要由于血管扩张，血压下降，反射性地兴奋交感神经；②阻断去甲肾上腺素能神经末梢突触前膜 α_2 受体，使负反馈减弱而促进神经末梢释放 NA；③激动心脏的 β_1 受体，兴奋心脏。

3. 其他作用　拟胆碱作用，使胃肠道平滑肌兴奋；组胺样作用，使胃酸分泌增加、皮肤潮红等。

【临床用途】

1. 外周血管痉挛性疾病　如肢端动脉痉挛疾病、血栓闭塞性脉管炎及静滴 NA 外漏引起的局部血管痉挛等。

2. 休克　在补足血容量基础上，因能增加心输出量，扩张血管，从而改善微循环，增加组织灌流量，纠正缺氧状态，故可治疗感染性休克。

3. 急性心肌梗死和难治充血性心力衰竭　应用酚妥拉明，可解除心功能不全时小动脉和小静脉的反射性收缩，使外周阻力降低，降低心脏前后负荷，增加心输出量，使心力衰竭及肺水肿得以改善。因此，对充血性心力衰竭有一定疗效。

4. 肾上腺嗜铬细胞瘤的鉴别诊断及防治手术过程中发生高血压危象。

【不良反应】　可引起恶心、呕吐、腹痛、腹泻、皮肤潮红、胃酸分泌增加及鼻塞等反应，较大剂量可引起直立性低血压、心动过速及心绞痛等。

妥拉唑啉（tolazoline，苄唑啉）

本药为人工合成品，作用与酚妥拉明相似，但较弱，而组胺样和拟胆碱作用较强。主要用于血管痉挛性疾病和去甲肾上腺素静滴液外漏时处理。不良反应与酚妥拉明相同，发生率较多。

 知识链接

肾上腺嗜铬细胞瘤与酚妥拉明

嗜铬细胞瘤多发生于肾上腺髓质，由于瘤细胞分泌大量肾上腺素及去甲肾上腺素，故可引起血压升高及代谢紊乱。

应用酚妥拉明不仅本身能降低血压，还能使体内肾上腺素升压效应翻转为降压，从而使血压明显下降，故可用于嗜铬细胞瘤的诊断和此种病人骤发高血压危象的治疗。

二、长效类 α 受体阻断药

以酚苄明和二苄明为代表的长效 α 受体阻断药与 α 受体形成牢固的共价键。在离体实验时，即使加入高浓度的儿茶酚胺类药物，如去甲肾上腺素，也难与之竞争，达不到最大激动效应。

酚苄明（phenoxybenzamine，苯苄胺）

本药为非竞争性 α 受体阻断药。起效慢，作用强而持久（一次给药，作用可维持 3～4 天）。舒张血管，降低外周阻力，引起血压下降。由于血压下降的反射性作用，加上阻断 α_2 受体的作用，可使心率加速。此外，还有中枢抑制症状，如嗜睡，疲乏等。主要用于外周血管痉挛性疾病、抗休克和嗜铬细胞瘤的治疗。可引起直立性低血压、心悸、鼻塞、消化道症状和中枢抑制。

第二节　β 受体阻断药

β 受体阻断药能对抗肾上腺素能神经递质和拟肾上腺素药激动 β 受体的 β 型效应。本类药物较多，依据其对 β_1、β_2 受体的选择性，可分为非选择性 β 受体阻断药和选择性 β_1 受体阻断药两类（表 9-1），主要药物有普萘洛尔（propranolol）、噻吗洛尔（timolol）、吲哚洛尔（pindolol）、美托洛尔（metoprolol）、阿替洛尔（atenolol）等，其中以普萘洛尔最常用。

【药理作用】

1. β 受体阻断作用

（1）心血管系统　阻断心脏 β_1 受体，使心收缩力减弱、心率减慢、心输出量减少、传导减慢、心肌耗氧量降低，尤其是在交感神经兴奋性增高、NA 释放增多时，上述作用更为显著。具有较弱的阻断血管 β_2 受体的作用，加上心脏受到抑制，反射地兴奋交感神经引起血管收缩，使外周阻力略有增加，肝、肾、骨骼肌和冠脉血流量减少。

（2）肾素 - 血管紧张素 - 醛固酮系统　阻断肾小球旁细胞的 β_1 受体，减少肾素释放，是其降低血压作用机制之一。

（3）支气管平滑肌　阻断支气管平滑肌 β_2 受体，使支气管平滑肌收缩。支气管哮喘的患者，可诱发或加重哮喘的急性发作。

（4）代谢　抑制脂肪分解和糖原分解。对甲状腺功能亢进患者，不仅能对抗儿茶酚胺的敏感性增高，而且可阻止 T_4（甲状腺素）转变为 T_3（三碘甲状腺原氨酸），故能有效控制其症状。

2. 内在拟交感活性　有些 β 受体阻断药在阻断 β 受体同时，尚对 β 受体具有较弱的激动作用，称为内在拟交感活性。如吲哚洛尔、阿普洛尔，由于激动作用较弱，往往被其 β 受体阻断作用掩盖，故不易表现出来。

3. 膜稳定作用　某些 β 受体阻断药在高浓度时能降低细胞膜对离子的通透性，称为膜稳定作用。其临床意义可能不大。

【临床用途】　本类药物在临床用途较广泛，主要用于高血压、心绞痛、心律失常、充血性心力衰竭和甲状腺功能亢进等疾病的治疗，噻吗洛尔还可用于治疗青光眼。

【不良反应】　常见的不良反应有恶心、呕吐、腹痛等消化系统症状和乏力、头晕、幻觉、多梦和失眠等中枢神经系统症状。还可引起心脏抑制、支气管痉挛、血压过低等反应。

考点： β 受体阻断药可以用于治疗哪些心血管疾病？

表 9-1　常见 β 受体阻断药种类和作用比较

药物	$\beta_1\beta_2$ 受体选择性	内在交感作用	膜稳定作用
普萘洛尔 *	无	无	有
噻吗洛尔 *	无	无	无
吲哚洛尔	无	强	弱
氧烯洛尔	无	有	有
阿替洛尔	有	无	无
美托洛尔	有	无	弱
比索洛尔	有	无	无
醋丁洛尔	有	有	有

要点提示

α 受体阻断药主要用于血管痉挛性疾病，因作用时间相对较短，反射性加快心率而不能用于治疗高血压。β 受体阻断药种类很多，具有抗高血压、抗心绞痛、抗心律失常等作用，是最重要的心血管系统药物之一。

第三节　抗肾上腺素药的用药护理

一、用药护理程序

(一) α 受体阻断药的用药护理程序

用药步骤	用药护理要点
用药前	1. 本药应避光保存，禁用铁剂等混合使用。 2. 认真核对医嘱或处方，确保剂量和用法正确。 3. 应提示胃炎、胃及十二指肠溃疡病、冠心病患者慎用。
用药中	1. 严格掌握剂量，密切观察心率及血压变化。 2. 给药时如出现低血压，应静卧，调整体位加以克服，必要时使用间羟胺等，严禁应用肾上腺素。
用药后	1. 应重点对患者和家属说明心血管特殊不良反应及应对措施，避免心脑血管意外发生。 2. 对部分疾病远期效果不理想，做好有关护理计划。

(二) β 受体阻断药的用药护理程序

用药步骤	用药护理要点
用药前	1. 本药应避光保存，禁用铁剂等混合使用。 2. 认真核对医嘱或处方，确保剂量和用法正确。 3. 对支气管哮喘、房室传导阻滞、低血压患者禁用。 4. 剂量应个体化，以达到最佳疗效，治疗心律失常的剂量较小。
用药中	1. 注意心率的监控，低于 50 次 / 分，应及时报告，采取措施。 2. 了解药物对血糖影响，虽对抗肾上腺素升糖作用，但会掩盖低血糖反应时的交感兴奋症状，故不宜与降糖药一起使用。 3. 睡前服用会增加多梦、失眠等精神症状。
用药后	1. 应重点对患者和家属说明心血管特殊不良反应及应对措施，避免心脑血管意外发生。 2. 长期使用因阻断作用会使 β 受体向上调节，若突然停药可引起反跳现象而使原有症状加剧。

二、用药护理案例分析

患者，女，43 岁。患高血压 3 年余，采取每日口服 60mg 普萘洛尔，血压控制基本正常，一周前感冒出现咳嗽、气短等症状，未及时治疗，三日前出现胸闷、憋气、气短等症状，一日前加重为呼吸困难入院治疗。初步诊断支气管哮喘。

试分析：①该患者的支气管哮喘发病原因可能有哪些？

②该患者今后应如何选用治疗高血压的药物？

思考与练习	1. 酚妥拉明有哪些作用和用途？用药护理应注意什么？ 2. β 受体阻断药如何分类，主要特点是什么？ 3. 普萘洛尔有何作用？哪些患者慎用或禁用普萘洛尔？

（李凤梅）

第十章　麻醉药

学习目标	1. 掌握常用局麻药的种类、主要特点及用药护理。
	2. 熟悉局麻药的应用方法及全麻药的种类和主要特点。
	3. 了解局麻药的作用机制。

可逆性地作用于神经系统而使病人不感到手术疼痛的药物称为麻醉药（anaesthetics）。根据其药理作用及临床用途不同，麻醉药可分局部麻醉药（local anaesthetics）和全身麻醉药（general anaesthetics）。

知识链接

名医华佗的"麻沸散"与现代麻醉学

早在公元 200 年，我国名医华佗就开始"以酒服麻沸散，即醉无所觉"，为世界最早开创的麻醉术并应用于临床手术，是祖国医学最伟大的贡献之一。

1846 年 Morton 医生在美国麻省总医院公开演示了乙醚麻醉获得成功，乙醚成为了当时最理想的麻醉药，从而揭开了现代麻醉学首页。乙醚麻醉成功，其意义不仅在临床实践中找到了一种安全有效的麻醉药物和方法，而且推动了对麻醉方法、麻醉药理学和麻醉生理学的研究。

第一节　全身麻醉药

全身麻醉药简称全麻药，能可逆地引起不同程度的感觉和意识丧失、反射消失和骨骼肌松弛，便于进行外科手术。根据给药途径不同分为吸入麻醉药（inhalation anesthetics）和静脉麻醉药（intravenous anaesthetics）。

一、吸入麻醉药

【体内过程】 吸入性麻醉药都是挥发性液体或气体，脂溶性高，很易通过生物膜。麻醉药经肺泡进入血液，通过脑屏障进入中枢神经系统。膜两侧药物的分压差越大，扩散速度越快，当中枢达到一定的分压（浓度）时，临床的全麻状态即会产生。其浓度越高，全麻状态越深。麻醉药多以原形从肺呼出，部分经肝代谢。

血 - 气分配系数是指药物在血液和肺泡气中达到平衡（分压相等）时的浓度比。血 - 气分配系数小的药物（如氧化亚氮）在血中的分压升降较快，麻醉深度容易调节，诱导及苏醒迅速。

在一个大气压下，能使 50% 病人或动物对疼痛不产生体动反应（逃避反射）时的呼气末潮气内麻醉药浓度称为最小肺泡浓度（minimal alveolar concentration，MAC）。代表吸入麻醉药的效价强度，MAC 数值越低，反映药物的麻醉作用越强。肺通气量和肺部的血流量也成比例地影响吸入麻醉药的吸收速率。

【药理作用】　麻醉药阻断脑神经细胞的突触传递，使意识和感觉消失。作用机制至今仍未阐明。全麻药不是通过特异性受体起作用。全麻药物分子溶解于神经细胞膜脂质，使脂质分子排列紊乱，黏滞度降低，膜体积增大，从而使膜中镶嵌的蛋白质（离子通道、受体、酶等）发生构象改变和功能障碍，抑制神经细胞除极，阻止神经冲动的产生和传导，引起全身麻醉作用，此即类脂质学说。近年来发现，麻醉药还有特异性作用，如多数全麻药可拟似或增强 GABA 的作用，并可与细胞膜上的蛋白质相互作用而引起麻醉。

　知识链接

　　麻醉分期与诱导麻醉　中枢神经系统的不同部位对全麻药的敏感性不同，为了便于掌握临床麻醉的深度和避免危险，常以乙醚麻醉过程中的意识、感觉、呼吸、血压、脉搏、眼球活动、各种反射以及肌张力的变化为指征，人为地将乙醚麻醉分为四期，即镇痛期、兴奋期、外科麻醉期和中毒期。其中将镇痛期和兴奋期合称为诱导期，此期病人出现强烈挣扎、反射亢进、血压升高等兴奋表现，对病人十分不利，还可能引发危险。因此常采用诱导期短的麻醉药如硫喷妥钠或氧化亚氮，使迅速进入外科麻醉期，避免诱导期的不良反应，然后改用其他药维持麻醉。

麻醉乙醚（anesthetic ether）

本药无色透明的挥发性液体，有特异臭味，对呼吸道有刺激性，易燃，易爆，易氧化产生过氧化物和乙醛，毒性增加。血气分配系数为 12.1，MAC 为 1.92%。乙醚麻醉分期明显，镇痛、肌松作用强，对呼吸、循环抑制轻，安全性大，毒性小。诱导和苏醒期长，易发生意外。现已少用。

氟烷（halothane）

本药为无色透明、易挥发液体，无异味，性质稳定，不燃不爆。血气分配系数为 2.3，MAC 为 0.77%，麻醉效能高，作用迅速，诱导期短苏醒快，但镇痛和肌松作用不佳，须配合其他的辅助麻醉药，反复应用可致肝损害。子宫肌松弛常致产后出血，禁用于难产或剖宫产病人。增加心肌对儿茶酚胺的敏感性，诱发心律失常等。目前应用较多，但有逐渐减少的趋势。

恩氟烷（enflurane）和异氟烷 *（isoflurane，异氟醚）

本类药是同分异构物，和氟烷比较，MAC 稍大，麻醉诱导平稳、迅速和舒适，苏醒也快，肌肉松弛良好，不增加心肌对儿茶酚胺的敏感性。反复使用对肝无明显副作用，偶有恶心呕吐。是目前较为常用的吸入性麻醉药。

七氟烷（sevoflurane）

本药结构与异氟烷相似，其特点是血气分布系数低，麻醉诱导和苏醒均较快。

地氟醚（desflurane，脱氟醚）

本药地氟醚的血气分配系数最低（0.42），诱导、苏醒非常迅速，但 MAC 较大（6% ~ 7%），其他作用与异氟烷相似。该药合成困难，价格昂贵，国内外正在试用。

氧化亚氮（nitrous oxide，笑气）

本药为无色、无刺激性、味甜的液态气体，性质稳定，不燃、不爆。是目前临床主要使用的气体吸入麻醉药。诱导、苏醒迅速，镇痛作用强，无肌松作用，对呼吸、循环抑制轻。机体如不缺氧，几无毒性。单用于麻醉诱导或小手术，亦常与其他药物配伍用于复合麻醉。

二、静脉麻醉药

硫喷妥钠（thiopental sodium）

本药为超短效巴比妥类药物，脂溶性高，静脉注射后几秒钟就可进入脑组织，故麻醉作用快而强，无兴奋期，麻醉作用确实、可靠。由于再分布迅速，因而麻醉作用仅维持 10 分钟左右，便于控制麻醉深度，但重复用药有蓄积作用。镇痛作用差，骨骼肌松弛不完全。主要用于诱导麻醉、小儿基础麻醉，以往曾用于小手术，现在基本不用。硫喷妥钠对呼吸中枢有明显抑制作用，还易诱发喉头和支气管痉挛，故呼吸中枢发育不全的新生儿、婴幼儿及支气管哮喘病人禁用。pH 在 10 以上，刺激性很强，漏于血管外可出现组织坏死。肌内注射部位要深。

氯胺酮 *（ketamine）

本药能选择性阻断神经冲动向丘脑和新皮层的传导，导致意识模糊，记忆丧失，痛觉消失，是唯一具有显著镇痛作用的静脉麻醉药，对环境刺激无反应；同时兴奋脑干网状结构及边缘系统，导致患者睁眼，骨骼肌张力增加，心率加快，血压升高；这种抑制与兴奋并存，即感觉和意识的分离状态，临床称之为"分离麻醉"（dissociative anesthesia）。对体表镇痛作用明显，内脏镇痛作用差，但诱导迅速；对呼吸影响轻微，对心血管具有明显兴奋作用；这是氯胺酮区别于其他全麻药的又一特点。用于短时的体表小手术，如烧伤清创、切痂、植皮等。近年来口服用于小儿麻醉前给药；此外，还试用于戒毒、镇痛、治疗支气管哮喘等。严重高血压、颅内出血、颅内压升高及青光眼病人禁用。

羟丁酸钠（sodium oxybate，γ-羟基丁酸）

本药有镇静、催眠和抗惊厥作用，无明显镇痛、肌松作用，单用不能引起麻醉。但能增强全麻药、肌松药和镇痛药的作用。对呼吸、循环影响轻微，安全范围大，是毒性最低的静脉麻醉药。静注后 5 ~ 10 分钟起效，可持续数小时。常与其他药配伍用于基础麻醉、全麻诱导和维持、椎管麻醉的辅助用药和复合全麻。毒性低，安全范围大，主要不良反应是锥体外系症状、拟胆碱作用和低血钾。可轻度升高血压，高血压患者慎用。

依托咪酯（etomidate）

本药为强效超短时非巴比妥类催眠药，无明显镇痛、肌松作用。成人静脉给予几秒钟内意识丧失，诱导睡眠达 5 分钟，常伴有肌肉频繁活动。作诱导麻醉时，常需加用镇痛药、肌松药和吸入麻醉剂。主要缺点为恢复期出现恶心、呕吐症状，发生率高达 50%，抑制肾上腺皮质激素合成。

丙泊酚 *（propofol，异丙酚）

本药呈油状，诱导麻醉快速，平稳、渐进、舒适，无呼吸道刺激，作用时间短，可快速苏醒，醒后精神错乱发生率低，恶心和呕吐发生率低于硫喷妥钠。本药亦可作维持麻醉用或强化监护期病人镇静。对呼吸、循环的抑制作用与硫喷妥钠相似或稍重。也能使心肌对肾上腺素的敏感性增加。3 岁以下儿童禁用。

常用静脉麻醉药的主要特点见表 10-1。

表 10-1 常用静脉麻醉药的作用特点比较

	麻醉作用	镇痛	呼吸	循环	肌张力	颅内压
硫喷妥钠	快、中、短	0	--	--	0	-
氯胺酮	稍慢、短	+++	-	+	+	+
羟丁酸钠	慢、弱、长	0	0~-	0~+	0	-
依托咪酯	快、强、短	0	-	-	-	-
异丙酚	快、中、短	+	--	--	-	+

三、复合麻醉

手术对全身麻醉的基本要求是：意识消失、镇痛、肌肉松弛和合理控制应激反应。现有的任何麻醉药单独使用均难以完全满足手术的要求，故除少数小手术外，常将两种或更多的麻醉药（或方法）与其他辅助用药联合使用，以便达到更满意的麻醉效果，此即为复合麻醉。复合麻醉的药理学基础是通过联合用药达到期望的药物相互作用。常用的复合麻醉有以下几种：

1．麻醉前给药（premedication） 进入手术室前所应用的药物。手术前夜常用苯巴比妥或地西泮使病人消除紧张情绪，次晨再服地西泮使短暂缺失记忆。注射阿片类镇痛药，以增强麻醉效果，注射阿托品以防止唾液及支气管分泌所致的吸入性肺炎，并防止反射性心律失常。

2．基础麻醉（basal anesthesia） 指在病人进入手术室前给予大剂量的催眠药，如巴比妥类等，使病人进入深睡状态，在此基础上进行麻醉，可减少麻醉药的用量。主要用于难以合作的小儿、精神过度紧张和精神失常的患者。

3．诱导麻醉（induction of anesthesia） 为了缩短或消除麻醉的诱导期，先应用诱导期短的硫喷妥钠或氧化亚氮，使病人迅速进入外科麻醉期，以避免诱导期的不良反应，然后再改用其他药物维持麻醉。

4．合用肌松药 在麻醉同时注射琥珀胆碱或筒箭毒碱类，以满足手术时肌肉松弛的要求。

5．低温麻醉（hypothermal anesthesia） 合用氯丙嗪使体温在物理降温时下降至较低水平（28~30℃），降低心、脑等生命器官的耗氧量。以便于截止血流，进行心脏直视手术。

6．控制性降压（controlled hypotension） 加用短时作用的血管扩张药硝普钠或钙拮抗剂使血压适度适时下降，并抬高手术部位，以减少出血。常用于止血比较困难的颅脑手术。

7．神经安定镇痛术（neurolept analgesia） 常用氟哌利多及芬太尼按 50：1 制成的合剂作静脉注射，使患者达到意识朦胧，自主动作停止，痛觉消失，适用于外科小手术。如同时加用氧化亚氮及肌松药则可达满意的外科麻醉，称为神经安定麻醉（neurolept anaesthesia）。

常用的复合麻醉药物参见表 10-2。

考点：手术前护理时，为减轻患者的紧张焦虑情绪，可采用什么药物防治？

表 10-2　常用复合麻醉药物

用药目的	常用药物
镇静、解除精神紧张	巴比妥类、苯二氮䓬类
短暂性记忆缺失	苯二氮䓬类、氯胺酮、东莨菪碱
基础麻醉	巴比妥类、水合氯醛
诱导麻醉	硫喷妥、氧化亚氮、依托咪酯
镇痛	阿片类镇痛药
骨骼肌松弛	琥珀胆碱、筒箭毒碱类
抑制迷走神经反射	阿托品类
降温	氯丙嗪
控制性降压	硝普钠、钙拮抗剂、腺苷
抗过敏、镇静	异丙嗪
安定、止吐	氟哌利多

第二节　局部麻醉药

　　局部麻醉药简称局麻药，是一类局部应用于神经末梢或神经干周围，能暂时、完全和可逆性地阻断神经冲动的产生和传导，在意识清醒的状态下，使局部的痛觉暂时消失而对各类组织无损伤性影响的药物。

　　大多数局麻药的化学结构中都含有一个亲脂性的芳香基团和一个亲水性的氨基，两者通过酯键或酰胺键连接，其中经酯键连接的局麻药为酯类局麻药，如普鲁卡因、丁卡因等；以酰胺键连接的局麻药为酰胺类局麻药，如利多卡因、布比卡因等药物。根据作用持续时间则可分为三类：短效局麻药，如普鲁卡因；中效局麻药，如利多卡因；长效局麻药，如丁卡因。

 知识链接　　　　　**局麻药简史**

　　最早使用的局麻药可卡因是 1860 年从南美洲古柯树叶中提取的生物碱。1884 年首先用于眼科表面麻醉，随后用于局部浸润麻醉。随着应用的普及，人们很快发现可卡因有很大的毒性和成瘾性，使用受到很大限制。科学家根据其基本化学结构相继合成许多毒性低的局麻药，其中以 1905 年合成的普鲁卡因和 1948 年合成的利多卡因最为成功，至今仍具有重要意义。近年来又合成出一些新型的局麻药，如罗哌卡因和依替卡因等。

一、概述

　　【体内过程】　局麻药可从用药部位吸收，当用药部位血管丰富、药物扩血管作用强、剂量大或未加血管收缩药时，药物容易被吸收；酯类局麻药一般由假性胆碱酯酶水解，酰胺类局麻药则为肝微粒体酶、酰胺酶降解。

　　【药理作用】

　　1. 局麻作用　局部麻醉药对各种神经都有阻断作用，可使神经细胞兴奋阈提高，动作电位 0 相去极化的速度和振幅降低，传导速度减慢，不应期延长，直至完全丧失兴奋性和传导性。局麻药在高浓度时还抑制平滑肌和骨骼肌的活动。局麻作用是可以完全恢复的，对神经、肌肉并无损害性影响。

局麻药对神经、肌肉的麻醉顺序是：痛、温觉纤维＞触、压觉纤维＞中枢抑制性神经元＞中枢兴奋性神经元＞自主神经＞运动神经＞心肌及其传导纤维＞血管平滑肌＞胃肠平滑肌＞子宫平滑肌＞骨骼肌。神经肌肉冲动传导的恢复则是按相反的顺序进行。

动作电位是神经冲动产生和传导的基础。局部麻醉药的作用机制是穿透神经细胞膜，与 Na^+ 通道内侧受体结合，引起 Na^+ 通道蛋白质构象改变，阻滞 Na^+ 内流，阻止动作电位的产生和传导，从而产生局麻作用。

影响局麻作用的因素主要包括：①剂量，剂量越大，局麻作用的潜伏期越短、强度越大、持续时间越长；②加入血管收缩药，局麻药液中加入 1：20 万的肾上腺素，可减少局麻药的吸收，增强局部麻醉的作用，减少吸收中毒。但在手指、足趾及阴茎等末梢部位的麻醉时，禁止加入肾上腺素，否则引起组织坏死；③局部 pH，给药局部 pH 越高，局麻作用越强。用药部位 pH 增高时，非解离型局麻药增多，易穿过神经膜并与膜受体结合，局麻作用增强；反之，用药部位 pH 降低时（炎症区），局麻作用减弱。

2．吸收作用　局麻药吸收达足够浓度时，可产生吸收作用。这种作用是局麻药的毒副反应，其中最重要的是中枢神经系统和心血管系统的反应。

（1）中枢神经系统：局麻药对中枢神经系统的作用是先兴奋后抑制，初期表现为眩晕、烦躁不安、肌肉震颤、焦虑等，进而发展为神志错乱及全身性强直 - 阵挛性惊厥，最后转入昏迷，呼吸麻痹，可因呼吸衰竭而死亡。一般认为，局麻作用越强者越容易引起惊厥。中枢抑制性神经元对局麻药比较敏感，首先被局麻药抑制，引起脱抑制而出现兴奋现象。局麻药引起的惊厥是中枢抑制的减弱而不是兴奋的加强，静脉注射地西泮能加强边缘系统 GABA 能神经元的抑制作用，能对抗局麻药中毒引起的惊厥。普鲁卡因易影响中枢神经系统，常被利多卡因取代，可卡因能引起欣快和一定程度的情绪及行为改变。

（2）心血管系统：局麻药对心管系统具有直接抑制作用，降低心肌兴奋性，使心肌收缩力减弱、传导减慢和不应期延长。大多数局麻药使小动脉扩张。表现为首先血压升高、心率加快，然后心率减慢、血压降低，传导阻滞甚至呼吸、心跳停止。其血压升高及心率加快是中枢兴奋的结果。由于心肌对局麻药的耐受性较高，中毒后通常先表现为呼吸停止。少数人应用小剂量作浸润麻醉时，如误入血管内即可引起死亡，可能是突发的心室纤颤使心跳停止所致。布比卡因较易发生室性心动过速和心室纤颤，而利多卡因具有抗室性心律失常作用。

为防止毒性反应的发生，用药护理时应控制药物总用量，采用常用量或最低有效浓度，并加入微量肾上腺素，要避免将局麻药注入血管及炎症组织等。

【临床用途】　局麻药主要用于各种手术的局部麻醉，局麻方法不同，局部麻醉的临床用途也就不同（图 10-1）。

1．表面麻醉（surface anaesthesia）　将穿透性较强的麻醉药直接滴于或喷于黏膜表面，麻醉黏膜下的感觉神经末梢。适于口腔、眼、鼻、咽喉、气管、尿道黏膜部位的浅表手术。常选用丁卡因。

2．浸润麻醉（infiltration anaesthesia）　沿手术切口，将局麻药注射到皮肤、皮下、肌肉等部位，使进入手术视野的神经末梢麻醉。适用于静脉切开、皮下肿瘤切除等小手术。可选用利多卡因、普鲁卡因。

3．传导麻醉（conduction anaesthesia）　将局麻药注入神经干旁，阻滞其传导。适用于四

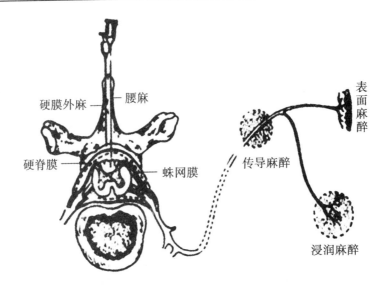

图 10-1　局部麻醉药麻醉方法示意图

肢的外伤处理及小手术。可选用利多卡因、普鲁卡因和布比卡因。为延长麻醉时间，也可将布比卡因和利多卡因合用。

4．椎管内麻醉　将局麻药注入椎管内的某一腔隙从而阻滞部分脊神经的传导。注入腰椎蛛网膜下腔者称为蛛网膜下腔麻醉（subarachnoid anaesthesia），简称脊麻或腰麻（spinal anaesthesia），麻醉该部位的神经根，常用药物为利多卡因、丁卡因和普鲁卡因；注入硬膜外腔者称为硬膜外麻醉（epidural anaesthesia），亦称硬膜外阻滞，起效较慢，用药量比腰麻用量大 5～10 倍，故切勿将硬膜外麻醉的用药量误注入蛛网膜下腔。上述麻醉适用于腹部及下肢的手术。

【不良反应】

1．毒性反应　主要是局麻药吸收后，产生的中枢和心血管系统反应。

2．过敏反应　酰胺类极少发生，酯类稍多见。轻者有荨麻疹、皮肤红斑、结膜水肿等，重者可发生过敏性休克。两类局麻药之间无交叉过敏。

3．其他　腰麻阻滞交感神经常伴有血压下降，可用麻黄碱预防；硬膜外麻醉易致术后头痛；椎管内麻醉的水平过高，可导致呼吸肌瘫痪，直至引起死亡。

二、常用局麻药

（一）酯类局麻药

普鲁卡因 *（procaine，novocaine，奴佛卡因）

本药为临床最常用的局麻药。注射后 1～3 分钟起效，维持 30～60 分钟，局麻作用弱而短，对皮肤、黏膜的穿透力弱。广泛用于浸润麻醉、传导麻醉和椎管内麻醉，亦可用于病灶或损伤部位的局部封闭，一般不用于表面麻醉，吸收后有一定镇痛、镇静和抗心律失常作用，可用于复合麻醉。本药易被吸收入血，并很快被血浆中的假性胆碱酯酶水解为对氨苯甲酸和二乙氨基乙醇，前者可以对抗磺胺类药物的抗菌作用，后者可增强洋地黄类药物的作用，导致洋地黄类药物在常用量时即出现毒性反应。毒性低，偶见过敏反应。其盐酸盐水溶液不稳定，久贮、光照或高压灭菌后易变黄而效价降低。用前应做过敏试验。

要点提示

　　普鲁卡因发生过敏反应主要是黏膜水肿、荨麻疹等，也可诱发哮喘和过敏性休克，抢救药物为肾上腺素和抗组胺药。

丁卡因（tetracaine，dicaine，地卡因，pontocaine，潘妥卡因）

　　本药是长效局麻药，对皮肤、黏膜穿透力强，起效缓慢，作用可持续 2～3 小时。其局麻强度和毒性均比普鲁卡因大 10 倍左右。主要用于表面麻醉；可用于传导麻醉和椎管内麻醉，但须严格控制剂量；不用于浸润麻醉，以免吸收中毒。水溶液经多次高压灭菌或贮存 3 个月以上均易变质，不宜使用。丁卡因在血中被假性胆碱酯酶水解较普鲁卡因慢，故作用较持久。

　　（二）酰胺类局麻药

利多卡因 *（lidocaine，xylocaine，赛罗卡因）

　　本药是中效局麻药，起效快，穿透力强，水溶液稳定，局麻强度、持续时间及毒性均介于普鲁卡因和丁卡因之间，可广泛用于各种局麻方法，有全能局麻药之称，临床主要用于传导麻醉和硬膜外麻醉。变态反应罕见，与酯类局麻药无交叉过敏，故对酯类局麻药过敏者可用此药。利多卡因静脉注射还可用于抗心律失常（见第二十章）。

　　考点： 常用的局麻药分别用于何种手术麻醉？

要点提示

　　利多卡因是应用比较广的局麻药，但其比重小，易扩散入颅腔致呼吸、循环意外，故不适于腰麻。

布比卡因 *（bupivacaine，marcaine，麻卡因）

　　本药是长效、强效局麻药，水溶液稳定，常用于浸润麻醉、传导麻醉和椎管内麻醉。心脏毒性较强，且复苏困难，应予警惕。局麻作用比利多卡因强 4～5 倍，作用维持时间是目前常用局麻药中最长的。与等效剂量利多卡因相比，可产生严重的心脏毒性，并难以治疗，特别在酸中毒、低氧血症时尤为严重。

　　临床使用的局麻药还有氯普鲁卡因（chlorprocaine）、甲哌卡因（mepivacaine）、丙胺卡因（prilocaine）、依替卡因（etidocaine）和辛可卡因（dibucaine）等。常用局麻药的特点见表 10-3。

表 10-3　常用局麻药的比较

	作用特点	毒性	稳定性	穿透性	主要用途
普鲁卡因	快、弱、短	小	较差	弱	除表面麻醉外的各种麻醉
利多卡因	快、中、中	中	良好	强	各种局部麻醉
丁卡因	慢、强、长	大	较差	强	除浸润麻醉外的各种麻醉
布比卡因	强、长	大	良好	较弱	浸润、传导、椎管内麻醉

<h1 style="text-align:center">第三节 麻醉药的用药护理</h1>

一、用药护理程序

用药步骤	用药护理特点
用药前	1．明确麻醉药主要用于手术麻醉的用药目的。 2．掌握患者机体状况、既往史和生活习惯，实施心理护理和用药教育，消除患者对手术和麻醉的恐惧。 3．按要求做好麻醉前用药、术前、皮试等各种准备。
用药中	1．由护士操作的局麻方法应严格遵循操作规程，由麻醉师操作的应做好配合。 2．注意观察患者反应，如瞳孔、呼吸、血压等变化，注意各种麻醉意外的处理。
用药后	1．苏醒期注意做好呼吸道、精神神经症状等的护理。 2．注意麻醉疗效的评价，如痛觉是否消失、麻醉深度是否适当、有无麻醉引起的不良反应。 3．麻醉后24h内患者活动时应有人搀扶。

二、用药护理案例分析

1．患者，女，30岁。妊娠40周，因胎位异常需行剖宫术手术，在实施麻醉时应禁用哪种全麻药？为什么？

2．一需做下肢手术患者在实施蛛网膜下腔麻醉时出现血压下降，试分析其原因？应如何防治低血压？

3．患者，男，46岁。因腰椎间盘突出压迫神经导致疼痛、行走困难，医生决定实行局部封闭，应选用哪种药物？

4．患者，男，65岁。体重60kg，因急性阑尾炎行阑尾切除术。考虑到病人既往有慢性支气管炎史10年，胸透示肺气肿，决定用普鲁卡因施行硬膜外麻醉。在给麻醉药过程中患者出现吵闹，主述头痛、眩晕、心烦、胸闷，经查患者颜面发红并有轻微肌震颤，脉搏快。请根据患者的表现做出诊断，应采取哪些措施？

常用制剂和用法

麻醉乙醚　含3%乙醇的密封棕色小瓶制剂，100ml/瓶；150ml/瓶；250ml/瓶，用量按手术需要及麻醉方式而定。

氟烷　20ml/瓶，用量按需而定。

恩氟烷　20ml/瓶，250ml/瓶，用量按需而定。

异氟烷　100ml/瓶，用量按需而定。

七氟烷　10ml/瓶，250ml/瓶，用量按需而定。

氧化亚氮　钢瓶装，液化气体。

硫喷妥钠　注射剂：0.5g/支，用时配成2.5%溶液缓慢静注，成人一次剂量不超过0.5g，极量1g/次。小儿作基础麻醉，常用量为10～20mg/kg肌内注射。本药呈强碱性，不能与酸性药物混合。

神经安定镇痛合剂　2ml/瓶；5ml/瓶。每ml含氟哌利多2.5mg，芬太尼0.05mg。剂量

0.1 mg/kg 静注或肌注。

盐酸氯胺酮 注射液 10mg/ml，50mg/ml；静脉用 1% 溶液 2mg/kg，可维持 10 ～ 15min；肌注用 2.5% ～ 5% 溶液 5 mg/kg，可维持 30min。

羟丁酸钠 注射剂 2.5g/ 支，剂量 60 ～ 70mg/kg，缓慢静注，小儿最多 100mg/kg，成人诱导量 2 ～ 5g。

丙泊酚 注射剂：200mg/20ml。诱导麻醉，40 mg/10s。维持麻醉，静脉滴注。

盐酸普鲁卡因 注射剂：25mg/10ml；50mg/10ml；40mg/2ml；150 mg/ 支（粉针）。浸润麻醉用 0.5% ～ 1% 等渗液。传导麻醉、腰麻及硬膜外麻醉均可用 2% 溶液。一次极量 1000 mg。腰麻不宜超过 200 mg。

盐酸丁卡因 注射剂：50mg/5ml。表面麻醉用 0.25% ～ 1% 溶液，传导麻醉、腰麻及硬膜外麻醉可用 0.2% 溶液。腰麻不宜超过 6mg。

盐酸利多卡因 注射剂：200mg/10ml；400mg/20ml。浸润麻醉用 0.25% ～ 0.5% 溶液，表面麻醉、硬膜外麻醉均用 1% ～ 2% 溶液。极量：一次 500mg。腰麻不宜超过 100mg。

盐酸布比卡因 注射剂：12.5mg/5ml；37.5mg/5ml。浸润麻醉用 0.25% 溶液，传导麻醉用 0.25% ～ 0.5% 溶液，硬膜外麻醉均用 0.5% ～ 0.75% 溶液。极量：一次 200mg；一天 400mg。

左旋布比卡因 注射剂：蛛网膜下腔麻醉用 0.5% ～ 0.75% 溶液。总量 100 ～ 200mg。

思考与练习	1. 患者，男，25 岁。下腹部持续疼痛 6 小时，诊断为急性阑尾炎。手术使用局麻药普鲁卡因。问普鲁卡因的主要特点是什么？用药时应注意哪些监护措施？ 2. 全麻药在用药时应注意哪些并发症，如何协助处理并发症？ 3. 为什么在麻醉时，要配伍使用一些辅助用药？有哪些复合麻醉方法？

（田 健）

第十一章 镇静催眠药和抗惊厥药

> **学习目标**
> 1. 掌握苯二氮䓬类药物的作用、用途、不良反应和用药护理。
> 2. 熟悉巴比妥类药物的主要特点和用药护理。
> 3. 了解其他常用镇静催眠药的主要特点。

第一节 镇静催眠药

镇静催眠药（sedative hypnotics）主要包括苯二氮䓬类（benzodiazepines，BDZ）、巴比妥类和其他类。本类药物对中枢神经系统具有广泛的抑制作用，小剂量表现为镇静、抗焦虑作用，抑制患者烦躁不安、兴奋、激动等症状，并能改善焦虑、紧张的精神状态；中等剂量可引起催眠作用；大剂量则可以抗惊厥甚至产生麻醉作用，大部分药物可导致药物依赖性，属于特殊管理的精神药品。

一、苯二氮䓬类

本类药物均为苯二氮䓬衍生物，抗焦虑和镇静催眠作用好，选择性高，产生近似生理性睡眠，安全范围较大，是目前应用最广的药物之一。虽种类较多，但作用相同，可按半衰期分为长效、中效、短效三类，用途略不同，详见表 11 -1。

地西泮（diazepam，安定）

本药口服吸收完全，肌注吸收慢而不规则，故少用，静脉注射显效快，但再分布现象明显，作用时间短。主要由肝代谢，代谢产物仍具有药理活性，作用时间延长，血浆 $t_{1/2}$ 为 20 ~ 50h，易发生蓄积，代谢产物主要由尿排出，少量可由乳汁分泌。

【作用和用途】

1．抗焦虑作用　小剂量即可显著改善焦虑患者紧张、忧虑、恐惧和失眠等症状，因作用时间长，是治疗焦虑症和各种神经官能症的首选药物之一。

2．镇静催眠作用　常用量可迅速入睡，睡眠时间延长，觉醒次数减少。本药的作用特点主要有：①对快波睡眠时相（REM，快速动眼期睡眠）几乎无影响，产生近似生理性睡眠，醒后无明显嗜睡、宿醉等后遗效应，停药后发生 REM 和梦境反跳现象较少；②用药的安全范围大，加大剂量不产生麻醉，对呼吸、循环系统抑制作用轻；③对肝药酶诱导作用弱，连续应用出现耐受性较轻，药物依赖性较弱。

本药临床广泛用于各型失眠症，尤其对焦虑性失眠疗效更好，也可用于麻醉前给药。

3．抗惊厥、抗癫痫作用　静脉注射可迅速抑制或终止惊厥的发作，应用于小儿高热、破伤风、子痫和药物中毒引起的惊厥。因能抑制癫痫病灶异常放电的扩散，对癫痫大发作常与苯妥英钠、苯巴比妥合用，对小发作单用也有效，癫痫持续状态采用静脉注射为首选药物。

知识链接

生理睡眠与反跳现象：根据脑电图和眼球活动变化，正常生理睡眠分非快动眼睡眠（NREMS）和快动眼睡眠（REMS）两个时相。NREMS 时相的呼吸、循环稳定，无眼球的运动，有助于体力恢复和生长发育。REMS 时相的呼吸、循环功能加强，眼球运动活跃、翻身、手足徐动、多梦，有利于智力恢复和发育。

如果药物影响 REMS 时相，久用停药则可出现 REMS 时相延长，致使难以入睡，噩梦不断发生，即反跳现象。

考点： 地西泮主要有哪些临床用途。

4．中枢性肌肉松弛　抑制脊髓及以上水平对肌张力兴奋或易化作用，使肌张力降低，不影响机体正常活动。主要用于中枢性神经病变，如脑血管意外或脊髓损伤引起的肌强直，也可用于局部病变引起的肌肉痉挛和僵直状态，如腰肌劳损等，还作为内镜检查的辅助用药。

苯二氮䓬类药物是体内苯二氮䓬受体（BDZ 受体）的激动药，该受体兴奋后，可提高 GABA 神经等中枢抑制性神经元的功能，呈现不同的中枢抑制效应。

【不良反应】

1．副作用　表现为嗜睡、头晕、乏力等，大剂量可有共济失调、皮疹和白细胞减少等。

2．耐受性和依赖性　长期用药后逐步出现，主要表现为催眠效果降低，需要增加剂量维持效果，突然停药可出现戒断症状，表现为焦虑、烦躁、食欲不振、失眠、周身不适等症状，患者出现强迫性觅药行为。

3．毒性反应　一次大剂量或静脉注射速度过快时能引起呼吸抑制、血压下降、心动过缓或心脏停搏，可因呼吸中枢麻痹而死亡。

抢救地西泮急性中毒，除采用常规抢救措施之外，应迅速给予苯二氮䓬受体阻断药氟马西尼，能够大大提高抢救成功率。

其他常用的苯二氮䓬类药物见表 11-1。

表 11-1　常用苯二氮䓬类药物的比较

分类	药物名称	半衰期（h）	主要适应证
长效类	地西泮 *（diazepam，安定）	30 ～ 60	焦虑症、各型失眠症、惊厥等
	氟西泮（flurazepam，氟安定）	50 ～ 100	各型失眠症
	硝西泮（nitrazepam，硝基安定）	21 ～ 30	各型失眠症、惊厥、癫痫等
	氯硝西泮 *（clonazepam，氯硝安定）	22 ～ 38	儿童癫痫（小发作等）、癫痫持续状态
	氯氮䓬（chlordiazepoxide，利眠宁）	5 ～ 15	焦虑症、失眠症、癫痫
中效类	奥沙西泮（oxazepam，舒宁）	5 ～ 10	焦虑症、失眠症、癫痫
	劳拉西泮 *（lorazepam，氯羟安定）	10 ～ 18	焦虑症、失眠症
	艾司唑仑 *（estazolam，舒乐安定）	10 ～ 30	焦虑症、失眠症、癫痫
	阿普唑仑 *（alprazolam，佳静安定）	10 ～ 12	失眠症、癫痫
短效类	三唑仑（triazolam，三唑安定）	2 ～ 4	各型失眠症
	咪达唑仑 *（midazolam，速眠安）	1.5 ～ 2.5	各型失眠症、麻醉辅助用药

二、巴比妥类

巴比妥类（barbiturates）为巴比妥酸的衍生物，根据其起效快慢和持续时间可分为长效的**苯巴比妥**（phenobarbital）、中效的**戊巴比妥**（pentobarbital）和**异戊巴比妥**（amobarbital）、短效的**司可巴比妥**（secobarbital）和超短效的**硫喷妥**（thiopental）共四类。

【作用和用途】 本类药物随着剂量增加对中枢的抑制作用逐渐增强，相继出现镇静、催眠、抗惊厥和麻醉作用，过量引起呼吸中枢抑制、麻痹、导致死亡。由于其催眠作用缩短 REMS 时相，故目前已很少用于镇静催眠。本类药物肌内注射给药有较强的抗惊厥作用，临床主要用于小儿高热、破伤风、子痫、脑膜炎、脑炎等引起的惊厥。对于危重病例，宜选用静脉注射戊巴比妥或异戊巴比妥，以迅速奏效。另外，苯巴比妥可用于治疗癫痫大发作和癫痫持续状态；硫喷妥可用静脉麻醉和诱导麻醉，其他药物仅用作麻醉前给药。

【不良反应】

1．后遗效应 服用催眠剂量的药物后，次晨可出现头晕、困倦、思睡、精神不振及定向障碍等症状。

2．耐受性和依赖性 长期反复使用巴比妥类可产生耐受性，亦可使患者产生精神依赖性和生理依赖性，此时突然停药易发生"反跳"现象，出现严重失眠等现象。迫使患者继续用药，终至成瘾，此时停药，可诱发戒断症状，表现为激动、失眠、焦虑不安、震颤甚至惊厥等，故应避免滥用。

3．急性中毒 一次大剂量误服或静脉注射过快，可引起急性中毒，表现为昏迷、呼吸抑制、血压下降、体温降低、多种反射减弱或消失，最后呼吸衰竭而死亡。中毒抢救的原则应包括支持对症疗法和加速药物的排泄，前者主要是维持呼吸、循环功能；后者主要是根据中毒的情况采用洗胃、导泻、利尿、血液透析等方法排除毒物。尿液的 pH 对苯巴比妥的排泄影响较大，pH 升高时该药解离增多，肾小管重吸收减少而排除增多。因此，苯巴比妥中毒时可用碳酸氢钠碱化尿液以加速排泄。

4．过敏反应 少数人用药后可发生皮疹、血管神经性水肿、药热、粒细胞减少等症状，严重者偶见剥脱性皮炎。有过敏史者禁用。

要点提示

1．巴比妥类药物目前不再用于催眠，主要是用于抗癫痫、抗惊厥，以及治疗感冒或麻醉的复方制剂中。

2．使用时应严格按精神药品进行管理，严格控制，避免长期使用；要严格控制剂量和静脉注射速度，10 倍催眠量时即可抑制呼吸，甚至致死。

3．苯巴比妥是肝药酶诱导剂，可提高药酶活性，配伍用药时能加速许多药物的代谢。

三、其他类

水合氯醛（chloral hydrate）、副醛（paraldehyde，聚乙醛）

两药作用相同，水合氯醛采取口服或灌肠给药，副醛还可注射给药。起效快，催眠作用可维持 6～8 小时，不缩短快波睡眠期，醒后无后遗效应。临床主要用于失眠，特别是顽固性失眠，大剂量有抗惊厥作用，也可用于破伤风、子痫、小儿高热及中枢兴奋药中毒所致的惊厥。

本类药物有特殊臭味，口服对胃有刺激性，可引起恶心、呕吐及上腹部不适等，应稀释后给药。有耐受性和依赖性，发生较慢。

佐匹克隆 *（zopiclone）

本药是新型环吡咯酮类镇静催眠药，口服吸收迅速，是 GABA 受体激动药，可直接产生选择性中枢抑制作用，作用类似于苯二氮䓬类，作用快，明显缩短睡眠潜伏期。用于各种失眠症，特别是不能耐受次晨后遗效应的患者。不良反应以中枢抑制症状为主，有过敏现象，也有耐受性和依赖性，与乙醇合用会引起呼吸抑制，用药期间禁酒。

要点提示

　　苯二氮䓬类是最常用的镇静催眠药，产生近乎生理性睡眠，高效、安全，并具有抗惊厥、中枢性肌松等，长期应用有药物依赖性。巴比妥类仅保留苯巴比妥用于抗惊厥和抗癫痫，硫喷妥钠用于静脉麻醉；水合氯醛等多作为上述药物的替代药物，用于惊厥、顽固性失眠等。

第二节　抗惊厥药

惊厥是各种原因引起的中枢神经过度兴奋的一种症状，表现为全身骨骼肌不自主的强烈收缩。常见于小儿高热、破伤风、癫痫大发作、子痫和中枢兴奋药中毒等。常用抗惊厥药主要有中枢抑制药如巴比妥类、水合氯醛和地西泮等，硫酸镁采取静脉注射也有很好的抗惊厥作用。

硫酸镁 *（magnesium sulfate，泻盐）

静脉注射可迅速升高血中 Mg^{2+} 浓度，发挥强大的中枢抑制作用，同时对抗 Ca^{2+} 产生肌肉松弛作用；主要用于各种惊厥，特别是子痫、破伤风惊厥等疗效较好，安全范围小，用量和给药速度需特别注意。过量中毒会出现呼吸抑制、血压骤降等现象，严重者可致死亡。抢救时可静脉缓慢注射氯化钙拮抗，消除 Mg^{2+} 的抑制作用，同时配合其他抢救措施。

本药静脉注射还可产生扩张血管作用，迅速降低血压，并伴有心脏抑制等表现，可用于高血压危象、妊娠性高血压等。口服具有导泻利胆等作用，局部湿敷可以消除水肿。

考点： 硫酸镁抢救子痫采用何种给药方法？

第三节　镇静催眠药的用药护理

一、用药护理程序

用药步骤	用药护理要点
用药前	1. 护理评估要区别初用者和反复用药者，前者合理安排给药时间和剂量，睡前口服较好，为减轻后遗效应可建议选用半衰期短的药物，后者建议有计划地更换药物以预防耐受性和依赖性。 2. 对有阻塞性呼吸系统疾病、新生儿、重症肌无力患者应提示医生慎用。 3. 注射剂脂溶性高，稀释时有一过性浑浊现象，配伍时注意理化性质的禁忌。 4. 应备有急性中毒的特效解毒药氟马西尼和常规抢救药物、器械等。
用药中	1. 提示会影响反应力、记忆力和注意力，应避免从事精细或危险性工作。 2. 静脉注射速度要慢，并密切观察呼吸和循环情况，如有呼吸困难等症状及时停药并报告。
用药后	一般以患者自觉症状减轻为评价指标，推荐失眠的综合治疗措施，特别是心理治疗和物理疗法可明显提高药物疗效，重点对耐受性和依赖性进行宣教，发现有强制性觅药行为应及时报告，并采取有效措施。

二、用药护理案例分析

1．患者，女，36岁。因与家人争吵，一次口服20片地西泮，约1h后出现恶心、呕吐、意识丧失等症状后送入医院抢救，经查体，T 36.5℃，P 115次/分，R 12次/分，BP 85/60mmHg，患者一直处于昏迷状态、光反射、四肢腱反射等均减弱。

试分析：①患者发生何种不良反应？②应如何抢救，有无特效解毒药？

2．患者，男，35岁。两年前由某事业单位转行应聘到某大型企业担任项目经理，工作压力大，经常加班到深夜，上床休息时无法入睡，选用地西泮才能入睡，其后又先后更换过艾司唑仑和阿普唑仑等药物。近半年需同时服用二种催眠药物并增加2倍剂量方能入睡，偶尔漏服则出现焦虑、紧张甚至肌肉颤抖等症状。

试分析：①患者出现这种表现的原因是什么？②应如何指导患者接受治疗？

常用制剂和用法

地西泮　片剂：2.5mg、5mg。抗焦虑、镇静：一次2.5～5mg，3次/日；催眠：一次5～10mg。注射剂：10mg/2ml。癫痫持续状态：一次5～10mg，缓慢静脉注射，再发作时可反复应用；心脏电复律：每2～3min静脉注射5mg，至出现嗜睡、语言含糊或入睡。

氯氮䓬　片剂：5mg。抗焦虑、镇静：一次5～10mg，3次/日；催眠：一次10～20mg，睡前口服。

氟西泮　胶囊剂：15mg。催眠：一次15～30mg，睡前口服。

阿普唑仑　片剂：0.25mg、0.4mg.。抗焦虑：一次0.25～0.5g，3次/日，用量按需递增，极量一日4mg；催眠：一次0.4～0.8mg，睡前服，抗抑郁症：一日0.8～1.2mg。极量一日4mg。

硝西泮　片剂：5mg。催眠：一次5～10mg，睡前服；抗惊厥：一日5～20mg，抗癫痫：一次5～30mg。

氯硝西泮　片剂：0.5mg、2mg。注射剂：1mg/ml。催眠：一次2mg，睡前服，抗癫痫：常用量一日4～8mg。极量20mg。

艾司唑仑　片剂：1mg、2mg。镇静：一次0.5～1mg，2～3次/日：催眠：每次1～2mg，睡前服；抗癫痫：一次2～3mg，3次/日；麻醉前给药：2～4mg，术前1h服用。

苯巴比妥　片剂：15mg、30mg。镇静及抗癫痫：一次15～30mg，2～3次/日；催眠，一次60～100mg，睡前服。极量一次250g，一日500mg。

苯巴比妥钠　粉针剂：100mg。抗惊厥：一次0.1～0.2g，肌注；癫痫持续状态：一次0.1～0.2g，缓慢静脉注射。

异戊巴比妥　片剂0.1g。催眠：一次0.1～0.2g，睡前服。极量，一次0.2g，一日0.6g。

异戊巴比妥钠　粉针剂0.1g、0.25g。抗惊厥：一次0.1～0.25g，肌注或缓慢静脉注射。

司可巴比妥　胶囊剂：0.1g。催眠：一次0.1g，睡前服；麻醉前给药：一次0.2～0.3g，极量一次0.3g。

思考与练习	1. 说出苯二氮䓬类药物的作用特点及适应证，并分析本类药取代巴比妥类药成为最常用镇静催眠药的原因。 2. 分析镇静催眠药用药护理中应加强哪些措施来防治耐受性和依赖性？ 3. 写出符合下列特点的镇静催眠药名称。 　①属于短效苯二氮䓬类镇静催眠药_____；②属于国家基本药物的镇静催眠药_____；③首选静脉注射治疗癫痫持续状态的药物_____；④对儿童癫痫（小发作）效果较好的药物_____；⑤常采取灌肠给药的药物_____。

（田秀琼）

第十二章　抗癫痫药

学习目标	1. 掌握各型癫痫的首选药物和用药护理。 2. 熟悉或了解其他抗癫痫药的主要特点。

癫痫是一种反复发作的神经系统疾病，是由多种原因引起的脑部神经元异常高频率放电并向周围组织扩散，导致暂时性脑功能失调，表现为意识、运动、感觉、自主神经等多方面功能障碍和精神异常。一般根据发作的症状和脑电图的特征将癫痫分为不同类型。按一般习惯也可以粗略分为大发作、小发作、局限性发作、精神运动性发作和癫痫持续状态等类型。

抗癫痫药（antiepileptic drugs）通过调节神经细胞膜上离子通道或增强 GABA 神经元功能等机制来抑制大脑皮质病灶异常放电的发生和扩散，发挥预防发作和控制症状的作用。

第一节　常用的抗癫痫药

苯妥英钠 *（phenytoin sodium，大仑丁） 口服吸收慢且不规则，可静脉给药，血浆蛋白结合率高，连续用药需 6 ~ 10 天才可达到稳态血药浓度，经肝药酶代谢，具有明显个体差异，影响消除方式和速率，代谢产物及少量药物原形由尿排出，半衰期较长。

【作用和用途】

1. 抗癫痫作用　对癫痫大发作疗效好，常作首选药，对局限性发作及精神运动性发作亦有效，但对小发作无效，甚至加重病情。

本药对细胞膜有稳定作用，可阻止癫痫病灶的异常放电向周围正常脑组织扩散。此外，高浓度的苯妥英钠能提高脑内 γ - 氨基丁酸（GABA）的含量，增强 GABA 神经元的抑制性作用。

2. 抗外周神经痛　对三叉神经痛疗效较好，对坐骨神经痛、舌咽神经痛也有一定疗效。

3. 抗心律失常　主要用于强心苷中毒引起的快速型室性心律失常。

【不良反应】

1. 局部刺激性　碱性较强，口服出现恶心、呕吐、腹痛等消化道反应，静脉注射引发静脉炎等。

2. 牙龈增生　多见于儿童及青少年，发生率约为 20%。主要是刺激胶原组织增生，引起牙龈红肿、出血、增生等，一般停药 3 ~ 6 个月后可自行消退。

3. 神经系统反应　用量过大或长期用药时，可导致小脑 - 前庭系统功能失调，表现为眩晕、共济失调、眼球震颤、复视等，严重者可致精神错乱或昏睡、昏迷。

4. 造血系统反应　因抑制二氢叶酸还原酶，长期应用可导致巨幼红细胞性贫血，个别患者可引起粒细胞减少、血小板减少、再生障碍性贫血等。

5. 其他反应　有过敏反应，可见药热、皮疹等，偶见剥脱性皮炎。静注过快可致房室传导阻滞、呼吸抑制，诱导肝药酶活性，加速维生素 D 代谢，可引起软骨病、佝偻病等，有致畸作用。

考点： 癫痫大发作首选何药治疗？

苯巴比妥 *（phenobarbital）

本药除具有镇静催眠外，尚有抗癫痫作用，且起效快、毒性低、疗效好，对大发作可首选，对精神运动性发作和局限性发作也有效，对小发作无效，也可用于癫痫持续状态。因中枢抑制作用明显，对生活工作有影响，一般不首选使用。

乙琥胺（ethosuximide）

本药口服吸收良好，一般连续服药 7 ~ 10 天可达到稳态血药浓度。对癫痫小发作疗效最好，是治疗小发作的首选药物之一。主要不良反应有消化道反应、眩晕、嗜睡等，偶见粒细胞减少、骨髓抑制等，长期用药应注意检查血象。

考点： 卡马西平主要用于何种类型的癫痫？

卡马西平 *（carbamazepine，酰胺咪嗪）

【作用和用途】

1. 抗癫痫作用　对各型癫痫均有效，以精神运动性发作疗效为最好，也可用于大发作和局限性发作，小发作疗效较差。是精神运动性发作首选药物之一。其作用机制与稳定神经细胞膜和增强 GABA 的中枢抑制作用有关。

2. 抗外周神经痛作用　对三叉神经痛疗效优于苯妥英钠，对其他外周神经痛也有效。

3. 抗躁狂抑郁症　可用于锂盐无效的躁狂抑郁症患者，与碳酸锂合用疗效更好。

4. 抗心律失常　类似于苯妥英钠，用于强心苷中毒所致的快速型室性心律失常等。

【不良反应】 常见眩晕、视物模糊、恶心、呕吐、嗜睡等，少数人出现共济失调、手指震颤等反应，偶见皮疹、白细胞减少、血小板减少等。本药用途较广，常作为预防给药，且有较强肝药酶诱导作用，应注意与其他药物的相互作用。

丙戊酸钠 *（sodium valproate）

本药是广谱抗癫痫药，可用于治疗各型癫痫，治疗大发作疗效不如苯妥英钠和苯巴比妥，但对两药治疗无效病例仍有效。对小发作疗效优于乙琥胺，因有一定的肝毒性，一般不作首选药，但对于大发作继发小发作的患者仍是首选药物；对精神运动性发作和局限性发作的疗效与卡马西平近似。

要点提示

1. 应根据癫痫类型合理选择药物，以首选药物为主，对于复合型癫痫，用药不当可诱发新的癫痫。

2. 应制订个体化给药方案，从小剂量开始，逐渐增加，直至控制发作而不引起严重不良反应为止。增加剂量不易过快，一般每隔一周调整一次剂量为宜。

3. 要指导患者有规律用药，避免漏服，对夜间频繁发作者，应睡前顿服，切忌突然停药或换药，预防用药和停药应该严格遵循医嘱。

4. 应采取适当护理措施减轻不良反应，提高患者用药依从性，长期应用时建议定期检查血象及肝、肾功能等。

不良反应主要有恶心、呕吐、食欲减退、乏力、嗜睡、共济失调、血小板减少等。少数患者可发生肝损害，服药数日后出现肝功能异常，严重者可发生肝功能衰竭，用药期间应注意定期检查肝功等，同时避免有较强肝毒性的药物合用。

第二节 抗癫痫药的用药护理

一、用药护理程序

用药步骤	用药护理要点
用药前	合理选用给药方法，口服宜饭后服，一般不做肌注，静脉注射时宜选用较粗大的血管，以防引起静脉炎。
用药中	指导患者有规律用药，不可随意停药，会诱发癫痫发作，甚至出现持续状态，静脉给药速度宜慢，注意心血管反应等。
用药后	以控制发作次数和不良反应发生率低为主要评价指标，指导采取有效措施减轻不良反应，如注意口腔卫生，经常按摩牙龈，可用甲酰四氢叶酸钙治疗贫血等，推荐定期检查血象等，有感染症状应提示考虑药物的不良反应。

二、用药护理案例分析

患者，男，28岁。幼年患过流行性脑脊髓膜炎，十年前开始出现惊厥发作，伴有意识丧失，随年纪增大，发作越来越频繁，于三年前开始服用苯妥英钠，已有一年未发作，五日前因缺药改用丙戊酸钠不足三日，今日晨突然痉挛抽搐，昏迷跌倒，口吐白沫，呼吸暂停，面色发绀，如此发作约每小时一次，每次持续10分钟，至就诊时已昏迷约五小时，两侧瞳孔散大，出汗较多，呼吸不规则，诊断：癫痫持续状态

试分析：患者本次癫痫发作是否与突然中断有效药物治疗有关？为什么？

常用制剂和用法

苯巴比妥 片剂：10mg、15mg、30mg、100mg。抗癫痫：一次15～30mg，3次/日。

苯巴比妥钠 粉针剂：100mg。抗惊厥：一次0.1～0.2g，肌注；癫痫持续状态：一次0.1～0.2g，缓慢静脉注射。

苯妥英钠 片剂：50mg、100mg。注射剂：100mg/瓶、250mg/瓶。抗癫痫：一次50～100mg，2～3次/日，饭后服。极量每次300mg，每日600mg。应从小剂量开始，逐渐增加，癫痫持续状态：一次0.25～0.5g加5%葡萄糖注射液20～40ml，6～10min缓慢静脉注射。

卡马西平 片剂：100mg、200mg。糖衣片：50mg。抗癫痫：一次100mg，开始剂量每日2次，以后逐渐增加每日3次。儿童每日每千克体重20mg，分3次服用。

丙戊酸钠 片剂：100mg、200mg。糖浆剂：50mg/ml。一次200～400mg，2～3次/日。儿童一日30～60mg，分次给药，应该从低剂量开始。

地西泮 片剂：2.5mg、5mg。注射剂：100mg/2ml。控制癫痫持续状态：一次5～20mg，缓慢静注，必要时可重复使用。

硝西泮 片剂：50mg。抗癫痫：一日5～30mg，分3次服用。极量每日200mg。

氯硝西泮　片剂：0.5mg、2mg。注射剂：1mg/ml。抗癫痫：小剂量开始服用，根据病情逐渐增加剂量。起始剂量一日为 1.5mg，最大剂量为一日 20mg。儿童每日每千克体重 0.01～0.03mg，以后每 3 日增加 0.25～0.5mg，维持剂量为每日每千克体重 0.1～0.2mg。

思考与练习	1. 写出下列癫痫类型的首选药物。 ①癫痫大发作_____或_____，②癫痫小发作_____或_____，③癫痫精神运动性发作_____，④癫痫局限性发作_____，⑤癫痫持续状态_____。 2. 癫痫病人用药依从性差的原因可能有哪些？应采取什么护理措施克服。

（田秀琼）

第十三章　抗帕金森病药和治疗阿尔茨海默病的药物

学习目标

1. 熟悉左旋多巴的作用、临床用途及不良反应。
2. 了解常用的抗帕金森病药的分类及治疗阿尔茨海默病的主要药物。

人口老龄化使中枢神经系统退行性疾病成为常见病，此类疾病主要包括帕金森病和阿尔茨海默病，本章主要介绍抗帕金森病药和治疗阿尔茨海默病药的作用特点和用药方案。

第一节　抗帕金森病药

帕金森病（Parkinson's disease，PD）又称震颤麻痹，是以静止震颤、肌肉僵直、运动迟缓、共济失调和姿势反射受损等一系列肌张力增强为特征的锥体外系功能紊乱。目前抗帕金森病的药物主要分为中枢多巴胺能神经功能增强药和中枢胆碱受体阻断药两类，通过增强中枢多巴胺能神经功能或降低胆碱能神经功能，控制或缓解帕金森病临床症状。

> **知识链接**
>
> 帕金森病是由英国人 J.Parkinson 于 1817 年首先报道，因故得名，该病主要病变在锥体外系黑质 - 纹状体神经通路，正常情况下该通路释放抑制性递质（多巴胺）和兴奋性递质（乙酰胆碱），两种递质处于平衡状态。帕金森病是由于该通路多巴胺能神经功能减弱，胆碱能神经功能占优势，从而出现一系列肌张力增高的帕金森病临床症状。

一、中枢多巴胺能神经增强药

本类药物大多通过促进多巴胺的合成、释放，减少多巴胺破坏以及直接激动多巴胺受体等机制来发挥抗帕金森病的作用。

左旋多巴（levodopa，L- 多巴）

本药为酪氨酸合成儿茶酚胺的中间产物，即多巴胺的前体物质。口服易吸收，但消化功能和抗胆碱药均可影响其生物利用度；吸收后的左旋多巴绝大部分被肝、血浆、组织中的脱羧酶代谢，仅有少量通过血脑屏障进入中枢神经系统。

【作用和用途】

1. 抗帕金森病　进入脑组织的左旋多巴在脱羧酶的作用下转变为多巴胺，补充黑质 - 纹状体通路中多巴胺的不足，使多巴胺和乙酰胆碱两种递质重新建立平衡，降低过高的肌张力而发挥抗帕金森病作用。主要特点包括：①显效慢，一般需要 2 ～ 3 周开始起效，1 ～ 6 个月以上才获得最大疗效；②对轻症、年轻和治疗初期的患者疗效明显，对重症及老年患者疗效差，对氯丙嗪等抗精神病药引起的锥体外系反应无效；③对肌肉僵直及运动困难疗效较好，对肌肉震颤疗效差；④与外周多巴胺脱羧酶抑制药——卡比多巴（carbidopa）等合用，可增加脑组织中的多巴胺而提高疗效，并减轻外周不良反应。

2. 治疗肝昏迷　对抗因肝功能衰竭而产生并进入中枢的假性递质（苯乙胺、酪胺等），缓解因假性递质引起中枢神经冲动传导障碍，恢复正常神经功能活动，使肝昏迷患者意识清醒。

【不良反应】

1. 外周神经系统反应　是由于左旋多巴在外周被脱羧酶转化为多巴胺所致的。主要表现为：①约 80% 的患者在用药初期即可出现恶心、呕吐、食欲减退等胃肠道反应，甚至引起消化道溃疡出血或穿孔，故消化性溃疡患者慎用；②心血管反应，约 30% 的患者在用药初期可出现轻度直立性低血压，原因不明；此外因多巴胺可激动 β 受体，导致心动过速和心律失常。

2. 中枢神经系统反应　①不自主异常运动，长期用药所引起的不随意运动，类似于舞蹈症，多见于面部肌群，表现为张口、咬牙、伸舌、皱眉、头颈部扭动等，给药两年以后发生率达 90%；②开－关现象；③精神障碍，常见失眠、焦虑、噩梦、躁狂、妄想或抑郁等。

知识链接

开—关现象：即患者突然出现多动不安（开），而后又出现全身性或肌肉强直性运动不能（关），此症状反复交替，严重妨碍患者正常活动，发病与疗程密切相关，疗程长、发病率高。

要点提示

1. 左旋多巴应避免与维生素 B_6 合用，后者是多巴胺脱羧酶的辅基，可加速左旋多巴在外周的代谢，使疗效降低，不良反应增多。非选择性单胺氧化酶抑制药可阻碍 DA 的失活，因而可加重外周副作用，甚至引起高血压危象，故禁与左旋多巴合用。

2. 抗精神分裂症药如氯丙嗪等因阻断中枢 DA 受体，可对抗左旋多巴的作用，故氯丙嗪引起的帕金森综合征不能用左旋多巴来对抗。

卡比多巴（carbidopa）

本药为 α- 甲基多巴肼的左旋体，具有较强的外周脱羧酶抑制作用，由于其不能通过血 - 脑屏障，对进入脑组织的左旋多巴无转化抑制作用，故与左旋多巴合用时可显著减少后者在外周脱羧，从而使进入脑组织的左旋多巴增多，既能提高左旋多巴的疗效，又能有效降低其外周不良反应的发生率。其与左旋多巴组成的复方制剂——**多巴丝肼 *（levodopa and benserazide hydrochloride）**（剂量比值为 1∶10）是治疗震颤麻痹的首选药。

金刚烷胺 *（amantadine）

本药为抗病毒药，兼有抗帕金森病作用，疗效不及左旋多巴，但优于中枢抗胆碱药。起效快，维持时间短，缓解肌僵直、震颤和运动障碍作用强，与左旋多巴合用可减少其不良反应。

长期应用可引起下肢皮肤出现网状青斑、踝部水肿，可能是由于儿茶酚胺释放引起的外周血管收缩所致。

溴隐亭（bromocriptine）

本药为麦角生物碱衍生物。可选择性激动中枢 DA 受体，对帕金森病和肝昏迷的疗效与左旋多巴近似，作用持久，不良反应少。尤其适用其他药物治疗效果减退的帕金森病患者。此外，尚有抑制催乳素释放的作用，常用于退乳和治疗催乳素分泌过多症。

不良反应与左旋多巴相似，易引起幻听、幻视和精神障碍等。

二、中枢胆碱受体阻断药

本类药物可阻断中枢胆碱受体，拮抗纹状体内乙酰胆碱的作用，恢复胆碱能神经与多巴胺能神经的功能平衡，改善帕金森病的症状。

苯海索 *（benzhexol，安坦）

本药为人工合成的中枢性胆碱受体阻断药，疗效不如左旋多巴，临床主要用于轻症患者，不能耐受左旋多巴以及禁用左旋多巴的患者以及抗精神分裂症药引起的锥体外系反应。与左旋多巴合用有协同作用，老年患者因脑内乙酰胆碱减少，不宜使用本类药物。

不良反应有口干、便秘、尿潴留、瞳孔散大、视物模糊等阿托品样副作用；同类药物还有丙环定（procyclidine 开马君）、布地品（budioine）以及东莨菪碱等。

三、抗帕金森病药的用药护理

（一）用药护理程序

用药步骤	用药护理要点
用药前	进行健康评估，识别适应证和高危患者，本类药物不良反应较重，制订用药护理措施。
用药中	1. 避免与维生素 B_6、抗精神病药合用，以免引起严重不良反应。 2. 严密观察用药后反应，及时发现不良反应，严重不良反应需报告医师。
用药后	多数患者需终身用药，切勿随意加减药物和药量，做好健康教育有助于提高疗效和患者依从性，降低或减轻不良反应。

（二）用药护理案例分析

患者，男，65 岁。患帕金森病 2 年，近期因出现恶心、食欲不振、睡眠不好而就医，未向医生告知帕金森病史，医生给予下列处方：

①左旋多巴片　0.25g×100

用法：一次 0.5g，一日 3 次

②维生素 B_6 片　10mg×30

用法：一次 20mg，一日 3 次

试分析：上述处方是否合理？为什么？

第二节　治疗阿尔茨海默病的药物

阿尔茨海默病又称原发性老年痴呆，以进行性认知功能减退为主要临床表现。该病主要病理变化为脑萎缩，中枢神经区域神经元和神经突触明显减少或消失，与认知相关的区域如海马及相关皮质的改变更为明显，目前研究认为阿尔茨海默病患者的日常生活能力、行为和认知功能的损害是脑中乙酰胆碱缺乏造成的，补充乙酰胆碱的药物可以改善患者症状，目前主要治疗药物为胆碱酯酶抑制药，M 受体激动药和促进脑代谢的药物。

 知识链接

老年痴呆症主要分 4 大类：

1. 原发性老年性痴呆，即阿尔茨海默病（AD），比例为 50% ~ 75%；

2. 血管性痴呆（VD），即脑血管病变如脑血栓等引起的脑组织萎缩坏死等，比例为 5% ~ 20%；

3. 混合型痴呆，即老年性痴呆与血管性痴呆同时存在；

4. 其他类型的痴呆，一般是由于其他疾病或损害导致的痴呆，如脑外伤、中毒、B 族维生素缺乏、脑积水、帕金森病、慢性病毒脑炎等引起的痴呆。

人类感染的疯牛病，叫做克 - 雅二氏病，简称 CJD，是种罕见的致命性海绵状脑病，其症状包括进行性痴呆，是由一种特殊的朊病毒传播的，故发病人群与年龄无关，与人类食用感染病毒的牛肉有关。

一、常用治疗阿尔茨海默病药

（一）胆碱酯酶抑制药

多奈哌齐（donepezil）

本药为中枢性胆碱酯酶抑制药，可提高神经组织中乙酰胆碱的含量，对改善阿尔茨海默病症状如记忆力减退等有一定的治疗效果。

石杉碱甲 *（huperzine A，哈伯因）

本药是我国科学家从中药千层塔中分离的一种新生物碱，属于可逆性胆碱酯酶抑制药，口服吸收良好，易于通过血脑屏障，拟胆碱作用强，主要用于改善阿尔茨海默病的记忆障碍以及衰老性记忆减退，并可改善认知情况。主要不良反应有激动、恶心、呕吐、腹泻、晕厥等。

（二）M 受体激动药

本类药物主要有**占诺美林（xanomeline）**等，能选择性激动 M_1 受体，易于通过血 - 脑屏障，可改善患者认知功能和行为控制能力，大剂量口服会出现胃肠道和心血管系统反应。

（三）促进脑代谢的药物

阿尔茨海默病患者大脑局部存在葡萄糖利用下降和异常氧代谢，引起海马、皮质部分神经元变性坏死。目前临床采用甲磺酸**二氢麦角碱（hydergine，喜得镇）**、尼麦角林（**nicergoline**）、**茴拉西坦（aniracetam）**、银杏叶制剂等来改善大脑血液循环，扩张脑血管，增加脑血流量和对葡萄糖的利用，促进脑代谢，改善大脑功能。

二、治疗阿尔茨海默病药的用药护理

（一）用药护理程序

见表 13-2。

表13-2　用药护理程序

用药步骤	用药护理要点
用药前	1．应对护理本类患者工作的困难程度有足够的心理和生理准备，保持良好心态应对各种护理任务。 2．对伴有抑郁症、幻觉和自杀倾向的痴呆患者，要指导家属妥善保管药品，避免误服或过量服用。 3．评估患者生活中可能的危险环境，并加以预防。
用药中	1．提示医生定期监测患者的肝、肾功能，注意大小便的观察。 2．患者缺乏自主用药能力，忘记吃药、吃错药，或忘了已服药又过量服用的情况容易发生，必须亲自帮助患者将药全部服下，必要时做好记录，以免遗忘或错服。
用药后	1．患者服药后常不能诉说其不适，要细心观察患者有何不良反应，及时提示医生调整给药方案。 2．本类疾病病程长，预后差，要对患者家属或生活陪护人员做好全面详细的健康教育，提高生活护理和心理护理能力。

（二）用药护理案例分析

患者，女，77岁。近期多次无故走失而入院，家属诉称患者在三年前出现经常迷路、记忆力明显下降、前言不搭后语等现象，近期更加明显，不能说出亲属姓名，不记得是否吃过饭等，情绪低落，经常呆坐不动。结合临床检查，初步诊断为"阿尔茨海默病"。

试分析：该患者可选用哪些药物，并说明用药护理要点。

常用制剂和用法

左旋多巴　片剂：0.1g、0.25g。抗帕金森病：开始口服0.1～0.25g/次，2～3次/日，以后每隔3～7天，每日增加0.1～0.75g，通常有效量为2～5g/日，最大日用量不超过8.0g。如与卡比多巴合用，左旋多巴600mg/d，最多不超过2g/d。治疗肝昏迷：先0.3～0.4g/d，加入5%葡萄糖溶液500ml中静滴，清醒后减量至0.2g/d。

卡比多巴　片剂：25mg。口服，一次25mg，3次/日。

盐酸溴隐亭　片剂：2.5mg。开始每次0.625mg，2次/日，以后每日递增2.5mg，维持量一日10～25mg。

金刚烷胺　片剂：0.1g。口服，0.1g/次，2次/日。

盐酸苯海索　片剂：2.0mg。首次1～2mg，3次/日；以后递增，每日不超20mg.

丙环定　片剂：每片5mg。饭后服用开始每次2.5～10mg，3次/日，以后可递增至15～30mg/d。

思 考 与 练 习	1．简述左旋多巴和卡比多巴合用的机制。 2．左旋多巴的主要不良反应有哪些？ 3．治疗阿尔茨海默病的药物有哪些？

（田秀琼）

第十四章 抗精神失常药

学习目标	1. 掌握吩噻嗪类药物的作用、用途、不良反应和用药护理。 2. 熟悉常用的其他抗精神病药、抗抑郁药的主要特点。 3. 了解抗躁狂药和抗焦虑药的主要特点。

精神失常是由多种原因引起的情感、思维和行为异常的精神活动障碍性疾病，常见的有精神分裂症、躁狂症、抑郁症和焦虑症等。抗精神失常药主要包括抗精神病药（antipsychotic drugs）、抗躁狂症药（antimanic drugs）、抗抑郁症药（antidepressants）和抗焦虑药（anxiolytics）

第一节 抗精神病药

抗精神病药主要用于治疗精神分裂症，能有效控制病人的幻觉、妄想等阳性症状，对感情淡漠、主动性缺乏等阴性症状则较差甚至无效，对其他精神障碍导致的躁狂症状亦有效。本类药物按化学结构可分为吩噻嗪类、硫杂蒽类、丁酰苯类和其他类，其中大部分药物是多巴胺（DA）受体阻断药。

一、吩噻嗪类

氯丙嗪*（chlorpromazine，冬眠灵）

本药是吩噻嗪类代表药物，口服慢而不规则，血浆蛋白结合率大于90%，易透过各种生物膜屏障，脑组织内浓度可达血浆浓度的10倍，主要在肝代谢，经肾排泄，因有脂肪组织蓄积，排泄较缓慢。

【药理作用】 本药阻断中枢及外周的DA受体，也可阻断α受体和M受体。

1. 对中枢神经系统的作用

（1）抗精神病作用：正常人用药出现选择性中枢抑制，表现为镇静、安定、感情淡漠和注意力下降，反应迟钝等，连续用药出现耐受性，无催眠和麻醉作用。精神分裂患者用药后能迅速控制兴奋、躁狂行为，连续用药能消除幻觉、妄想等症状，减轻思维、情感障碍，使患者理智恢复、情绪安定、生活自理。该作用一般无耐受性。

目前认为，精神分裂症与病人脑内多巴胺能神经功能亢进有关，本类药通过阻断中脑 - 边缘系统和中脑 - 皮质通路的DA受体发挥其作用。

（2）镇吐作用：小剂量阻断延髓催吐化学感受区（CTZ）的多巴胺受体，大剂量可直接抑制呕吐中枢，作用强大。对呃逆调节中枢也有抑制作用。

（3）对体温调节的影响：抑制下丘脑体温调节中枢，减弱其温度调节能力，使体温难以维持恒定，如配合物理降温，可使发热者和正常人的体温降至正常以下，若再配合其他中枢抑制药可使机体处于一种类似变温动物特有的冬眠状态。

2. 对自主神经系统的影响　可阻断外周 α 受体，扩张血管，降低血压，大剂量可发生直立性低血压。阻断 M 受体作用较弱，大剂量时出现明显抗胆碱作用，引起口干、便秘、尿潴留、心率加快等副作用。

3. 对内分泌系统的影响　长期大剂量应用能阻断下丘脑结节 - 漏斗通路的 DA 受体，①减少催乳素抑制因子的释放，使催乳素分泌增加，出现乳房肿大、溢乳等现象；②抑制促性腺激素分泌，出现排卵延迟，性功能障碍等；③抑制促肾上腺皮质激素分泌，导致肾上腺皮质功能减退症等；④抑制生长激素分泌，可影响儿童生长发育，也可试用于巨人症的治疗。

【临床用途】

1. 治疗精神病　对各种精神病的兴奋、躁动、激越、妄想、幻觉、行为紊乱等阳性症状均有明显疗效，对阴性症状效果较差，甚至有可能加重。主要用于治疗以阳性症状为主的 I 型精神分裂症，不能根治，需长期用药。此外，也可用于治疗躁狂抑郁症的躁狂症状。

2. 止吐和治疗顽固性呃逆　可用于除晕动病外各种原因所致的呕吐，如尿毒症、癌症、放射病及某些药物（强心苷类、阿片类等）所致的呕吐。对妊娠也有效，但对前庭神经刺激引起的呕吐（如晕车、晕船）无效。还可用于顽固性呃逆。

3. 人工冬眠与低温麻醉　与其他中枢抑制药（哌替啶、异丙嗪等）配伍组成"冬眠合剂"，配合物理降温施行"人工冬眠疗法"。使患者体温降低，组织耗氧量减少，对病理刺激的反应性降低，机体处于"保护性抑制"状态，有利于度过危险期。主要用于严重创伤、感染、中暑、高热惊厥、妊娠毒血症及甲状腺危象等危急情况的抢救和治疗。也配合物理降温施行低温麻醉，提高麻醉效果。

【不良反应】

1. 副作用　安全范围较大，但副作用较多。常见的有：倦怠、嗜睡、口干、便秘、视物模糊、心悸、鼻塞、性功能障碍及直立性低血压等，少数患者出现肝功能异常、黄疸等，长期用药可致乳房增大、闭经和生长发育减慢等。

2. 锥体外系反应　是本类药物最主要的不良反应，根据用药剂量和个体差异，先后出现一系列锥体外系症状：①急性肌张力障碍：用药初出现强迫性张口、伸舌、斜颈、呼吸障碍及吞咽困难。②帕金森综合征：表现为肌张力增加、面容呆板（面具脸）、肌肉震颤、运动困难、流涎等。③静坐不能：表现为坐立不安，反复徘徊。以上三种症状出现系由氯丙嗪阻断黑质 - 纹状体通路的多巴胺受体后，胆碱能神经功能占优势所致，可用中枢抗胆碱药苯海索等缓解。④迟发性运动障碍，出现较晚，且持久存在。表现为不自主、有节律刻板运动，出现口 - 舌 - 颊三联征，如吸吮、舔舌、咀嚼等，与 DA 受体上调机制有关，中枢抗胆碱药不能缓解，反可使之加重。

3. 过敏反应　常见皮疹、药热等，也可出现粒细胞缺乏等贫血症状。

 要点提示

1. 吩噻嗪类药物长期应用不良反应较多，不同药物的表现有较明显差异，应合理选用药物。

2. 吩噻嗪类药物抗精神病作用越强，锥体外系反应越强，这是由于本类药物对中枢不同神经通路的多巴胺受体没有选择性。

其他吩噻嗪类药物与氯丙嗪相同，选择性和作用强度有所不同，其中奋乃静和氟奋乃静因作用强、选择性高，比氯丙嗪应用广。参见表 14-1。

考点：冬眠合剂的组成是什么，有何用途？

表 14-1　吩噻嗪类抗精神病药作用比较

药　名	抗精神病作用强度	镇静作用	降压作用	镇吐作用	锥体外系症状
氯丙嗪	1	+++	++	++	++
奋乃静 *（perphenazine）	10	++	+	+++	+++
氟奋乃静 *（fluphenazine）	50	+	+	+++	+++
三氟拉嗪（trifluoperazine）	15	+	+	+++	+++
硫利达嗪（thioridazine，甲硫达嗪）	0.5 ~ 1	+++	++	+	+

注：+ 的多少代表强度大小

二、硫杂蒽类

氯普噻吨（chlorprothixene，泰尔登）

本药作用与吩噻嗪类相似，兼有抗抑郁作用。适用于伴有抑郁、焦虑症状的精神分裂症、更年期抑郁症及焦虑性神经官能症等。与氯丙嗪相比，其抗精神分裂症的幻觉、妄想等阳性症状作用和 α 受体、M 受体阻断作用均较弱，不良反应相似但较轻。

三、丁酰苯类

氟哌啶醇 *（haloperidol）

本药作用类似于吩噻嗪类，对以兴奋、幻觉和妄想为主要表现的各种急、慢性精神病均有较好疗效。但锥体外系不良反应发生率高达 80%，程度严重，因对心血管系统和肝的副作用少，仍有一定临床使用价值。

同类药物氟哌利多（droperidol，氟哌啶）的作用短暂，临床常用于增强镇痛药作用，如与芬太尼合用，使病人处于痛觉消失、精神恍惚、反应淡漠的特殊麻醉状态，称为神经安定镇痛术（neuroleptanalgesia，NLA），该方法集镇痛、安定、镇吐、抗休克于一体，应用于小型外科手术和某些特殊检查等。

考点：实施神经安定镇痛术的药物组成是什么？

四、其他类

见表 14-2。

表 14-2　其他类抗精神失常药的主要特点

药物名称	主要特点
氯氮平 *（clozapine）	苯二氮䓬类，锥体外系反应最轻的药物之一，用于其他药物无效或不能耐受锥体外系反应的替换药物。
五氟利多 *（penfluridol）	类似于氟哌啶醇，口服用药一次可维持 1 周，用于精神分裂症的维持与巩固治疗。
舒必利 *（sulpiride）	抗精神病作用强而快，兼有一定抗抑郁作用，对复杂型精神病有一定疗效。
利培酮 *（risperidone）	对精神分裂症的阳性、阴性症状均有效，给药剂量小，不良反应轻，病人依从性优于其他药物。

第二节 抗抑郁药和抗躁狂药

抑郁症和躁狂症统称为情感障碍性精神病，表现为情绪不能自控的过度低落或高涨，抑郁症常表现为情绪低落、缺乏乐趣、孤僻内向、缺乏精力、行动和思维迟钝，甚至悲观厌世，躁狂症则表现为情绪高涨、躁动不安、活动过度和语言、思维不能自制，部分患者具有躁狂－抑郁交替出现的症状。上述疾病特别是抑郁症具有隐匿发病、反复发作的特点，合理选用药物可以有效控制症状。

一、抗抑郁药

抗抑郁药主要是通过影响单胺递质（5-羟色胺、去甲肾上腺素等）合成和释放，增强5-羟色胺（5-HT）能神经和/或去甲肾上腺素（NA）能神经功能发挥作用。主要有非选择性单胺再摄取抑制剂如三环类药物，选择性单胺再摄取抑制药如帕罗西汀、氟西汀等。

阿米替林*（amitriptyline）

本药是最常用的三环类药物，口服吸收较好，血浆蛋白结合率高，肝药酶代谢，其产物仍具有药理活性。对5-HT和NA的再摄取均有抑制作用，抗抑郁作用较强，但出现较慢，一般连用2～3周后疗效方明显。抑郁症病人用药后可使精神振奋、情绪提高、思维改善、活动增加、食欲和睡眠好转。用于各种抑郁症治疗，对内源性、反应性及更年期抑郁症疗效较好，但对精神分裂症伴发的抑郁症状态疗效差；本药也可用于焦虑症和儿童遗尿症。

不良反应较少，主要有M受体阻断作用，呈阿托品样作用，表现为口干、嗜睡、便秘、视物模糊、排尿困难等，偶有心律失常、运动失调等表现。本类药物不得与单胺氧化酶抑制剂合用，如需使用必须在停药2周以后。

其他三环类抗抑郁药有**多塞平***（doxepin 多虑平）、**氯米帕明**（chlormipramine, 氯丙咪嗪）等，前者与阿米替林相似，兼有抗焦虑作用；后者因起效慢，不良反应多而较少使用；地西帕明（desipramine）选择性抑制NA再摄取，也较为常用。

氟西汀（fluoxetine）

本药是选择性5-HT再摄取抑制剂（SSRI），对其他递质和受体几无作用。治疗抑郁症疗效与三环类相当，且口服吸收良好，作用时间长，不良反应较轻。临床上用于各种抑郁症，特别是其他药物无效或不耐受的患者，也可用于焦虑症和神经性贪食症的治疗。

用药护理要注意合理安排给药方法，一般以睡前顿服为宜，长期使用也可采取隔日给药方法。应特别注意禁与单胺氧化酶抑制剂（MAOI）合用，否则会出现"5-HT综合征"表现为焦躁不安、高热、肌震颤、心血管意外甚至昏迷死亡。而单胺氧化酶抑制剂如异卡波肼、吗氯贝胺等也是治疗抑郁症的药物。

选择性5-HT再摄取抑制剂还有**帕罗西汀***（paroxetine，赛洛特）、**舍曲林**（sertraline）等，作用机制、用途和不良反应等与氟西汀相同，体内过程和实际应用略有差异。

> **考点：**氟西汀属于哪一类抗抑郁药。

二、抗躁狂药

主要治疗药物是锂盐如碳酸锂、枸橼酸锂等，抗精神病药如吩噻嗪类、丁酰苯类等和抗癫痫药卡马西平、丙戊酸钠等也可应用。

碳酸锂 *（lithium carbonate）

本药口服吸收快而完全，显效慢，连续用药 6 ~ 7 天后症状才有改善。主要由肾排泄，因与 Na^+ 在肾小管竞争性重吸收，如限制钠盐摄入，则可导致锂盐蓄积。

治疗剂量对正常精神活动几乎无影响，但对躁狂－抑郁症有显著疗效，对躁狂相和抑郁相均有作用，稳定患者情绪，使其言谈、行为恢复正常。临床用于各型躁狂－抑郁症的治疗，对精神分裂症的兴奋、躁动等阳性症状也有效，与抗精神病药合用疗效较好。

本药安全范围窄，不良反应多，副作用有口干、恶心、呕吐、乏力、腹痛、腹泻、多尿等；中毒反应有精神错乱、言语不清、意识障碍、反射亢进、肌肉震颤、共济失调、惊厥、昏迷等。

第三节　抗焦虑药

丁螺环酮（buspirone）

本药为 5-HT_{1A} 受体部分激动药，口服易吸收，具有明显的抗焦虑作用，疗效与苯二氮䓬类相当，无镇静催眠、肌松和抗惊厥作用，不能增强其他中枢抑制药的效应。主要用于治疗焦虑症，对焦虑伴有轻度抑郁症状者也有效。不良反应主要为胃肠刺激症状、心悸、神经质、感觉异常等，依赖性较小。

同类药物还有**依沙哌隆（ipsapirone，依沙匹隆）**和**吉哌隆（gepirone，吉吡隆）**，它们的结构与丁螺环酮类似，均属于 5-HT_{1A} 受体部分激动药，用于治疗焦虑症，对抑郁症也有效。

其他作用相对专一的抗焦虑药还有羟嗪（hydroxyzine，安泰乐）、氯美扎酮（chlormezanone，芬那露）等。

第四节　抗精神失常药的用药护理

一、用药护理程序

用药步骤	用药护理要点
用药前	1. 精神病治疗时间较长，护理程序应着重不良反应防治和药物相互作用，熟悉剂量个体化的要点，制订减轻锥体外系反应的护理措施。 2. 注意与麻醉药、镇静催眠药、镇痛药和乙醇等中枢抑制药合用可产生明显的协同效应。 3. 了解病史和用药史也有助于合理用药，防止患者藏药、弃药。
用药中	1. 应重点防治直立性低血压、阿托品样作用（口干、便秘、尿潴留、眼压升高等）和急性肌张力障碍，注意缓慢改变体位，及时检查心率、血压等。 2. 建议多进食粗纤维食物，进食和咀嚼宜慢等，严重的急性肌张力障碍可肌注东莨菪碱等。 3. 告知不要从事精细和危险性工作，出现遗忘、注意力不集中属于正常现象等。
用药后	1. 正确进行护理评价，根据症状缓解情况和锥体外系发生情况综合评价，要重视帕金森综合征的对抗治疗，可选用苯海索等，静坐不能可选用苯二氮䓬药物对抗。 2. 及时调整个体化治疗方案，对用药依从性不好或疗效不显著的患者，应分析原因，更换药物或给药方法。 3. 对长期用药女性患者要提前告知溢乳、闭经等不良反应。

二、用药护理案例分析

1．患者，女，33 岁。1 周前因家庭纠纷突然出现情绪、行为失控，思维混乱，喜怒无常，并出现持续性迫害妄想，伴有幻觉等，入院经诊断为精神分裂症，采取住院治疗，医嘱如下：

①奋乃静片 4mg　每日 2 次 每日增加 4mg 至每日总量 40mg

②苯海索片 2mg　每日 2 次

试分析：为何采取此给药方案，体现了哪些合理用药原则？应相应采取哪些护理措施提高治疗效果？

2．患者，女，49 岁。自 1 年前出现更年期症状，近 5 个月来郁郁寡欢、情绪低落、精神不振、少言喜静，结合临床检查，初步诊断：更年期抑郁症。请选择较佳的治疗药物，并说明注意事项和用药监护要点。

常用制剂和用法

盐酸氯丙嗪　片剂：12.5g、25g、50g。从小剂量开始口服，一次 12.5 ～ 50mg，一日 3 次，限量：轻症一日 300mg，重症一日 600 ～ 800mg；好转后减用至维持量一日 50 ～ 100mg。注射剂：1 ml：10mg、1 ml：25mg、2 ml：50mg。拒绝服药者，一次 50 ～ 100mg，加入 25% 葡萄糖注射液 20 ml 内，缓慢静脉注射。

氟哌啶醇　片剂：2mg、4mg。口服一次 2 ～ 10mg，2 ～ 3 次 / 日。注射剂：1 ml：5mg。肌内注射，一日 5 ～ 10mg，2 ～ 3 次 / 日。

氯普噻吨　片剂：12.5mg、25mg、50mg。口服，精神病：轻症一日 150mg；重症一日 300 ～ 600mg，分 3 ～ 4 次。注射剂：1ml：25mg、2ml：50mg。拒绝服药者，一次 30 ～ 60mg，加入 25% 葡萄糖注射液 20ml 内，缓慢静脉注射。治疗失眠、焦虑，口服，一次 25 ～ 50mg，3 ～ 4 次 / 日。

舒必利　片剂：100mg。呕吐：口服，一次 50 ～ 100mg，一日 2 ～ 3 次。注射剂：2ml：50mg。精神病：肌内注射，开始一日 300 ～ 600mg，1 周内增至 600 ～ 1200mg；维持量：一日 100 ～ 300mg，2 次 / 日。

丙咪嗪　片剂：12.5mg、25mg。口服：一次 12.5g，一日 3 次，极量：一日 300mg。小儿遗尿：5 岁以上一次 12.5 ～ 25mg，睡前口服。

曲唑酮　片剂：10mg、25mg、50mg、75mg。口服，开始剂量，一日 25 ～ 100mg，分次服用，至少持续 2 周。依病情每日增加 25mg，有效剂量一般为一日 150mg。

氟西汀　片剂：10mg。抑郁症：口服，开始剂量，一日 20mg，后增至一日 20 ～ 80mg，症状减轻后减至维持量。强迫症：开始剂量，一日 20mg，早晨服用，后增至一日 20 ～ 60mg。

思考与练习	1. 说出吩噻嗪类药物中氯丙嗪、奋乃静、氟奋乃静的异同点，为什么氯丙嗪实际应用较少？
	2. 针对抗精神失常药物出现的下述不良反应，可采取哪些护理措施加以防控？①直立性低血压；②锥体外系症状；③嗜睡；④手指震颤；⑤血中锂盐浓度过高。

（田秀琼）

第十五章　镇痛药

学习目标	1. 掌握吗啡、哌替啶的药理作用、临床用途和不良反应。 2. 熟悉吗啡的作用特点和作用机制。 3. 了解药物依赖性的发生机制。 4. 学会吗啡用药护理的基本原则和步骤，初步具备用药指导和防治药物依赖性的能力。

疼痛是一种复杂的生理心理活动，是机体受到损伤时，出现不愉快的感觉和情绪性体验，它既有伤害性刺激作用于机体所引起的痛感觉，又有机体对伤害性刺激的痛反应。疼痛是最常见的疾病症状之一。疼痛的位置常指示病灶所在，而疼痛的性质间接说明病理过程的类型。

镇痛药既能够消除痛感觉，又能缓解疼痛引起的不愉快情绪。因其反复使用易产生药物依赖性，易导致药物滥用及停药戒断综合征，故称为麻醉性镇痛药。本类药中绝大多数被归入管制药品之列，其生产、运输、销售和使用必须严格遵守"国际禁毒公约"和我国的有关法规，如《中华人民共和国药品管理法（2001）》《麻醉药品管理办法（1987）》等。

第一节　阿片受体激动药

阿片（opium）为罂粟科植物罂粟未成熟蒴果浆汁的干燥物，在公元 16 世纪已被广泛用于镇痛、止咳、止泻。现已知阿片含有 20 余种生物碱，其中仅有吗啡、可待因和罂粟碱具有临床药用价值。因其绝大多数均通过激动阿片受体而起作用，故又称为阿片类镇痛药。

知识链接

> 罂粟是罂粟科二年生草本植物，原产小亚细亚、印度、亚美尼亚和伊朗等，植株呈粉绿色，叶长椭圆形，花单生枝头，红、紫、白等色，结蒴果，内有黑色粟粒形种子。罂粟果实割取白色浆汁干燥后就是"阿片"、"鸦片"，俗称"大烟"。

吗啡 * （morphine）

本药属于菲类生物碱，1803 年首次从阿片中分离出来，以希腊梦神 Morpheus 的名字命名。吗啡是阿片中的主要生物碱，含量高达 10%。

【体内过程】

1. **吸收**　口服易从胃肠吸收，首关消除较强，生物利用度约为 25%。皮下注射 30min 后可吸收 60%，硬膜外或椎管内注射可快速深入脊髓发挥作用，多注射给药。

考点：吗啡止痛最常用的给药方法是什么？

2．**分布**　吸收后约 1/3 与血浆蛋白结合，游离型迅速分布于全身，在肺、肝、肾、脾和肌肉等血流丰富的组织中浓度最高。由于脂溶性较低，仅有少量可通过血脑屏障，发挥中枢镇痛作用。可通过胎盘进入胎儿体内。

3．**代谢**　吗啡大部分在肝代谢，在肝内与葡萄糖醛酸结合，其代谢产物吗啡 -6- 葡萄糖醛酸活性强于吗啡。

4．**排泄**　吗啡主要以吗啡 -6- 葡萄糖醛酸的形式经肾排泄，肾功能减退者排泄缓慢，易至蓄积。少量经乳汁和胆汁排出。

> **考点：** 授乳妇为何禁用吗啡。

5．**血浆半衰期**　为 2～3h，一次给药镇痛作用可维持 4～6h。

【**药理作用**】

1．中枢神经系统

（1）镇痛：吗啡具有强大的镇痛作用，对持续性慢性钝痛作用大于间断性锐痛，对神经性疼痛效果较差，镇痛时不影响意识和其他感觉。

吗啡镇痛作用主要与激动中枢的阿片受体有关。人体有内源性抗痛系统，主要是由脑 /内啡肽神经元与阿片受体构成。痛觉通过人体脊髓背角痛觉传导通路向上传入中枢。主要是通过 Ca^{2+} 内流，使神经末梢释放谷氨酸、神经肽等递质而将痛觉冲动传入中枢，内源性脑 /内啡肽由特定神经元释放后，可激动脊髓感觉神经突触前、后膜上的阿片受体，减少 Ca^{2+} 内流，使突触前膜递质释放减少，使痛觉信号强度在传递过程中发生衰减，产生镇痛作用。吗啡可激动阿片受体，增强了内源性脑 /内啡肽神经元对痛觉的调制衰减功能而产生镇痛作用。

（2）镇静、致欣快感：吗啡可明显改善由疼痛引起的焦虑、恐惧等不良情绪反应，产生镇静作用，提高对疼痛的耐受力。给药后，患者常出现嗜睡、精神朦胧等，在安静环境下易诱导入睡，但易被唤醒。吗啡还可引起满足、欣快、舒适的感觉，这是吗啡镇痛效果良好的重要因素，也是药物依赖的重要原因。

吗啡改变情绪作用可能与其激活中脑边缘系统和蓝斑的阿片受体而影响多巴胺能神经功能有关。

（3）抑制呼吸：治疗量即可抑制呼吸，使呼吸频率减慢，潮气量降低，通气量减少，作用持久，并随剂量增加而增强。急性中毒时呼吸频率可减至每分钟 3～4 次，呼吸抑制直至呼吸麻痹是吗啡中毒致死的主要原因。

吗啡小剂量时可降低脑干呼吸中枢对血液 CO_2 张力的敏感性，从而减慢呼吸频率，大剂量时直接抑制脑桥呼吸调节中枢。

要点提示

　吗啡急性中毒死亡的主要因素是呼吸抑制，尤其是静脉注射海洛因的吸毒人员在戒除后复吸时，因机体耐受性的变化，非常容易出现急性中毒；可用阿片受体阻断药纳洛酮等解救。

（4）镇咳：吗啡具有强大的镇咳作用，可使咳嗽反射减轻或消失，与激动延脑孤束核阿片受体从而直接抑制延髓咳嗽中枢有关。

（5）缩瞳：吗啡兴奋支配瞳孔的副交感神经，引起瞳孔括约肌收缩，使瞳孔缩小。吗啡中毒时，瞳孔极度缩小产生针尖样瞳孔是其中毒标志。

（6）催吐：吗啡兴奋延髓催吐化学感受区，引起恶心呕吐。

2．对平滑肌的影响

（1）胃肠道平滑肌：吗啡使胃肠道平滑肌张力增加，减慢胃肠蠕动，延迟胃肠排空；提高胃窦部及十二指肠上部的张力，易致食物反流；提高回盲瓣和肛门括约肌张力，加之消化液分泌减少和中枢抑制作用，使排便反射减弱，易引起便秘。

（2）胆道平滑肌：吗啡引起胆道奥狄括约肌收缩，明显升高胆囊内压，可致上腹不适，严重可引起胆绞痛。

（3）支气管平滑肌：治疗量对支气管平滑肌兴奋作用不明显，大剂量可引起支气管收缩，诱发或加重哮喘。

（4）子宫平滑肌：可对抗催产素对子宫平滑肌的兴奋作用，降低子宫收缩频率和幅度，延长产程。

（5）膀胱平滑肌：提高膀胱括约肌张力和膀胱容积，引起排尿困难和尿潴留。

3．心血管系统　吗啡对心率及节律无明显影响。较大剂量可抑制血管平滑肌，扩张血管，降低外周阻力，引起直立性低血压；扩张皮肤血管可引起皮肤发红，与组胺释放有关；由于抑制呼吸导致体内 CO_2 蓄积，可引起脑血管扩张和阻力降低，导致颅内压升高。

【临床用途】

1．镇痛　由于吗啡易产生依赖性，故临床仅用于其他镇痛药无效的急性锐痛，如严重创伤、烧伤、手术引起的剧烈疼痛及癌症晚期剧痛；与 M 胆碱受体阻断药如阿托品等合用用于内脏平滑肌痉挛引起的绞痛，如胆绞痛和肾绞痛；可缓解心肌梗死引起的剧痛，减轻焦虑情绪，并通过扩张血管减轻心脏负担，但仅限于血压正常者。

要点提示

疼痛是很多疾病的重要表现，其性质和部位是诊断疾病的重要依据，在确诊前应慎用镇痛药，以免掩盖病情，影响诊治。为避免反复应用导致成瘾，应注意用药方法，合理确定用药次数和剂量。

2．心源性哮喘　左心衰竭引起急性肺水肿可致心源性哮喘，表现为胸闷、气促、窒息感、特别是咳出泡沫样、血沫样痰是其典型症状。临床在选用强心苷、氨茶碱及吸氧等的同时，静脉注射吗啡可迅速缓解症状。其依据主要有：①吗啡扩张外周血管作用强，降低外周阻力，减少回心血量，减轻心脏前、后负荷，有利于肺水肿的消除；②吗啡降低呼吸中枢对 CO_2 敏感性，使急促浅表的呼吸得以缓解；③其镇静作用有利于消除患者焦虑、恐惧情绪。

要点提示

心源性哮喘在使用强心、降低心脏负荷等药物解除心力衰竭病因的同时，可及时配伍吗啡进一步缓解相应症状。

3．止泻　常选用阿片酊或复方樟脑酊减轻非细菌性、消耗性腹泻症状，如伴有细菌感染，应同时服用抗生素。

【不良反应】

1. 副作用　治疗量吗啡可引起眩晕、嗜睡、恶心、呕吐、便秘、呼吸抑制、排尿困难、胆道压力升高甚至胆绞痛、直立性低血压等。

要点提示

吗啡治疗胆绞痛时应同时配伍阿托品等平滑肌松弛药。

2. 耐受性及依赖性　吗啡按常规剂量连用 2～3 周即可产生耐受性，且与其他阿片类药物有交叉耐受性，表现为使用剂量逐渐增大，用药时间缩短。

依赖性首先为精神依赖性，后出现生理依赖性，停药后出现戒断症状，表现为烦躁不安、出汗、流泪、流涕、打哈欠、失眠、呕吐、腹泻、虚脱等，甚至意识丧失，出现病态人格，有明显强迫性觅药行为，成瘾者为获得欣快感和减轻戒断症状带来的痛苦，不择手段获取吗啡，给社会带来极大危害，甚至诱发犯罪，故应严格控制使用。

3. 急性中毒　吗啡过量可引起急性中毒，表现为昏迷、深度呼吸抑制、针尖样瞳孔三大特征，并伴有血压下降、严重缺氧、体温下降及尿潴留，甚至休克。死亡原因主要为呼吸麻痹。抢救措施为人工呼吸、适量吸氧，静脉注射阿片受体阻断药纳洛酮。

【禁忌证】　原因不明的疼痛及慢性钝痛禁用；禁用于分娩止痛和哺乳期妇女止痛；新生儿及婴儿禁用；禁用于支气管哮喘及肺心病患者；颅脑损伤所致颅内压增高、肝肾功能严重减退患者禁用。

可待因（codeine）

又称甲基吗啡，是阿片中另一重要菲类生物碱，在阿片中含量约 0.5%。口服易吸收，大部分在肝内代谢，约 10% 脱甲基为吗啡，代谢产物主要经肾排泄。

可待因药理作用与吗啡相似，但弱于吗啡，镇痛作用为吗啡 1/12～1/10，镇咳作用为吗啡 1/4，呼吸抑制作用也较轻，无明显镇静作用，无明显便秘、尿潴留、直立性低血压等副作用，欣快感及依赖性也低于吗啡，但仍属限制性应用的麻醉药品。

临床主要用于中等程度疼痛和剧烈干咳。与解热镇痛药合用可增强镇痛作用；适用于干咳，对痰多的咳嗽不宜应用。

本药不良反应比吗啡小，常见呼吸减弱、减慢或不规则，大剂量明显抑制呼吸中枢；偶见恶心、呕吐、便秘和眩晕；长期应用可产生耐药性和药物依赖，停药时可引起戒断综合征。

哌替啶*（pethidine）

又名度冷丁（dolantin），为苯基哌啶衍生物，是目前临床常用的人工合成阿片受体激动药。口服易吸收，皮下或肌内注射吸收及起效更迅速，因此常注射给药。可通过胎盘屏障进入胎儿体内。在肝内代谢为哌替啶酸和去甲哌替啶，两者再以结合形式经肾排出。

【药理作用】

哌替啶作用与吗啡基本相同，但作用强度和类型均低于吗啡。①镇痛作用为吗啡 1/10～1/7，持续时间较短，为 2～4h；②镇静、致欣快、呼吸抑制、扩张血管作用与吗啡相当；③可提高平滑肌和括约肌张力，但因作用时间短，较少引起便秘和尿潴留，无止泻作用；④有轻微子宫兴奋作用，但对妊娠末期子宫收缩无影响，故不延缓产程；⑤无明显镇咳、缩瞳作用。

考点： 哌替啶主要用于治疗何种疼痛。

【临床用途】

1. **镇痛** 哌替啶依赖性的产生较吗啡轻且慢，因此现已取代吗啡用于创伤、手术、癌症晚期等各种剧烈疼痛；缓解胆绞痛、肾绞痛等内脏剧烈绞痛仍需配合阿托品；由于新生儿对哌替啶抑制呼吸作用较为敏感，因此产妇临产前 2～4h 内不宜使用。

2. **心源性哮喘** 可替代吗啡用于心源性哮喘辅助治疗，效果良好。其作用机制同吗啡。

3. **麻醉前给药** 麻醉前给予哌替啶，可使患者镇静，消除术前紧张、恐惧情绪，减少麻醉药用量，并缩短诱导期。

4. **人工冬眠** 与氯丙嗪、异丙嗪组成冬眠合剂，可辅助减低人工冬眠患者的基础代谢。

【不良反应】

治疗量时与吗啡相似，出现眩晕、恶心、呕吐、直立性低血压等，能减少呼吸的每分通气量，减少呼吸频率，不易引起便秘和尿潴留，大剂量可明显抑制呼吸，出现震颤、肌肉痉挛、反射亢进，甚至惊厥。耐受性及依赖性较吗啡弱，但仍需控制使用。禁忌证与吗啡相似。

美沙酮（methadone）

本药镇痛作用强度与吗啡相当，但持续时间长，其他作用较吗啡弱，适用于创伤、手术、癌症晚期等剧烈疼痛。由于耐受性与依赖型发生较慢，戒断症状略轻，并可使吗啡等药物的依赖性减弱，因此，美沙酮替代疗法广泛用于吗啡和海洛因等药物成瘾者的脱瘾治疗。

不良反应较轻，主要有头痛、眩晕、恶心、嗜睡、便秘、直立性低血压；可影响产程、抑制胎儿呼吸，因此禁用于分娩止痛。

芬太尼 *（fentanyl）

本药属短效、强效镇痛药，镇痛强度为吗啡的 100 倍。起效迅速，维持时间短，肌内注射 15min 起效，维持 1～2h，静脉注射 1min 起效，维持 10min。主要用于各种剧烈疼痛，亦常用于麻醉辅助用药和静脉复合麻醉，并可与氟哌利多合用用于神经安定镇痛术。

另有舒芬太尼和阿芬太尼，起效快，作用时间短，被称为超短效镇痛药。常用于手术的复合麻醉。

第二节 阿片受体部分激动药

阿片受体部分激动药在小剂量或单独使用时，可激动阿片受体的不同亚型，呈现镇痛作用，剂量加大或与激动药合用时，又可阻断阿片受体。本类药物以镇痛作用为主，呼吸抑制作用及依赖性较弱。

喷他佐辛（pentazocine）

又名镇痛新。口服、皮下、肌内注射均吸收良好，首关消除明显，肌内注射 15～60min，口服 1～3h 镇痛作用最明显。

镇痛作用为吗啡 1/3，呼吸抑制作用为吗啡 1/2，呼吸抑制作用在剂量超过 30mg 后不再随剂量增加而加重，安全性较高。剂量超过 60mg 可产生烦躁不安、幻觉等精神状况，可用纳洛酮对抗。由于依赖性小，已列入非麻醉药品，且对剧痛效果不及吗啡，因此适用于各种慢性钝痛。

不良反应常见镇静、嗜睡、眩晕、出汗等，偶见恶心、呕吐。大剂量可引起呼吸抑制、血压上升、心率增快、烦躁、幻觉、思维和发音障碍等，甚至出现惊厥。反复使用可产生依赖性，但戒断症状比吗啡轻，此时应逐渐减量至停药。

丁丙诺啡（buprenorphine）

本药属半合成、高脂溶性的阿片受体部分激动药。镇痛作用是吗啡的 25 倍，起效慢，作用时间长，较少引起烦躁等精神症状，但易引起呼吸抑制，药物依赖性略弱于吗啡。主要用于缓解中、重度疼痛，如创伤、术后、癌性疼痛及胆肾绞痛等，亦可用于吗啡或海洛因成瘾的脱毒治疗。

第三节　其他镇痛药

延胡索乙素（tetrahydropalmatine）

本药为罂粟壳植物延胡索中提取的生物碱，为消旋四氢帕马丁，其有效成分为左旋体，即罗通定（rotundine）。口服吸收后，10 ～ 30min 起效，维持 2 ～ 5h。

药理作用包括镇静、安定、镇痛和中枢性肌肉松弛作用。其镇痛作用较哌替啶弱，但强于解热镇痛药，与阿片受体及前列腺素无关，无明显依赖性。对慢性持续性钝痛效果较好，对创伤、术后、癌症晚期等疼痛效果较差。可用于胃肠、肝胆系统疾病引起的钝痛、一般性头痛及脑震荡后疼痛，也可用于痛经及分娩止痛，且对产程及胎儿无不良影响。

治疗量无明显不良反应，大剂量可致呼吸抑制，偶见眩晕、恶心及锥体外系症状。

知识链接

三阶梯止痛法

世界卫生组织（WHO）推荐的针对癌痛、慢性疼痛非常有效的药物止痛方案。其原则是根据患者的疼痛程度不同而分别使用不同等级止痛药物。

第一阶梯——轻度疼痛。给予非阿片类镇痛药和辅助止痛药，如非甾类抗炎药，如阿司匹林、对乙酰氨基酚、双氯芬酸盐、布洛芬、吲哚美辛等。

第二阶梯——中度疼痛或者使用一阶梯药物不理想者。给予弱阿片类加减非甾类抗炎药和辅助止痛药。主要有可待因、曲马多、布桂嗪等。

第三阶梯——重度疼痛。给予阿片类加减非甾类抗炎药和辅助止痛药。常用药物有吗啡、哌替啶、美沙酮、芬太尼等。

辅助止痛药一般是指具有镇静、安定作用的中枢抑制药。

第四节　阿片受体阻断药

纳洛酮（naloxone）

本药化学结构与吗啡相似，与阿片受体有较强亲和力，但没有内在活性，对阿片受体及各亚型均有竞争性拮抗作用。口服易吸收，首关消除明显，常静脉给药，2min 起效，维持30 ～ 60min。临床用于阿片类镇痛药急性中毒，可解除阿片类药物呼吸抑制及其他中枢抑制症状，可通过诱发阿片类药物依赖者严重戒断症状而用于阿片类药物依赖者的鉴别诊断，也可试用于急性酒精中毒、休克、脑外伤救治。

纳曲酮（naltrexone）

本药药理作用与临床用途与纳洛酮相似，但口服生物利用度高于纳洛酮，作用时间亦长于纳洛酮。

考点：阿片类镇痛药中毒抢救的首选药是什么？

第五节　镇痛药的用药护理

一、用药护理程序

用药步骤	用药护理要点
用药前	1. 了解疼痛类型、病因、用药史等。 2. 做好心理护理，减轻或转移患者疼痛焦虑情绪和心理压力，帮助患者分散注意力。 3. 合理制订护理程序，药物多采用口服、肌内和皮下注射，一般不用静脉注射，减少不良反应发生。 4. 严格掌握适应证及禁忌证，掌握急性中毒、依赖性特殊体征，有效鉴别，及时报告医生。
用药中	1. 注意观察呼吸、血压、脉搏、瞳孔等表现，出现中毒前兆立即停药，并报告医生。 2. 配备纳洛酮等特效解救药，抢救呼吸药品和器械。
用药后	1. 做好相关护理措施，加强不良反应介绍，有助于提高疗效。 2. 针对腹胀、排尿困难、便秘、直立性低血压等不良反应，采取相应措施，如多食粗粮、饮水、定时排便、缓慢改变体位等。 3. 做好药品清点和登记工作。

二、用药护理案例分析

1. 患者，男，33 岁，右上腹部绞痛，尤其进食油腻食物后明显，间歇发作已数年，入院前 40 天，觉绞痛发作后有持续性钝痛，疼痛剧烈时放射至右肩及腰部，并有恶心、呕吐、腹泻等症状，转诊入院后，经诊断为：①胆石症；②慢性胆囊炎。

患者于入院前曾因疼痛注射过吗啡，用药后呕吐更加剧烈，疼痛不止，呼吸显著变慢，腹泻明显减轻，转本院后，首先应用抗生素控制感染，同时静脉注射吗啡止痛，并进行手术治疗。术后因患者主诉伤口疼痛难忍，注射吗啡，每日 10mg，共 3 日，3 日后患者要求非常迫切，如果不给予注射，则四肢冰冷，情绪不安，手脚发麻，气急、说话含糊，甚至发脾气，拒绝进食和治疗，哭闹哀求等，给予注射后，立刻安静舒服。

试分析：①病人在入院后使用吗啡，其药理根据何在？这样应用是否合适？

②为什么该病人使用吗啡后呕吐更加剧烈，呼吸变慢，疼痛不止，而腹泻却得到控制？

2. 患者，女，60 岁，因胰腺癌晚期入院，医生嘱其口服吗啡缓释片 120mg/d，今日晨，患者出现呼吸困难，缺氧发绀等表现，呼吸降为 8 次 / 分，实习护士发现情况后，仍嘱患者继续口服药物，未向上级护士及医生汇报。

试分析：①护士处理方法是否得当？应当如何？

②若患者随后出现严重中毒表现，应当用何药抢救？

3. 患者，男，48 岁，鼻咽癌中期，因病灶侵犯鼻咽神经，疼痛难忍，入院收治即刻皮下注射吗啡，用药三周后，主诉恶心、呕吐、便秘、排尿困难，猛然起身易眩晕，**护士建议其多做运动**，以增强动作敏捷性，并禁食粗纤维食物，以保护胃肠黏膜。

试分析：①患者是否应该使用吗啡止痛？

②针对患者出现的不适症状，护士建议是否有效？

常用制剂和用法

盐酸吗啡　片剂：5mg。一次 5～10mg。极量：一次 30mg，一日 100mg。**注射剂：**10mg/ml。一次 10mg，皮下注射。极量：一次 20mg，一日 60mg，皮下注射。

磷酸可待因　片剂：15mg。一次 15～30mg，一日 3 次。极量：一次 100mg，一日 250mg。

盐酸哌替啶　注射剂：50mg/ml、100mg/2ml。一次 50～100mg，肌内注射。极量：一次 150mg，一日 600mg，肌内注射。

盐酸美沙酮　片剂：2.5mg。一次 5～10mg，一日 2～3 次。注射剂：5mg/ml。一次 5～10mg，肌内注射。

枸橼酸芬太尼　注射剂：0.1mg/2ml。一次 0.05～0.1mg，皮下或肌内注射。

盐酸喷他佐辛　片剂：25mg。一次 50mg。注射剂：30mg/ml。一次 30mg，皮下或肌内注射。

丁丙诺啡　注射剂：0.15mg/ml、0.3mg/ml、0.6mg/2ml。一次 0.15～0.3mg，一日 3～4 次，肌内注射或缓慢静脉注射。

盐酸罗通定　片剂：30mg。一次 30～120mg，一日 3 次。

硫酸罗通定　注射剂：60mg/2ml。一次 60mg，肌内注射。

纳洛酮　注射剂：0.4mg/ml。一次 0.4～0.8mg，肌内或静脉注射。

纳曲酮　片剂：5mg。一次 5～50mg，一日 1 次。

思考与练习	1. 吗啡有哪些作用和用途？
	2. 临床常用的麻醉性镇痛药有哪些，各有什么特点？
	3. 结合本章病例，使用镇痛药时，用药护理应注意哪些事项？
	4. 纳洛酮有哪些作用、用途？

（张　庆）

第十六章 解热镇痛抗炎药

学习目标

1. 掌握阿司匹林的药理作用、临床用途和不良反应。
2. 熟悉阿司匹林的作用机制和其他常用解热镇痛抗炎药的特点。
3. 了解常用复方制剂的组成和依据。
4. 学会观察和预防解热镇痛抗炎药的不良反应，能够遵循用药护理正确进行用药指导。

第一节 概 述

解热镇痛抗炎药具有解热镇痛作用，大部分药物还具有抗炎、抗风湿作用，本类药物的共同作用机制是抑制环氧酶（COX，前列腺素合成酶），使前列腺素（PGs）不能产生和释放。为了与具有甾体结构的肾上腺皮质激素类抗炎药区别，本类药物又称为非甾体类抗炎药（NSAIDs）。

知识链接

COX 有两种同工酶，即 COX-1 和 COX-2。COX-1 存在于正常组织中，具有生理保护作用，如维持胃肠道黏膜的完整性，调节肾血流量和血小板功能；COX-2 存在于受损伤的组织中，具有病理诱导作用，如发热、疼痛、诱发炎症、支气管收缩等。

选择性 COX-2 抑制剂的应用，减少了不良反应，但长期应用有可能增加心血管疾病的发生率。

一、解热作用

正常体温受到下丘脑体温调节中枢的控制，发热是由于外源性致热原如病毒、内毒素，或者内源性致热原如白三烯（LT）、肿瘤坏死因子（TNF）等细胞因子分泌增加，激活 COX 活性，使 PGs 合成释放增加，促使下丘脑体温调定点升高，机体产热增加，散热减少，引起发热。

本类药物通过抑制 COX，减少 PGs 合成，使体温调定点恢复正常，产生解热作用。其特点是可使发热者体温降至正常体温，对正常体温无影响。是临床发热常用的解热药物。

要点提示

解热作用特点与氯丙嗪类药物不同，只能使发热者体温降低，且只能降至正常，不能降至正常以下，对正常体温无影响。

考点： 解热镇痛药的作用机制主要与体内哪种活性物质有关？

二、镇痛作用

组织细胞发生炎症或损伤时，局部会产生和释放的致痛、致炎性化学物质，如缓激肽、组织胺、PGs、5-羟色胺等，刺激痛觉感受器，产生痛觉。其中PGs不仅可导致疼痛，还具有痛觉放大的作用。

> **要点提示**
>
> 镇痛作用特点与吗啡类药物不同，对急性锐痛无效，广泛用于慢性钝痛。内脏绞痛无效。

本类药物通过抑制PGs合成，减轻PGs的致痛作用和痛觉增敏作用，产生镇痛作用。其特点是镇痛作用弱，对炎症引起的疼痛尤为有效；对手术后的慢性疼痛有效；对创伤性剧痛、内脏绞痛几乎无效；不抑制呼吸，无成瘾性。临床广泛应用于慢性钝痛，如头痛、牙痛、神经痛、肌肉痛、关节痛及痛经。

三、抗炎、抗风湿作用

PGs是参与炎症反应的重要因素，可以使血管扩张，通透性增加，引起局部充血、水肿等炎性症状，并能增强缓激肽等活性物质的致炎作用。

本类药物（除苯胺类外）通过抑制PGs合成，缓解炎性症状，产生抗炎、抗风湿作用。临床上主要用于缓解风湿热、风湿与类风湿性关节炎的症状，疗效肯定，但不能根治，也不能阻止病程的发展或并发症的出现。

第二节　常用解热镇痛抗炎抗风湿药

阿司匹林 *（Aspirin，乙酰水杨酸）

本药属于水杨酸类化合物，是解热镇痛类药物的代表药。

> **知识链接**
>
> 古代欧洲的人们就会使用柳树皮治疗各种发热。1829年Lerous从柳树皮中提取出一种有效的糖苷类物质，并证实其具有解热作用。这种糖苷水解之后能转化为水杨酸。1875年水杨酸钠首次被用于治疗风湿病，并很快发现了其对痛风的治疗作用。随后，Hoffman合成了乙酰水杨酸钠，拜耳药厂在1899年以阿司匹林的名称正式用于临床。

【体内过程】

1. 吸收　口服吸收迅速，主要吸收部位在小肠上部。肠溶片剂、pH、食物等多种因素可影响药物的吸收。

2. 分布　吸收后迅速水解为水杨酸发挥作用，广泛分布到机体的组织和细胞间液，包括关节腔、脑脊液、乳汁和胎儿的血循环。血浆蛋白结合率大约为80%～90%。

3. 代谢　阿司匹林在吸收过程中和吸收后很快被水解，血浆半衰期短，大约15min。生成的水杨酸主要在肝进行生物转化，因为肝对水杨酸的代谢能力有限，所以不同剂量的水杨酸盐的血浆半衰期不同，小剂量时约为2～3h，大剂量时可达15～30h。

4. 排泄　主要经肾排泄，碱化尿液可促进排泄。

【作用和用途】

1. 解热、镇痛、抗炎、抗风湿　一般剂量（每次325～650mg）有较强的解热、镇痛作用，常与其他药物组成复方制剂，用于感冒等引起的发热症状及头痛、牙痛、神经痛、肌肉痛、关节痛、痛经等慢性钝痛。大剂量（4～6g/d）有较强的抗炎、抗风湿作用，可使急性风湿热患者24～48h内退热，关节红肿疼痛症状缓解，临床作为风湿热、急性风湿性关节炎及类风湿性关节炎首选药之一。

2. 抑制血栓形成　小剂量（40mg/d）主要抑制血小板中的COX，抑制血栓素A_2（TXA_2）的合成，可以防止血小板聚集及血栓形成，发挥抗凝作用。而治疗量阿司匹林即可抑制血管壁中的COX，抑制PGI_2的合成（PGI_2与TXA_2是生理拮抗剂），反而促进血栓的形成。所以临床常用小剂量的阿司匹林用于防治心肌梗死和深静脉栓塞等血栓性疾病，长期应用能降低病死率及再梗死率（图16-1a、b）。

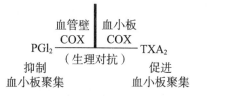

图 16-1a　PGI_2 与 TXA_2 的生理作用　　　图 16-1b　不同剂量阿司匹林对血栓的作用

3. 其他　有妊娠高血压倾向的孕妇每日口服60～100mg阿司匹林，可减少TXA_2的生成，减少高血压的发生；儿科用于治疗小儿皮肤黏膜淋巴综合征（川崎病），减少炎症反应和预防血管内血栓的形成；直肠给5-氨基水杨酸可治疗溃肠性结肠炎等炎性肠道疾病。

考点：阿司匹林不同剂量时有何不同的用途？

要点提示

阿司匹林治疗不同疾病时的用药剂量不同，尤其是抗血小板作用最为明显。

【不良反应】

1. 胃肠道反应　是最常见的不良反应。表现为上腹部不适、恶心、呕吐等。大剂量诱发、加重消化道溃疡和无痛性出血，长期使用更加明显。

要点提示

阿司匹林为非选择性COX抑制剂，即对COX-1和COX-2均有抑制作用，所以不良反应多，最常见的是胃肠道反应。

2．凝血障碍　小剂量可抑制血小板聚集，凝血时间延长。大剂量（每日 5g 以上）或长期服用，可抑制肝凝血酶原的形成，引起凝血障碍。

3．过敏反应　表现为皮肤黏膜过敏症状，多为药热、荨麻疹、血管神经性水肿等。个别患者出现特殊的"阿司匹林哮喘"反应。

4．水杨酸反应　大剂量（每日 5g 以上）应用时易中毒，表现为头痛、眩晕、恶心、呕吐、耳鸣、听力减退等，严重者可出现精神紊乱乃至昏迷，此种现象称"水杨酸反应"。

5．瑞夷综合征（Reye's syndrome）　又称肝脂肪变性脑病综合征，以肝衰竭合并脑病为突出表现，死亡率高，见于少数病毒性感染伴发热的儿童和青少年，在使用阿司匹林退热时出现。

要点提示

> 儿童和青少年病毒感染时常用对乙酰氨基酚替代阿司匹林，以避免发生瑞夷综合征。

【禁忌证】　溃疡病活动期、哮喘、鼻息肉综合征、对本类药物过敏者、儿童和青春期水痘及流感病毒感染、血友病、血小板减少症等凝血功能障碍的患者。术前一周内患者、肝功能减退、肾衰竭患者禁用。妊娠期和哺乳期妇女慎用。

对乙酰氨基酚 * (paracetamol)

又名扑热息痛。为苯胺衍生物。

口服吸收快而完全，起效缓慢而作用持久，解热镇痛作用强度与阿司匹林相似，几乎无抗炎、抗风湿作用。主要用于感冒等引起的发热，各种钝痛如头痛、关节痛、神经肌肉痛及对阿司匹林不能耐受或过敏的患者。

要点提示

> 对乙酰氨基酚是解热镇痛药中唯一没有抗炎抗风湿作用的药物。

不良反应少，偶见皮疹、药热等过敏反应和剥脱性皮炎等严重反应。长期反复应用可致药物依赖性及肾损害。过量（成人 10 ~ 15g）急性中毒可致肝坏死。

吲哚美辛 * (indomethacin，消炎痛)

本药为吲哚类化合物。抑制 PGs 合成作用强大，抗炎、抗风湿及解热镇痛作用强于阿司匹林，对炎性疼痛有明显的镇痛效果。一般用于其他解热镇痛药物不能耐受或疗效不显著的病例，对急性风湿性及类风湿性关节炎作用强，对强直性脊柱炎、骨关节炎、腱鞘炎、滑囊炎也有效。也可用于癌性发热及其他难以控制的发热。

不良反应多且重，发生率高（约 30% ~ 50%），与剂量过大有关，表现与阿司匹林相同且更加严重，尤其是消化道反应，严重者可导致消化道穿孔，是停药的主要原因，故限制其应用。

同类药物还有舒林酸（sulindac）、依托度酸（etodolac）等，作用类似于吲哚美辛，不良反应较轻。其中依托度酸是选择性 COX-2 抑制剂。

双氯芬酸 *（diclofenac）

本药是杂环芳基乙酸类药物。抑制环氧酶的活性较吲哚美辛强，具有显著的抗炎、解热镇痛作用。主要用于长期治疗风湿性及类风湿性关节炎、骨性关节炎、强直性脊椎炎等。亦可短期用药用于急性肌肉及关节损伤、关节疼痛、手术后疼痛、痛经等。不良反应类似于阿司匹林。

同类药物还有托美丁（tolmetin）等。

布洛芬 *（ibuprofen）

本药是芳基丙酸类药物。不良反应少，临床用途广泛。

口服易吸收，血浆蛋白结合率约 99%，可缓慢进入滑膜腔并保持较高浓度，血浆半衰期为 2h。具有较强的抗炎、解热及镇痛作用，其效价强度与阿司匹林相似。主要用于治疗类风湿性关节炎、骨关节炎、脊椎强直、急性痛风性关节炎、肌腱和腱鞘炎、痛经等。

消化道反应较轻，表现为上腹部疼痛、恶心以及饱胀感等，但长期服用仍应注意胃溃疡和出血；偶见头痛、眩晕和视力障碍，一旦出现视力障碍应立即停药。

由于布洛芬的半衰期短，每日需用药多次，因此临床常使用其控释剂型，如芬必得等。

同类药物还包括萘普生（naproxen）、酮洛芬（ketoprofen）、非诺洛芬（fenoprofen）、氟比洛芬（flurbiprofen）等。

塞来昔布（celecoxib）

本药属于选择性 COX-2 抑制剂，治疗剂量对体内 COX-1 无明显影响，故胃肠道不良反应、出血和溃疡发生率较非选择性 COX 抑制剂低。抗炎、镇痛和解热作用与阿司匹林相当。口服易吸收，主要用于风湿病、类风湿性关节炎和骨关节炎的治疗，也可用于术后镇痛等。

近年来，多项大规模临床实验证实部分选择性 COX-2 抑制药有明显增加心血管不良反应的可能性，因此应高度重视此类药物心血管等方面的不良反应监测。选择性 COX-2 抑制剂还包括尼美舒利（nimesulide）、美洛昔康（meloxicam）等。

第三节　解热镇痛药的复方制剂

一、复方制剂的药物组成

解热镇痛抗炎药常需配伍使用（表 16-1），以增强疗效，减少不良反应，以非处方药（OTC）中的抗感冒药最常见，其主要作用及常用成分有：①解热镇痛作用，如阿司匹林、对乙酰氨基酚等；②收缩上呼吸道毛细血管，消除鼻塞、流涕等鼻黏膜症状，如伪麻黄碱等；③收缩脑血管，缓解头痛，如咖啡因等；④对抗病毒引起的卡他等过敏症状，如氯苯那敏（扑尔敏）、苯海拉明等；配伍具有中枢抑制作用的抗组胺药同时可以增强解热镇痛药的作用，具有一定的镇静等作用，有助于缓解感冒症状，但会出现嗜睡等不良反应，一般选用中枢抑制作用相对较轻的氯苯那敏；⑤中枢性镇咳作用，如可待因、右美沙芬等；⑥刺激性祛痰药，如愈创木甘油醚等；⑦抗病毒作用，如金刚烷胺、利巴韦林等。另外，人工牛黄、维生素 C 和维生素 B 族以及某些中药如金银花、连翘等也经常出现在感冒药配方中。

表 16-1　常用解热镇痛药的复方制剂

复方制剂名称	成分与含量（mg）									用量及用法
	阿司匹林	对乙酰氨基酚	非那西丁	盐酸伪麻黄碱	咖啡因	右美沙芬	氯苯那敏	盐酸苯海拉明	金刚烷胺	人工牛黄	
白加黑　白片		325		30	15						一次 1 片，必要时
感冒片　黑片		325		30	15		25				一次 1 片，必要时，睡前服
新速效感冒片		250			15		2		100	10	一次 1 片，一日 2 次
复方阿司匹林片（APC）	220		150		35						一次 1～2 片，必要时
扑尔感冒片	220		16		32.4		2				一次 1～2 片，必要时
复方氨酚烷胺片（感康）		250			15		2		100	10	一次 1 片，一日 2 次
新康泰克蓝色装				90			4				一次 1 粒，12 小时服 1 次
新康泰克红色装		500		30		15	2				一次 1 片，6 小时服 1 次
泰诺酚麻美敏片		325		30		15	2				一次 1～2 片，6 小时服 1 次
快克		250			15		2		100	10	一次 1 粒，一日 2 次
小快克		125					0.5			5	遵医嘱
儿童退热片		120					0.5				遵医嘱

注：非那西丁系对乙酰氨基酚的前体药

二、复方制剂的合理应用原则

选择抗感冒药时应注意以下原则：①根据症状选择，如鼻塞流涕感冒初起应选择含盐酸伪麻黄碱成分的药物；②根据年龄选择，儿童最好选用儿科专用的抗感冒复方制剂，避免使用含咖啡因的复方制剂，以免引起惊厥；③根据职业特点选择，如高空作业、司机、精细工种患者白天不可用含有抗组胺药的感冒药；④避免诱发严重不良反应，如消化性溃疡、哮喘患者慎用阿司匹林，高血压、甲亢、心绞痛患者应慎用或禁用含伪麻黄碱成分的抗感冒药；孕妇前三个月慎用，最好不用抗感冒药等；⑤避免重复用药。如非处方药中的复方制剂，主要组成成分如相同，联合应用也会出现重复用药的问题。

解热镇痛抗炎药仅用于缓解症状，在对症治疗的基础上应积极实施对因治疗，促进患者早日康复。

第四节　治疗痛风的药物

痛风是嘌呤代谢紊乱，尿酸在体内堆积所引起的一种代谢性疾病，表现为高尿酸血症。尿酸盐在关节、肾及结缔组织中析出结晶，可引起关节局部炎症及粒细胞浸润，导致痛风性关节炎和肾结石等病变。临床用药的目的是控制急性发作；纠正高尿酸血症，防止关节炎复发；预防尿酸盐沉积造成的关节破坏、肾损伤及痛风石的形成。临床常用药物及特点见表16-2。

表 16-2　抗痛风药的分类及常用药物

分类	常用药物	主要作用特点及应用
抑制尿酸生成药	别嘌醇 *	减少尿酸生成和排泄，避免尿酸盐结晶沉积，是目前唯一能抑制尿酸合成的药物。主要用于慢性原发性或继发性痛风、痛风性肾病。
促进尿酸排泄药	丙磺舒 保泰松	大剂量增加尿酸排泄而抗痛风，主要用于治疗慢性痛风。
抑制粒细胞浸润药	秋水仙碱 *	通过抑制痛风急性发作时的粒细胞浸润，对急性痛风性关节炎产生选择性抗炎作用。对血中尿酸浓度及其排泄无影响。主要用于痛风性关节炎的急性发作。
镇痛抗炎类	吲哚美辛 布洛芬	缓解痛风性关节炎的症状。
糖皮质激素	泼尼松	控制症状，不宜久用。

用药护理要注意根据痛风的急性期和缓解期合理用药，秋水仙碱配伍非甾体抗炎药对急性发作效果明显，但毒性较大，对造血系统影响较大，不可长期应用，一旦缓解应改用别嘌醇等。要加强健康教育，控制富含嘌呤食物的摄入，如海鲜、啤酒等，经常饮用碱性水如苏打水等都会有助于药物治疗，延缓关节损伤。

> **考点：** 痛风急性发作时，常选用的药物是什么？

第五节　解热镇痛抗炎药的用药护理

发热是机体的一种防御反应，同时热型也是诊断疾病的重要依据，故对一般发热病人可不急于使用解热药物，在体温过高时则有必要应用，以防高热引起并发症。

知识链接

临床上常用的解热药物有以下三类，它们常需要联合使用。

①解热镇痛药：抑制体温调节中枢使发热的体温降至正常，临床常用药物有阿司匹林、对乙酰氨基酚等及其复方制剂。

②糖皮质激素：通过抑制免疫反应、炎症反应来降低体温，并提高机体对恶性刺激的耐受力。

③抗微生物药：不直接降低体温，消除病原体和病灶，发挥对因治疗作用。

除了药物治疗外，临床上还常采用非药物疗法，主要是物理降温，如冰敷（冷湿敷）或酒精擦浴等法，因不能降低下丘脑体温调定点，对于高热患者需配合药物降温，以免发生严重并发症。另外针刺人中、合谷穴也有一定效果。

一、用药护理程序

用药步骤	用药护理要点
用药前	1．详细了解用药史，根据适应证和禁忌证，提出合理化建议和措施。 2．阿司匹林作用与剂量关系密切，应正确指导患者适用的剂量。预防血栓应小剂量，一般每日 40～325mg，1 日 1 次；解热镇痛为中等剂量，每日 325～650mg，1 日 3 次或必要时每 4 小时 1 次；抗炎抗风湿需使用大剂量，多每日 4～6g，分 4 次给药。 3．本类药物适用于慢性钝痛，特别是炎性疼痛效果好，对其他类型疼痛疗效较低。 4．本类药物是非处方药，要避免重复用药和注意药物间相互作用：与双香豆素类、磺酰脲类等合用，可加重出血、低血糖的不良反应；与甲氨蝶呤、青霉素、呋塞米等药合用时同样增强各自毒性；与肾上腺皮质激素类药物合用，更易诱发消化道溃疡，加重消化道出血。应避免与上述药物联合应用。 5．评估有无禁忌证，特殊人群如肝肾功能不全和妊娠期、哺乳期妇女禁用或者慎用。病毒感染患儿禁用阿司匹林，常用对乙酰氨基酚代替治疗。
用药中	1．用药过程中应密切观察病情，做好药物中毒抢救的常规准备工作等。 2．为预防胃肠道不良反应，嘱患者饭后嚼碎口服药物，或与抗酸药合用也可减少对胃肠刺激，若服用肠溶片剂应餐前整片吞服。服药期间不宜饮酒；活动性溃疡患者禁用。 3．为预防凝血障碍，嘱患者同服维生素 K 预防。对长期用药而需要手术的患者，应提示注意检查凝血时间，并在术前 1 周停药。孕妇长期使用可使产程延长，产后出血增多，故应在临产前 2 周停药。 4．解热时嘱患者多补充水、电解质，避免因大量出汗引起体液丧失过多甚至虚脱。
用药后	1．评估药物疗效。体温降至正常、疼痛发作次数明显减少、持续时间明显缩短、炎症得到控制说明本药起效，应停用或调整治疗方案。用于解热一般限定服用 3 天，用于镇痛一般限定服用 5 天，治疗风湿痛时至少需 1～2 周的疗程。 2．药物不良反应的监护，如胃痛、便血、牙龈出血、月经量过多、紫癜、眩晕、耳鸣等症状出现时应及时通知医生，采取应对措施，若出现困倦、头晕等，应避免驾驶或高空作业。 3．密切观察过敏反应，对急性发作的"阿司匹林哮喘"要高度重视，抢救不当可导致死亡，使用常规拟肾上腺素类药物无效，应立即停药，必须使用糖皮质激素和抗组胺药物，并配合吸氧等支持措施。 4．密切观察水杨酸反应，一旦出现应立即停药，静脉滴注碳酸氢钠溶液以碱化尿液，加速药物排泄，并给予对症治疗。

二、用药护理案例分析

1．患者，女，62 岁。3 天前洗澡时不慎受凉，以后出现发热、头痛，咳嗽、咳痰明显。去医院查血常规正常，胸部 X 线片提示两肺未见明显异常。虽然医生嘱咐她多喝水、注意休息，不用服药，但患者还是擅自服用了上次生病时剩下来的复方氨酚烷胺胶囊（快克胶囊）。

试分析：①患者选用药物是否合理？ ②作为护士如何进行用药指导？

2．患者，女，26 岁。4 天前由于加班劳累后，出现发热、鼻塞、流涕，咳嗽，咯白痰、痰量较多，夜间尤剧。自行服用酚麻美敏片（泰诺感冒片）和复方磷酸可待因溶液（奥亭止咳露）后，患者发热、鼻塞、流涕、咳嗽等症状有所好转，但出现了口干、痰黏且不易咳出，同时嗜睡严重，影响工作和学习。

试分析：①患者选用两药联合应用是否合理？ ②如何为患者解释服药后出现的不适症状？

3. 患者，男，65 岁。有慢性肝炎病史 20 余年。3 天前出现乏力、鼻塞、流涕等感冒症状，自测体温 37.4℃，遂自行服用氨酚伪麻美芬片（每片中含对乙酰氨基酚 500mg），每次 2 片，每日 3 次。服用后感觉症状明显改善，而且晚上睡得比较好，就一直服了 2 个星期都没停。药吃完了就去医院配药，可医生一听他这个情况，赶紧给他抽血化验肝功能，结果肝酶明显升高。

试分析：患者为什么会出现肝功能损伤？

4. 患者，男，42 岁。慢性胃溃疡病史 7 年。1 周前晨练时受凉，头痛发烧，在家自服感冒药，第二天就感觉胃不舒服，越来越痛，到医院一看说胃溃疡又发作了，还伴有出血。

试分析：感冒药为什么会诱发胃溃疡？

5. 患者，男，公交驾驶员。半小时前服用了 1 粒新康泰克胶囊，开车时感觉特别困，一不留神出了车祸。民警介绍这是典型的"药驾"行为。

试分析：①什么是药驾？②为防止药驾，护士应做什么样的用药指导？

常用制剂和用法

阿司匹林　片剂：0.05g、0.1g、0.3g、0.5g。肠溶片：0.3g。解热镇痛：一次 0.3 ~ 0.6g，一日 3 次或必要时每 4h 服 1 次，饭后服；抗风湿：一日 4 ~ 6g，分 4 次饭后服，症状控制后逐渐减量；预防血栓形成：一日 40 ~ 325mg。

对乙酰氨基酚　片剂：0.1g、0.3g、0.5g；一次 0.3 ~ 0.6g，一日 3 ~ 4 次。

吲哚美辛　片剂、胶囊剂：25mg。一次 25mg，一日 2 ~ 3 次，餐中服，以后每周可递增 25mg，至每天总量为 100 ~ 150mg。

布洛芬　片剂：0.1g、0.2g。缓释胶囊：0.3g。抗风湿：一次 0.2 ~ 0.4g，一日 3 ~ 4 次；止痛：一次 0.2 ~ 0.4g，每 4 ~ 6h 1 次，餐中服。

双氯芬酸　肠溶片剂：25mg。一次 25mg，一日 3 次。注射剂：75mg/2ml。一次 75mg，一日 1 次，深部肌内注射。

秋水仙碱　片剂：0.5mg、1mg。痛风急性发作期：首剂 1mg，以后每 2h 服 0.5mg，直到关节症状缓解、出现消化道症状或 24h 内总量达 6mg 后该服维持量，一次 0.5 ~ 1mg。一日 2 ~ 3 次；10 ~ 14 天为一疗程。预防痛风：一次 0.5mg，一日 1 ~ 2 次。

思考与练习	1. 阿司匹林有哪些药理作用和临床用途？各应用什么剂量？
	2. 请列表对比阿司匹林的解热作用和镇痛作用分别与氯丙嗪和吗啡有什么区别？
	3. 如何进行解热镇痛药的用药指导？

（于　雷）

第十七章 中枢兴奋药与促大脑功能恢复药

<table>
<tr><td>学习目标</td><td>1. 熟悉咖啡因、尼可刹米、洛贝林的主要特点。
2. 了解本类药物的用药指导。</td></tr>
</table>

中枢兴奋药（central nervous system stimulants）是一类能提高中枢神经系统功能活动的药物。包括：①主要兴奋大脑皮层的药物：如咖啡因等；②主要兴奋延脑呼吸中枢的药物：如尼可刹米、二甲弗林等；③改善脑组织代谢的药物：如胞磷胆碱等。

第一节 主要兴奋大脑皮质的药物

咖啡因 *（caffeine）

本药是从咖啡豆、茶叶中提取的生物碱，现已人工合成，口服吸收好，难溶于水，与苯甲酸钠形成可溶性复盐即安钠咖（CNB，苯甲酸钠咖啡因），供注射用。

> **知识链接**
>
> 传说公元 600 年前后，在北非埃塞俄比亚有一个牧羊人，发现他的羊群每到夜晚就会异常地兴奋嘶叫，惊恐的他向神父求助，神父观察后发现羊群是吃了一种不知名的果实，神父尝试后发现这种果实可以令人兴奋、解除疲劳，于是将其称为"去除睡意、清净心灵的神圣物品"，并作为饮料在当地流行。公元 1200 年，咖啡从北非经红海传到雅典、开罗等地，逐渐成为为世界人民共享的饮料。

【作用和用途】

1. 中枢兴奋作用 小剂量能兴奋大脑皮质，振奋精神，改善思维，消除睡意，减轻疲劳，提高工作效率。大剂量可直接兴奋延脑呼吸中枢和血管运动中枢，并提高呼吸中枢对二氧化碳的敏感性，使呼吸加深加快，血压升高。临床主要用于严重感染中毒及中枢抑制药（催眠药、麻醉药、镇痛药）过量或抗组胺药过量所致的呼吸抑制及循环衰竭。与溴化物合用，调节大脑皮质的兴奋与抑制，还可用于治疗神经官能症。

2. 收缩脑血管 对脑血管具有收缩作用，主要与解热镇痛药合用治疗一般性头痛，或与麦角胺配伍组成复方制剂麦角胺咖啡因（ergotamine and caffeine）治疗偏头痛。

> **知识链接**
>
> 因风寒而至感冒发热时，老百姓常饮用红糖姜水，若用可乐代替红糖，煮可乐姜水饮用，治疗感冒伴头痛效果更佳，这是利用了可乐里含有咖啡因的原理。

3. 其他作用　具有松弛支气管和胆道平滑肌，利尿、强心及刺激胃酸和胃蛋白酶分泌等作用。这些作用均是药物副作用产生的原因，临床上没有具体用途。

【不良反应】少见且较轻，有明显剂量相关性。过量时可引起躁动不安、失眠、心悸甚至惊厥等中枢兴奋症状，高热的婴幼儿尤易发生惊厥。

哌甲酯（methylphenidate，利他林）

本药中枢兴奋作用较温和，能促进单胺类递质释放，改善精神活动、消除疲劳及睡意、解除轻度中枢抑制等作用。中等剂量也可兴奋呼吸中枢，大剂量可引起惊厥。主要用于巴比妥类等中枢抑制药过量中毒的抢救；也可用于轻度抑郁及小儿遗尿症、儿童多动症及发作性睡病等。不良反应较少，偶有失眠、心悸、焦虑等。大剂量可引起血压升高，出现头疼、眩晕、惊厥等症状。

第二节　主要兴奋延脑呼吸中枢的药物

尼可刹米 * （nikethamide，可拉明）

本药为人工合成药。能直接兴奋延髓呼吸中枢，也可通过刺激颈动脉体和主动脉体化学感受器，反射性的兴奋呼吸中枢，并提高呼吸中枢对 CO_2 敏感性，使呼吸加深加快，对抑制状态的呼吸中枢更明显，作用温和、短暂，需反复间歇给药。主要用于各种原因引起的中枢性呼吸抑制。对吗啡中毒所致呼吸抑制的解救及肺心病引起的呼吸衰竭疗效较好，对巴比妥类药物中毒引起的呼吸抑制效果较差。

要点提示

吗啡急性中毒所致呼吸抑制的常规解救药物是尼可刹米。

不良反应较少，大剂量时可使血压升高、心动过速、出汗、震颤等，严重时可致惊厥。不可与碱性药物配伍，否则会发生沉淀。

洛贝林 * （lobeline，山梗菜碱）

本药是由山梗菜中提取的生物碱，现已人工合成。对呼吸中枢无直接作用，通过刺激颈动脉体和主动脉体化学感受器，反射性兴奋呼吸中枢，使呼吸加深、加快。作用快、弱、短暂；主要用于新生儿窒息、CO 中毒及其他中枢抑制药（如阿片、巴比妥类）中毒、肺炎或白喉等传染病引起的呼吸衰竭。

本药安全范围大，不易引起惊厥。较大剂量因兴奋迷走神经中枢可致心动过缓、房室传导阻滞等。

二甲弗林（dimefline，回苏灵）

本药为人工合成药。对呼吸中枢有强大的直接兴奋作用，较尼可刹米强 100 倍，作用快而短，可明显提高血氧饱和度和降低 CO_2 分压。临床用于各种原因引起的中枢性呼吸衰竭，对肺性脑病有较好的苏醒作用。

本药安全范围小，过量易致抽搐和惊厥，尤以小儿多见。静脉注射时需稀释缓慢注射，注意观察用药反应，如有惊厥先兆应立即停药，必要时可用地西泮等药物对抗惊厥。

考点：新生儿窒息抢救常选用的呼吸兴奋药是哪个药？

第三节　促大脑功能恢复药

甲氯芬酯（meclofenoxate，氯酯醒）

本药能促进脑细胞对糖的利用，调节神经细胞代谢，对处于抑制状态的中枢神经系统有较强的兴奋作用，但起效缓慢。主要用于颅脑外伤、脑动脉硬化或中毒所致的昏迷、意识障碍等，也可用于新生儿缺氧症、小儿遗尿、小儿精神迟钝等的治疗。不良反应较少。

胞磷胆碱 *（citicoline）

本药是核苷衍生物，口服无效。能促进脑细胞内卵磷脂的合成，增强脑干网状结构，提高具有"唤醒"作用的上行激动系统功能，对锥体外系也有类似作用，可改善运动麻痹，能够扩展脑血管，增加脑血流量，可以促进脑功能的恢复和苏醒。用于脑外伤和脑手术后的意识障碍，对脑血栓及后遗症、脑动脉硬化性供血不足、震颤麻痹、药物慢性中毒等导致的脑功能障碍有一定的治疗效果。不良反应轻微，主要有一过性低血压、头痛、头晕等症状。

第四节　中枢兴奋药和促大脑功能恢复药的用药护理

中枢兴奋药的选择性作用与剂量有关，如使用剂量过大可引起惊厥、中枢神经抑制及昏迷，严重者可致死，其昏迷不能用中枢兴奋药解救。对于中枢性呼吸衰竭，目前主要采用人工呼吸、吸氧等综合措施治疗，呼吸中枢兴奋药只作为次要的辅助治疗。

一、用药护理程序

用药步骤	用药护理要点
用药前	1. 注意实际给药剂量，一般应小剂量、间歇、多次给药或几种药物交替使用。 2. 小儿选用退热药不易采用含有咖啡因的复方制剂。孕妇、胃溃疡患者慎用或禁用。 3. 常规备好抢救惊厥的药械等。
用药中	1. 兴奋大脑皮质一般口服咖溴合剂，1 次 10 ~ 15ml，一日 3 次，饭后服。解救中枢抑制时，一般皮下或肌内注射安钠咖（苯甲酸钠咖啡因）注射液，一次 1 ~ 2ml，一日 2 ~ 4ml；极量：一日 12ml。 2. 用药过程中应密切观察病情，一旦出现烦躁不安、反射亢进、面部、肢体肌肉抽搐应立即减量或换药。若发生惊厥应立即注射地西泮等药物解救。
用药后	药物有依赖性，被列为第二类精神药品。做好药品的管理和健康宣教。

二、用药护理案例分析

患儿，女，2岁。三天前因大叶性肺炎入院诊治，今晨出现呼吸衰竭，意识昏迷现象，医生马上给予二甲弗林8mg，生理盐水500ml稀释后静脉点滴，用药20min后患者出现肌肉抽搐、惊厥等症状。

试分析：患者产生惊厥的原因，应如何正确使用。

常用制剂和用法

安钠咖（苯甲酸钠咖啡因）　注射剂：0.25g/ml、0.5g/2ml。一次0.25～0.5g，皮下或肌内注射。极量：一次0.75g，一日3g，皮下或肌内注射。

盐酸哌甲酯　片剂：10mg。一次10mg，一日2～3次。6岁以上小儿开始一次5mg，一日5～10mg。注射剂：20mg/ml。一次10～20mg，一日1～3次，皮下注射、肌内注射或静脉注射，一日量不超过60mg。

尼可刹米　注射剂：0.5g/2ml。皮下注射或肌注，一次0.25～0.5g；必要时1～2h重复1次，或与其他中枢兴奋药交替使用；极量：一次1.25g。

二甲弗林　片剂：8mg。一次8～16mg，一日2～3次。注射剂：8mg/2ml。一次8mg，肌注或静注。或一次8～16mg，用0.9%氯化钠注射液或5%葡萄糖注射液稀释后静滴，重症者可一次16～32mg静滴。

盐酸洛贝林　注射剂：3mg/ml、5mg/ml。皮下注射或肌注，成人一次3～10mg，小儿一次1～3mg。极量：一次20mg，一日50mg。必要时可一次3mg（小儿一次0.3～3mg）缓慢静脉注射，间隔30min可重复一次。极量：一次6mg，一日20mg。抢救新生儿可用3mg自脐静脉注射。

盐酸甲氯芬酯　胶囊剂：0.1g。一次0.1～0.3g，一日3次，至少连服1周。小儿一次0.1g，一日3次。注射剂：0.1g、0.25g。一次0.25g，一日1～3次，临用前加适量注射用水溶解后肌注或溶于5%葡萄糖注射液250～500ml中静滴。

胞磷胆碱　注射剂：0.25g/2ml。一次0.5～1.0g加入5%或10%葡萄糖注射液500ml中静滴，一日1次，5～10日为一疗程；也可用25%葡萄糖注射液20ml稀释后缓慢注射。

思 考 与 练 习	1. 临床工作中，当患者发生呼吸抑制和衰竭时，主要采取吸氧、人工呼吸、开放气道等措施，呼吸兴奋药只是辅助手段，请问这是为什么？ 2. 中枢兴奋药最主要的不良反应是什么？主要影响因素是什么？应如何采取措施防控？

（于　雷）

第十八章　利尿药与脱水药

第一节　利尿药

利尿药（diuretics）是一类作用于肾脏，增加电解质和水的排出，产生利尿作用的药物。临床用于治疗心、肾、肝脏疾病所引起的水肿，也用于高血压等非水肿性疾病的治疗。按利尿作用强度可分为三类：①高效能利尿药：又称为袢利尿药；②中效能利尿药：又称为噻嗪类利尿药；③低效能利尿药：又称为保钾利尿药。

一、利尿药作用基础

尿液生成过程包括肾小球滤过、肾小管和集合管的重吸收和分泌三个环节。正常成人每天由肾小球滤过产生的原尿达 180L，含 Na^+ 约 600g，但排出的终尿只有 1～2L，含 Na^+3～5g，说明肾小管和集合管有强大的重吸收能力。利尿药主要作用在重吸收环节，通过影响肾小管不同部位的离子转运机制，增加电解质的排出，减少水的重吸收，发挥利尿作用（图 18-1）。

1. 近曲小管　重吸收 65%～70% 的 Na^+，除了以扩散方式通过 Na^+ 通道外，还受碳酸酐酶（CA）的作用。CA 可以催化 CO_2 溶于水后生成 H^+ 和 HCO_3^-，通过 Na^+-H^+ 交换方式重吸收 Na^+。

抑制碳酸酐酶可抑制 Na^+ 重吸收，产生利尿作用，由于此处未被吸收的 Na^+ 会被其后的肾小管重吸收，故利尿作用弱。

2. 髓袢升支粗段　重吸收 25% 的 Na^+。主要通过 Na^+-K^+-$2Cl^-$ 同向转运体重吸收。由于此段小管缺乏水通道，对水不通透，管腔尿液中的 Na^+、Cl^- 被重吸收到间质，而水未被重吸收，造成管腔内尿液稀释成低渗状态，而肾髓质尿液则因 Na^+、Cl^- 等物质的重吸收而呈高渗状态。

抑制 Na^+-K^+-$2Cl^-$ 同向转运体，肾的稀释功能与浓缩功能都降低，呈现强大的利尿作用。

3. 始段远曲小管　重吸收 10% 的 Na^+。主要通过 Na^+-Cl^- 同向转运体重吸收 Na^+，由于远曲小管对水也不通透，进一步稀释了尿液。

抑制 Na^+-$2Cl^-$ 同向转运体同样影响肾的稀释与浓缩功能，利尿作用较弱。

4. 集合管　重吸收 2%～5% 的 Na^+。主要通过 Na^+、K^+ 通道，重吸收 Na^+ 和排出 K^+。醛固酮可促进这一过程。集合管有水通道分布，当集合管腔内的低渗尿流经高渗性的髓质区时，在渗透压差和抗利尿激素（ADH）作用下，完成水的重吸收，尿液被浓缩。

药物抑制此段的钠泵或离子交换可产生利尿作用并能够发挥留钾排钠的调节作用，如螺

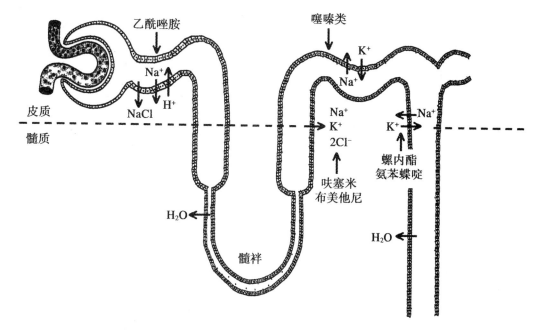

图 18-1 利尿药作用示意图

内酯、氨苯蝶啶等。

二、常用利尿药

（一）高效能利尿药

作用快速而强大，在肾小球滤过率低，其他药物难以奏效的情况下，仍能产生利尿作用。本类药物主要有呋塞米、布美他尼（bumetanide，丁苯氧酸）、托拉塞米、依他尼酸（etacrynic acid，利尿酸）、阿佐塞米、吡咯他尼等，因作用部位均是髓袢升支粗段，又称为袢利尿药（loop diuretics）。

呋塞米 *（furosemide，呋喃苯胺酸，速尿）

本药口服吸收良好，30min 显效，静注 5min 显效，维持 2 ～ 3h，主要分布在肾等组织，大多以原型由肾小管分泌，经尿液排出，$t_{1/2}$ 约为 1.5h。

【药理作用】 抑制髓袢升支粗段的 Na^+-K^+-$2Cl^-$ 同向转运体，抑制 NaCl 的重吸收，明显降低肾对尿液的浓缩和稀释功能，利尿作用强大而迅速。排出大量的等渗尿（成人 24h 排尿可达 50 ～ 60L），同时排出 Na^+、Cl^-、K^+、Ca^{2+}、Mg^{2+} 等电解质，属于排钾利尿药。呋塞米还可扩张肾血管，增加肾血流量，扩张小静脉，减轻肺水肿。

考点： 呋塞米主要用于何种类型的水肿？

【临床用途】

1. **严重水肿** 可用于心、肝、肾等病变引起的各类水肿。因利尿作用强大，一般不作首选，多用于其他利尿药无效的严重水肿患者。

2. **急性肺水肿** 静脉注射呋塞米 20 ～ 40mg 可扩张外周血管，降低外周阻力，减少回心血量，迅速减轻左心负荷，为急性肺水肿的首选药物。

要点提示

急性肺水肿首选药物为呋塞米，主要依据是其扩张血管作用。

3．急性肾衰竭　早期使用呋塞米，对急性肾衰竭有预防作用。呋塞米可利尿、扩张肾血管，增加肾血流量和肾小球滤过率，促进排钠利尿，维持一定尿量；也可减轻细胞水肿和肾小管阻塞，对肾有一定保护作用。

4．高钙血症　通过抑制 Ca^{2+} 的重吸收，降低血钙。高钙血症危象时静脉注射呋塞米 $40 \sim 80mg$。

5．加速毒物排泄　对于以原形经肾排出的药物或毒物中毒，应用呋塞米，并配合输液，使 24h 尿量达 5L 以上，可加速毒物排出。

【不良反应】

1．水、电解质平衡失调　常在过度利尿时发生，表现为低血容量、低血钾、低血钠、低血镁、低氯性碱中毒等，以低血钾症最为常见，也最为严重。一般在用药 1 ~ 4 周出现，其症状为恶心、呕吐、腹胀、无力及心律失常等。

要点提示

最常见的不良反应是出现低钾血症。临床用途需注意补钾或与保钾利尿药合用。

2．耳毒性　静脉注射大剂量呋塞米可引起眩晕、耳鸣、听力下降或耳聋，与内耳淋巴液电解质成分改变和耳蜗毛细胞损伤有关。

要点提示

由于耳毒性的存在，不宜与具有耳毒性的其他药物联合应用，如氨基糖苷类抗生素等。

3．其他　常见有恶心、呕吐、上腹不适等症状，大剂量可引起胃肠道出血等；由于抑制尿酸排泄可导致高尿酸血症而诱发痛风；可引起一过性高血糖和高脂血症等；偶有粒细胞减少，血小板减少等过敏症状。

布美他尼（bumetanide）

本药作用和用途与呋塞米相同。特点是利尿作用强而持久，为呋塞米的 40 ~ 60 倍。不良反应与呋塞米相似但较轻，耳毒性低，大剂量时可出现肌疼痛和痉挛。

托拉塞米（torasemide）利尿作用较强而持久，尿钾、钙的排出作用较呋塞米弱。

（二）中效能利尿药

本类药物主要包括噻嗪类的氢氯噻嗪、卞噻嗪、氢氟噻嗪、环噻嗪、三氯噻嗪、苄氟噻嗪、甲氯噻嗪、环戊噻嗪、泊利噻嗪等。另外，非噻嗪类，如氯噻酮、吲达帕胺、美托拉宗、喹乙宗、希帕胺等与噻嗪类的作用和用途相似。

氢氯噻嗪 *（**hydrochlorothiazide**，双氢克尿噻，**HCT**）

本药口服吸收快而完全。一般 1 ～ 2h 起效，维持时间 6h 左右。

【药理作用】

1. 利尿作用　抑制肾小管始段远曲小管的 Na^+-Cl^- 同向转运体，抑制 NaCl 的重吸收，并可轻度抑制碳酸酐酶而减少 Na^+-H^+ 交换，主要排出 Na^+、K^+、Cl^-、Mg^{2+} 和 HCO_3^- 等离子，属排钾利尿药，作用弱于呋塞米。但可促进 Ca^{2+} 在远曲小管的重吸收，减少尿液中的 Ca^{2+} 浓度，抑制高尿钙所致的肾结石形成。

2. 抗利尿作用　机制尚不明确，可使尿崩症患者口渴感减轻，饮水量减少，尿量减少。

3. 降压作用　氢氯噻嗪在高血压的治疗中有着重要的地位。用药早期通过利尿作用降低血容量而降压，长期用药则通过扩张外周血管而降压。

【临床用途】

1. 各型水肿　对轻、中度心源性水肿疗效良好，是慢性心功能不全的主要治疗药物之一；对肾受损较轻的肾性水肿疗效较好；肝性水肿慎用，避免低血钾诱发肝昏迷。

2. 尿崩症　主要用于肾性尿崩症及加压素无效的垂体性尿崩症。

3. 高血压　一线抗高血压药。（参见第十九章）

【不良反应】

1. 电解质紊乱　如低血钾、低血钠、低血镁、低氯性碱血症等，其中以低钾血症多见。

要点提示

噻嗪类经常用于心血管疾病的联合治疗，其诱发低血钾应高度重视，特别是用于治疗慢性心功能不全时，联合强心苷类药物使低血钾更易发生，更易诱发强心苷的中毒，临床应用时需特别注意补钾或与保钾利尿药合用。

2. 代谢性障碍　长期应用导致代谢障碍，可引起高血糖、高脂血症、高尿酸血症、高钙血症。

3. 变态反应　可见皮疹、血小板减少、光敏性皮炎等。

（三）低效能利尿药

螺内酯 *（**spironolactone**，安体舒通）

【作用和用途】　螺内酯竞争性与醛固酮受体结合，可对抗醛固酮表现为排钠保钾的作用。利尿作用弱、缓慢而持久，属保钾利尿药。由于作用弱，临床很少单独应用，常与其他利尿药联合应用，治疗伴有醛固酮升高的顽固性水肿，如肾病综合征、肝硬化等引起的水肿或腹水，对慢性充血性心力衰竭，在减轻水肿的同时还可逆转心室重构，远期效果更明显。

【不良反应】　本药不良反应轻微，主要是高血钾症，肾功能不良的患者尤易发生。

氨苯蝶啶 *（**triamterene**）和阿米洛利（**amiloride**）

本类药物均作用于末段远曲小管和集合管，阻滞 Na^+ 通道，减少 Na^+ 重吸收，继而影响 K^+ 向管腔内分泌，因而产生排钠、保钾、利尿作用，属于保钾利尿药。

考点：具有保钾作用的利尿药有哪些？

临床上常与排钾利尿药合用治疗顽固性水肿。如心力衰竭、肝硬化和肾炎等引起的水肿。

不良反应较少，长期应用可引起高钾血症，肾功能不全、糖尿病患者及老年人较易发生。常见有恶心、呕吐、腹泻等消化系统症状。

乙酰唑胺（acetazolamide，醋唑磺胺）

本药抑制碳酸酐酶，减少近曲小管 Na^+ 的重吸收，利尿作用弱。抑制眼睫状体碳酸酐酶，减少房水生成，降低眼压。临床主要用于治疗青光眼。也用于急性高山病的预防。

各种利尿药作用及比较见图 18-2 及表 18-1。

表 18-1　各类利尿药的特点比较

类　别	代表药物	作用机制	利尿应用	其他应用	主要不良反应
高效能利尿药（袢利尿药）	呋塞米	抑制髓袢升支粗段 Na^+-K^+-$2Cl^-$ 同向转运体	各种严重水肿 急性肺水肿 急性肾衰竭	高钙血症 加速毒物排出	水电解质紊乱 低钾血症多见 耳毒性
中效能利尿药（噻嗪类利尿药）	氢氯噻嗪	抑制远曲小管 Na^+-Cl^- 同向转运体	各种水肿 心性水肿	高血压、高尿钙症 尿崩症	水电解质紊乱 低钾血症多见
低效能利尿药（保钾利尿药）	螺内酯 氨苯蝶啶	拮抗醛固酮 抑制 Na^+ 通道	水肿，尤其伴醛固酮增高者 肝性水肿	失钾失镁	高钾血症

第二节　脱水药

脱水药（Osmostic diuretics）在静脉注射后能提高血浆渗透压，产生组织脱水作用。通过肾排出体外时，可增加尿液渗透压，促进水和部分离子排出，又称渗透性利尿药。脱水药的共同特点是：①静脉注射后不易从毛细血管扩散进入组织，能提高血浆渗透压；②在体内不易被代谢；③能通过肾小球滤过，但不被肾小管重吸收。常用药物有甘露醇、山梨醇和葡萄糖等。

甘露醇 *（mannitol）

【作用和用途】

1. 脱水作用　20% 的甘露醇静脉给药后，能迅速提高血浆渗透压，使组织脱水，从而迅速降低颅内压、眼内压。是治疗脑水肿的首选药，降低颅内压应在 1h 内滴完。也可用于青光眼急性发作和术前准备。

要点提示

脑水肿的首选药物为甘露醇，选用 20% 溶液 250ml，降低颅内压滴注速度宜快。

考点：甘露醇有哪些临床用途？

2．利尿作用 脱水作用可同时增加血容量，使肾小球滤过量增加，药物被肾小球滤过后，几乎不被肾小管重吸收，可增加肾小管管腔液渗透压，产生渗透性利尿作用。可用于预防急性肾衰竭，避免或减轻少尿、无尿对肾小管的损伤。

【不良反应】 不良反应少见，但注射过快可引起一过性头痛、眩晕、视物模糊等。心功能不全、重度高血压和颅内活动性出血患者禁用。

山梨醇（sorbitol）

本药常用 25% 水溶液，作用与甘露醇相似，但进入体内后，部分转化为果糖而影响其脱水作用，疗效不如甘露醇。

葡萄糖（glucose）

本药常用 50% 高渗溶液，静注时可产生高渗性利尿和脱水作用，但因易被代谢，故作用不持久。单独用于脑水肿时可有反跳现象，临床可与甘露醇或山梨醇合用治疗脑水肿。

第三节 利尿药与脱水药的用药护理

一、用药护理程序

用药步骤	用药护理要点
用药前	1．用药前必须了解患者水肿的原因、程度、血压、尿酸、肝肾功能及用药情况。 2．对磺胺药过敏者禁用呋塞米，痛风患者慎用；糖尿病患者、严重肝肾不能不全、高脂血症、高钙血症、胰腺炎、痛风、孕妇、哺乳期妇女慎用噻嗪类利尿药。慢性心功能不全、活动性颅内出血禁用甘露醇。 3．利尿药合并使用降压药时，降压药的剂量应适当减少。 4．呋塞米注射液碱性较强，应生理盐水稀释后静脉注射。避免与氨基糖苷类、万古霉素类抗生素等具有耳毒性的药物合用。 5．在气温较低时应用甘露醇，可用热水浴（80℃）加温，振摇溶解后使用，但不能与其他药物混合静脉滴注。
用药中	1．用药过程中应密切观察病情，监测电解质，预防电解质紊乱。 2．利尿药做到剂量个体化，根据利尿效果调整剂量，从小剂量开始（每日 12.5 ～ 25mg），以后根据利尿情况逐步加量。采用间歇给药（隔日用药或每周用药 1 ～ 2 次，或连续服药 3 ～ 4 天，停药 3 ～ 4 天），可减少不良反应。每日用药 1 次，应早晨服药，以免夜间排尿次数增多。 3．为避免低钾血症，长期服用排钾利尿药时应补充钾盐或与保钾利尿药合用，与强心苷合用时更应注意补钾，以免增加强心苷的心脏毒性。 4．静脉注射甘露醇速度宜快，同时注意患者血压、呼吸、脉搏情况，预防循环血量增加而引起的急性肺水肿。
用药后	1．用药后应注意患者水肿消退程度、记录出入量、血压、肝肾功能、血糖、血尿酸、听力等。一旦出现异常情况，应及时报告医生。 2．当低血钾、低血镁同时存在时，应纠正低血镁，否则低钾不易纠正。 3．告知患者，氨苯蝶啶和阿米洛利用药期间，尿液可为淡蓝色荧光尿。

二、用药护理案例分析

1. 患者，男，45 岁。因上消化道大出血来诊，入院诊断为肝硬化门脉高压，食管胃底静脉破裂出血，立即给予手术治疗，术后持续导尿监测 2 小时，尿量不足 20ml，医嘱呋塞米和螺内酯联合应用。

试分析：两药联合应用的依据是什么？用药护理措施有哪些？

2. 患者，男，67 岁。突然发生口眼歪斜、一侧肢体功能丧失等症急诊入院，经诊断为脑血栓，医嘱：20% 甘露醇注射液 250ml 静脉点滴，每 4 ～ 6h 一次。

试分析：①选药依据是什么？②静滴甘露醇时，在速度上有何要求？③下一步应采取哪些护理措施？

常用制剂和用法

呋塞米　片剂：20mg。一次 20mg，一日 1 ～ 3 次。注射剂：20mg/2ml。一次 20mg，一日 1 次或隔日 1 次，肌内注射或稀释后缓慢静脉注射。对重度慢性心力衰竭用量可增至 60 ～ 120mg，每隔 4 小时服用 1 次。效果仍不佳者可静脉注射，每次 20 ～ 40mg 加入到生理盐水 20 ～ 40ml 中缓慢静脉注射，隔日 1 次，根据需要也可一次 1 ～ 2 次。

布美他尼　片剂：1mg。一次 1mg，一日 1 ～ 3 次。注射剂：0.5mg/2ml。一次 0.5mg，肌内注射或静脉注射。极量：一日 10mg。

氢氯噻嗪　片剂：10mg，25mg，50mg。一次 25 ～ 50mg，一日 2 次，也可隔日或每周 1 ～ 2 次。抗高血压：口服 12.5 ～ 25mg，分 1 ～ 3 次服用。对较重的病人可增至每日 100 ～ 200mg，分 2 ～ 3 次服用。同时补充钾盐。

螺内酯　片剂（胶囊）：20mg、25mg。口服 20 ～ 40mg，一次 3 次。可与氢氯噻嗪、呋塞米合用以加强利尿作用，并减少钾的丢失。

甘露醇　注射剂：20g/100ml、50g/250ml。1 ～ 2g/kg，静滴。必要时 4 ～ 6h 重复使用一次。

山梨醇　注射剂：25g/100ml、62.5g/250ml。1 ～ 2g/kg，在 20 ～ 30min 内输入。必要时 6 ～ 12h 重复使用一次。

葡萄糖　注射液：50% 溶液，10g/20ml。一次 40 ～ 60ml，静注。4 ～ 6h 可重复使用一次。

思考与练习	1. 比较各类利尿药和脱水药的作用特点、应用和护理用药要点。 2. 各类水肿治疗的首选药物是什么？应用药物治疗过程中应该注意哪些问题？

（于　雷）

第十九章　抗高血压药

<table>
<tr><td>学习目标</td><td>1. 掌握抗高血压药的种类，一线抗高血压药的作用、用途、不良反应和用药护理。
2. 熟悉抗高血压药的合理应用原则。
3. 了解其他抗高血压药的作用特点、临床用途、不良反应。</td></tr>
</table>

高血压可分为原发性高血压（高血压病）和继发性高血压（症状性高血压）。95% 的高血压病人属于前者，其病因尚未阐明，可能与遗传、环境精神因素以及血压调节失调有关。继发性高血压约占 5% ～ 10%，是某些疾病的表现之一，例如急性肾炎、肾上腺嗜铬细胞瘤等可有血压升高，也称症状性高血压。世界卫生组织建议高血压的诊断标准为：成人静息时收缩压 ≥ 18.7kPa（140mmHg）和 / 或舒张压 ≥ 12kPa（90mmHg）。高血压是威胁人群健康的常见病、多发病，在持续进展过程中，可累及心、脑、肾等靶器官，严重者可出现脑出血、高血压危象等。合理应用抗高血压药物，确保血压正常和平稳，延缓动脉粥样硬化的形成和发展，可减少和防止并发症，保护靶器官，降低病死率，提高生存质量，延长寿命。多数患者不仅需要长期服药控制症状，还需要配合低盐饮食、控制体重、改变生活方式等非药物治疗。

第一节　抗高血压药的分类

维持血压的基本因素是心排出量、外周血管阻力和血容量。在众多调控血压的神经、体液因素中，主要是交感神经系统、肾素 - 血管紧张素 - 醛固酮系统和血管内皮松弛因子 - 收缩因子系统起着重要作用。抗高血压药又称降压药，通过影响这些系统降低外周血管阻力、减少心排出量、减少血容量而降压（图 19-1）。根据抗高血压药主要作用部位和作用机制，将抗高血压药分为以下五类：

1. 利尿药　如氢氯噻嗪等。

2. 作用于肾素 - 血管紧张素 - 醛固酮系统的药

（1）血管紧张素转化酶抑制药（ACEI）：卡托普利等。

（2）血管紧张素 II 受体阻断药：氯沙坦等。

3. 钙通道阻滞药：硝苯地平，氨氯地平等。

4. 交感神经系统抑制药

（1）中枢性降压药：可乐定等。

（2）神经节阻断药：美卡拉明（美加明）等。

（3）去甲肾上腺素能神经末梢抑制药：利血平等。

（4）肾上腺素受体阻断药：①α₁ 受体阻断药，如哌唑嗪等；②β 受体阻断药，如普萘洛尔等。

5．血管扩张药

（1）直接舒张血管药：肼屈嗪等。

（2）钾通道开放药：米诺地尔等。

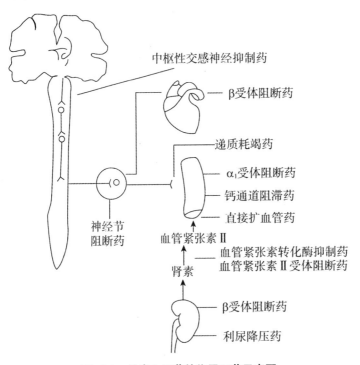

中枢性交感神经抑制药

β受体阻断药

递质耗竭药

α₁受体阻断药

钙通道阻滞药

直接扩血管药

血管紧张素Ⅱ

血管紧张素转化酶抑制药
血管紧张素Ⅱ受体阻断药

肾素

β受体阻断药

利尿降压药

神经节
阻断药

图 19-1　抗高血压药的作用环节示意图

第二节　常用抗高血压药

目前，国内外广泛应用的降压药是由世界卫生组织和国际高血压学会推荐的一线降压药，包括利尿药、血管紧张素转化酶抑制药、血管紧张素Ⅱ受体阻断药、钙通道阻滞药、β受体阻断药等。而去甲肾上腺素能神经末梢抑制药、中枢性交感神经抑制药和直接扩张血管类降压药已很少单独应用，但在联合用药和抗高血压药的复方制剂中仍然经常使用。神经节阻断药由于不良反应太多，目前已基本不再使用。

要点提示

　　一线降压药是临床评价高，且便于患者长期使用的药物，一般从中选择 2 ～ 3 种配伍使用。

一、利尿药

氢氯噻嗪（hydrochlorothiazide，双氢克尿噻）

【体内过程】　本药口服可迅速吸收，1h 显效，2h 达高峰，维持 6 ～ 12h。大部分以原形经肾小管分泌，少量经胆汁分泌。

【药理作用】 降压作用缓慢、温和、持久，降压过程平稳，对卧位和立位血压均能降低，长期用药无明显耐受性。对正常血压无影响。早期降压机制主要与排钠利尿，使细胞外液、血容量减少有关。

长期用药血压仍可持续降低。其主要机制可能是排钠降低血管平滑肌细胞内 Na^+ 浓度，通过 Na^+–Ca^{2+} 交换机制，使进入细胞内 Ca^{2+} 减少，导致血管平滑肌松弛和对去甲肾上腺素等缩血管物质敏感性降低以及诱导动脉壁产生扩血管物质如激肽、前列腺素等，从而使血管扩张，血压降低。

> **考点：** 氢氯噻嗪等利尿药作为基础降压药，与其他药物配伍，主要发挥什么作用？

【临床用途】 单独使用治疗轻度高血压；作为基础降压药与其他降压药合用治疗中、重度高血压，可缓解其他降压药引起的水钠潴留，并增强疗效。对伴有心功能不全的患者尤为适用。

【不良反应】

1. 长期用药可引起低血钾、低血钠、低血镁。用药期间应监测血电解质，出现紊乱时，可口服或静滴氯化钾、静滴硫酸镁等纠正。

2. 升高血脂、降低糖耐量。糖尿病人不宜使用。

3. 血尿素氮升高。可加重慢性肾功能不全。

4. 血尿酸含量升高可诱发痛风。可口服别嘌呤醇防治。

5. 血浆肾素活性增高。不利于降压，可与 β 受体阻断药、血管扩张药合用。

要点提示

氢氯噻嗪容易导致电解质紊乱，造成低血钾、低血镁等症状，应注意纠正；降低糖耐量，影响降糖药的疗效、诱发痛风等。

【药物相互作用】

1. 与氨苯蝶啶、螺内酯等保钾利尿剂合用，可防治低血钾。

2. 与 β 受体阻断药、血管扩张药合用，可增强降压效果，减少不良反应。

其他同类利尿降压药还有**吲达帕胺** *（indapamide）兼有较强的扩张血管作用，临床用途更广。强效利尿药如呋塞米（速尿）主要用于高血压危象、急性肺水肿或伴有严重肾功能严重不全的患者。

二、肾素 - 血管紧张素 - 醛固酮系统抑制药

（一）血管紧张素转化酶抑制药（ACEI）

卡托普利 *（captopril，甲巯丙脯酸）

【体内过程】 口服吸收迅速，吸收率75%以上，但胃肠内食物可使本药的吸收减少30%～40%，宜在餐前1h服药。口服15min起效，1～2h达高峰，持续6～12h。在肝代谢，40%～50%以原形经肾脏排泄。$t_{1/2} < 3h$。

【药理作用】

1. 降压作用 其特点主要有：①降压作用迅速、显著，降压时不伴有反射性心率加快，

心排出量不减少或稍增加。②降低肾血管阻力，增加肾血流量，保护肾功能。③一般不发生直立性低血压。④长期服用无耐受性，不易引起电解质紊乱和脂质代谢障碍，改善胰岛素抵抗，增强机体对胰岛素的敏感性。⑤减少醛固酮释放，减轻水钠潴留（图19-2）。

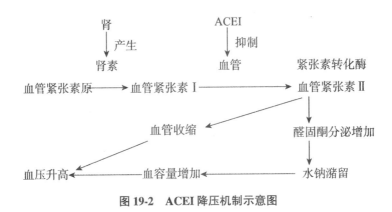

图19-2　ACEI降压机制示意图

2．靶器官保护作用　抑制心肌、血管平滑肌细胞的肥大和增生，能预防或逆转心室重构与血管重构，对心脏和血管起保护作用。

3．改善衰竭心脏的功能　在慢性心功能不全患者，卡托普利能通过降低心脏前、后负荷，改善心脏功能。

本类药物的作用机制主要包括：①抑制ACE，减少血管紧张素Ⅱ的生成。②ACE同时是缓激肽的降解酶，缓激肽有较强的血管舒张作用。该酶被抑制后，能显著减少缓激肽的降解，也能发挥降压作用。

【临床用途】　用于各型高血压，对于原发性和肾性高血压及高肾素型高血压均有较好疗效，对伴有慢性肾功能不全、糖尿病肾病、充血性心力衰竭、冠心病甚至心肌梗死和脑血管疾病的高血压患者均有良效。可单用，也可与利尿药、β受体阻断药、钙通道阻滞药合用。还可用于慢性心功能不全，可有效降低病死率。

【不良反应】

1．低血压反应　与开始用量过大有关，用药宜从小剂量开始。

2．咳嗽　主要为刺激性干咳，发生率5%～20%，常在用药1周至6个月内出现。与缓激肽及前列腺素等蓄积有关。停药后可自行消失。也可换用血管紧张素Ⅱ受体阻断药。

3．久用可致血锌降低而引起皮疹、味觉和嗅觉缺损、脱发等，补充锌可以减轻。

4．血管神经性水肿　表现为口唇、面部水肿，严重者可致舌、喉水肿，应立即停药，并作紧急救治。

5．高钾血症　可见于伴有肾功能不全或与保钾利尿药、β受体阻断药合用的患者。同服排钾利尿剂可防治，严重者可给予注射胰岛素。

【药物相互作用】

1．ACEI与利尿药氢氯噻嗪合用，降压作用增强，水钠潴留减轻。

2．ACEI与钙通道阻滞药及β受体阻断药合用，降压效果增强，不良反应减少。

依那普利＊（enalapril）

本药口服后迅速吸收，生物利用度60%，不受进食影响。降压作用比卡托普利强10倍，可持续24h。用于各型高血压及慢性心功能不全患者。因不含巯基，不良反应小于卡托普利，其中咳嗽、头晕、头痛较常见。

贝那普利（benazepril，苯那普利）

本药口服吸收快，1h 起效，2～4h 达高峰。贝那普利作用强，持续时间长，每日口服一次即可。能增加肾血流量、改善肾功能，对多种慢性肾功能不全如肾小球肾病、糖尿病肾病等有效，能降低肾功能不全由轻中度发展到重度末期的危险性。用于治疗高血压与心力衰竭。

其他 ACEI 还有赖诺普利（lisinopril）、福辛普利（fosinopril）、喹那普利（quinapril）、雷米普利（ramipril）、培哚普利（perindopril）、西拉普利（cilazapril）等，其共同特点是作用时间长，一般每天只需服用一次即可。

（二）血管紧张素 II 受体阻断药

血管紧张素 II 受体有两种，即 AT_1 受体和 AT_2 受体。血管紧张素的心血管作用主要是激动 AT_1 受体而产生的。血管紧张素 II 受体阻断药选择性阻断 AT_1 受体，拮抗血管紧张素 II 的升压作用，因而较 ACEI 选择性更强，拮抗作用更完全。并能逆转血管重构和心室重构，对肾有保护作用，而没有 ACEI 产生的血管性水肿及咳嗽等副作用。

> **考点：** ACEI 主要有哪些不良反应？

氯沙坦（losartan）

【体内过程】　口服易吸收，不受食物影响，首关消除明显，生物利用度 33%，约有 14% 经肝转化为活性更强的代谢产物。每日服药 1 次，降压作用可持续 24h。大部分随胆汁排泄，部分随尿排出。

【药理作用】　降压作用平稳、持久，起效缓慢，用药 3～6 周达最佳疗效。基础血压越高，降压幅度越大，停药后不易产生反跳现象。增加肾血流量和肾小球滤过率，使尿酸排出增多，对糖尿病合并肾功能不全的患者也有保护作用。

【临床用途】　主要用于不能耐受 ACEI 所致干咳的高血压患者，对高肾素型高血压疗效尤佳。也可用于治疗慢性心功能不全。

【不良反应】　与 ACEI 相似，也可引起低血压、高血钾，影响胎儿发育。个别患者出现头痛、头晕、胃肠不适等。

【禁忌证】　孕妇、哺乳期妇女禁用。肾动脉狭窄者禁用。避免与保钾利尿药合用。

缬沙坦 *（valsartan）

本药作用与氯沙坦相似，对 AT_1 受体的亲和力比氯沙坦强 5 倍，口服给药 2h 出现降压作用，4～6h 达高峰，降压作用持续 24h，临床用途同氯沙坦。不良反应少，主要有头痛、头晕等。

同类药物还有厄贝沙坦（lrbesartan）等。

三、钙通道阻滞药

钙通道阻滞药也称钙拮抗药、钙离子内流阻滞药，通过抑制钙离子内流、松弛血管平滑肌、扩张血管，使血压下降。主要作用于血管平滑肌的钙通道阻滞药为二氢吡啶类化合物，代表药物硝苯地平。近年来研制出一系列二氢吡啶类衍生物，如尼群地平、尼卡地平、非洛地平、氨氯地平等，作用机制与硝苯地平相同。

硝苯地平 *（nifedipine，硝苯吡啶，心痛定）

【药理作用】 降压作用迅速、强大，舌下给药 2 ~ 3min，口服 15min 起效，1 ~ 2h 作用达高峰，持续 4 ~ 8h。对小动脉血管平滑肌敏感性远高于小静脉。降压的同时伴有反射性心率加快，心排出量增加，血浆肾素活性增高。

【临床用途】 用于治疗各型高血压，尤其适用于伴有肾功能不全或心绞痛的患者，高血压危象和高血压伴有心力衰竭也可取得良效。可单用或与利尿药、β 受体阻断药、血管紧张素转化酶抑制药合用。由于降压急剧，持续时间短，血压波动大，所以高血压的长期治疗应用硝苯地平的缓释剂或控释剂为宜。

【不良反应】 常见的有头痛、颜面潮红、眩晕、心悸、踝部水肿等。踝部水肿为毛细血管扩张、渗出增加而非水钠潴留所致，可用利尿药消退。

【禁忌证】 孕妇禁用。低血压患者慎用。

【药物相互作用】 与血浆蛋白结合率高的药物如苯妥英钠、洋地黄毒苷、奎尼丁及双香豆素等合用，应适当减少用药量。西咪替丁会显著的引起硝苯地平血浓度升高，与其合用时需将硝苯地平的剂量降低 40%。

尼群地平 *（nitrendipine）

本药作用和用途与硝苯地平相同，降压作用强，起效快，持续时间长。口服 15 ~ 30min 见效，2 ~ 3h 降压最明显，作用持续 6 ~ 8h，可用于治疗各型高血压，尤其适用于老年人高血压。本药尚具有舒张冠状血管的作用，并降低心肌耗氧量，高血压并发冠心病患者尤为适用。也可单用治疗各级高血压，可与 β 受体阻断药或利尿药合用，效果更佳。

考点： 应用硝苯地平治疗高血压应选用何种剂型为宜，为什么？

氨氯地平 *（amlodipine）

本药属长效钙通道阻滞药。口服吸收完全，且不受食物影响。口服起效缓慢，降压平稳，1 ~ 2 周呈现降压作用，6 ~ 8 周达最大效果，$t_{1/2}$ 为 35 ~ 48h。每日服用 1 次，可平稳降压 24h。可避免短效药物因降压作用维持时间短、血压波动造成的潜在危害。对血管平滑肌有较高的选择性，对心率、房室传导及心肌收缩力无明显影响；长期服用不降低肾血流量；无直立性低血压；无水钠潴留；无耐受性；对脂质代谢亦无不良影响；并能减轻或逆转左室肥厚；也可用于稳定型和变异型心绞痛的治疗。与利尿药、β 受体阻断药、血管紧张素转化酶抑制药合用效果更好。肝功能不全者禁用。

要点提示

降压治疗应选择长效降压药或者缓释剂型，能更平稳地控制血压、保护靶器官。如贝那普利、氨氯地平以及硝苯地平的缓释制剂等。

四、β 受体阻断药

普萘洛尔 *（propranolol，心得安）

【体内过程】 口服吸收率大于 90%，主要在肝代谢。首关消除率 60% ~ 70%，生物利用度仅 30%。$t_{1/2}$ 为 2 ~ 5h，血浆蛋白结合率大于 90%，易于通过血脑屏障和胎盘屏障，代谢产物 90% 以上经肾排泄。

【药理作用】　口服给药降压作用缓慢，约 3 ~ 4 周后才显效，降压过程平稳，收缩压、舒张压均衡下降，降压作用持久。降压同时心率减慢，心输出量减少，血浆肾素活性降低。不引起直立性低血压，无水钠潴留，长期用药无耐受性。

本类药物的降压机制比较复杂，主要有：①阻断心脏 β 受体减少心输出量；②阻断肾小球旁器 β 受体，减少肾素释放；③阻断突触前膜 β 受体，抑制其正反馈作用，减少去甲肾上腺素释放；④阻断中枢 β 受体，抑制血管运动中枢，使外周交感神经活性降低。

【临床用途】　普萘洛尔适用于各型高血压，对伴有心输出量增多、肾素水平偏高或伴有心动过速、心绞痛、脑血管病变的高血压患者尤其适用。与血管扩张药、利尿药合用可增强疗效。本药用量个体差异较大，应从小剂量开始，逐渐增加，每日用量不超过 300mg。

【不良反应】　主要有乏力、嗜睡、头晕、失眠、低血压、心动过缓等。长期应用不能突然停药，否则有反跳现象，应在停药前 10 ~ 14 日逐步减量。

【禁忌证】　重度房室传导阻滞、窦性心动过缓、低血压、重度或急性心功能不全、慢性阻塞性肺病、支气管哮喘患者禁用。

在 β 受体阻断药中，美托洛尔（美多心安、倍他乐克）、阿替洛尔（氨酰心安）为选择性 β_1 受体阻断药，对 β_2 受体的阻断作用弱，作用优于普萘洛尔，对支气管影响小，不良反应少，临床用途较多。

卡维地洛（carvedilol）

本药为 α 和 β 受体阻断药，无内在拟交感活性，对心输出量及心率影响较小。口服生物利用度 22%，药效可维持 24h。用于轻、中度高血压，也用于心绞痛、心功能不全的治疗。不良反应与普萘洛尔相似，但不影响脂质代谢。

> 考点：美托洛尔治疗高血压优于普萘洛尔的原因是什么？

第三节　其他抗高血压药

一、交感神经系统抑制药

（一）中枢性降压药

可乐定（clonidine，可乐宁）

【体内过程】　口服吸收良好，生物利用度 75%，能通过血脑屏障，口服后 30min 起效，持续 6 ~ 8h，约 50% 以原形从尿中排出。半衰期约 13h，肾功能不全时半衰期明显延长。

【药理作用】

1. 降压作用　强度中等偏强，降压同时心率减慢、心排出量减少，对肾血流量和肾小球滤过率无明显影响。其中枢性降压作用是通过激动延髓腹外侧核的咪唑啉受体（Ⅰ-受体），降低交感中枢张力，使外周交感神经活性降低而降压；其外周降压作用则与激动外周交感神经突触前膜 α 受体及其相邻的咪唑啉受体，通过负反馈调节，减少去甲肾上腺素的释放有关。

2. 其他作用　本药还具有一定的镇痛和镇静作用，以及抑制胃肠蠕动和腺体分泌等作用。

【临床用途】 口服用于治疗中度高血压，注射可用于重度高血压。尤其适用于伴有消化性溃疡的高血压患者。与利尿药或其他降压药合用可提高疗效。本药也试用于对吗啡类镇痛药产生依赖性患者的戒毒治疗。

【不良反应】

1. 口干、便秘和嗜睡、乏力、心动过缓，用药几周后可消失。

2. 长期用药突然停药可出现交感神经亢进现象，表现为血压升高、心悸、出汗、情绪激动等，可恢复应用可乐定或用酚妥拉明治疗。长期用药后应逐渐减量停药。

甲基多巴（methyldopa）

本药与可乐定有相似的降压作用和作用机制，作用温和持久，中等偏强，降压时伴有心率减慢及心排出量减少，对肾血流量和肾小球滤过率无明显影响。尤其适用于肾性高血压和伴有肾功能不全的中度高血压病人，常与噻嗪类利尿药合用。不良反应常见有嗜睡、镇静。抑郁症和肝病患者禁用。

（二）神经节阻断药

本类药物通过阻断交感神经节而引起血管扩张，外周阻力降低，回心血量减少，产生迅速、强大的降压作用，但因阻断副交感神经节，且降压作用过强过快，易致直立性低血压，现已很少应用于高血压，代表药物为美卡拉明（mecamylamine）等。

（三）肾上腺素能神经末梢抑制药（交感神经递质耗竭药）

利血平 *（reserpine，利舍平）

本类药物作用于去甲肾上腺素能神经末梢部位，抑制递质的合成、储存、释放及再摄取等过程，使递质耗竭而降压，作用缓慢、温和而持久。降压时伴有心率减慢，心排出量减少。除降压作用外，利血平还具有镇静和安定作用，有利于减少高血压病人的精神紧张、烦躁及失眠等症状，由于不良反应较多，除应用其复方制剂治疗轻、中度高血压病外已很少单用。肌注或静注也可用于高血压危象。常见的不良反应为鼻塞、腹泻、心动过缓、乏力、嗜睡、胃酸分泌增加等副交感神经相对占优势的症状，偶见精神抑郁。有精神抑郁、消化性溃疡病史者禁用。

同类药物还有胍乙啶（guanethidine）等。

（四）α_1 受体阻断药

哌唑嗪 *（prazosin）

【体内过程】 口服易吸收，首关消除明显，生物利用度约为 60%。口服后 1 ~ 2h 血药浓度达峰值，$t_{1/2}$ 约 2 ~ 3h，但降压作用可维持 10h，血浆蛋白结合率约为 97%，主要在肝中代谢，仅少量以原形经肾排出。

【药理作用】 哌唑嗪选择性阻断血管平滑肌突触后膜 α_1 受体，使小动脉、小静脉扩张而产生中等偏强的降压作用。因对小动脉作用强，故舒张压下降更显著。对突触前膜 α_2 受体阻断作用较弱，不易引起心率增快、血浆肾素活性增高、心输出量增加、肾素释放和水钠潴留等反应。降压的同时对肾小球滤过率影响不大，可用于伴有肾功能不全的患者。因其扩张动脉和静脉，降低心脏的前后负荷，可改善心功能，对抗心衰症状。

【临床用途】 单用治疗轻、中度高血压，常在一线抗高血压药不满意时采用；与利尿药、β 受体阻断药合用可增强疗效，尤其适用于高血压伴有肾功能不全者，也用于治疗难治性心功能不全。

【不良反应】

1. 首剂现象　首次用药后出现严重的直立性低血压、晕厥和心悸等。将首次用量减为 0.5mg，并于睡前服用，可避免发生。

2. 头痛、眩晕、乏力、口干等，一般不影响用药，也可在用药过程中自行消失。

考点：降压药如哌唑嗪，首次应用而出现的血压过低等不适现象可采取什么方法预防？

二、血管扩张药

（一）直接扩张血管药

肼屈嗪（hydralazine，肼苯哒嗪）和双肼屈嗪（dihydralazine，双肼苯哒嗪）

本类药物口服吸收良好，但生物利用度低，$t_{1/2}$ 约 2 ～ 4h，降压作用可维持 12h 左右。通过直接舒张小动脉平滑肌降低外周阻力而降压，对静脉无明显舒张作用，降低舒张压比降低收缩压明显。但降压的同时能反射性兴奋交感神经，引起心率加快、心排出量增多，提高血浆肾素活性，增加醛固酮分泌，导致水钠潴留，减弱其降压作用，易产生耐受性。故极少单独使用，常与利血平、利尿药、β 受体阻断药合用或组成复方制剂，以增强疗效，减少不良反应。不良反应主要有头痛、恶心、心悸、眩晕、低血压等，单用可引起水钠潴留；偶可出现面红、水肿及诱发心绞痛等。严重的不良反应为全身性红斑狼疮综合征，也可引起溶血性贫血、类风湿性关节炎等。但将剂量降至 200mg/d 以下时，上述反应则少见。双肼屈嗪作用、用途与肼屈嗪相似，但较缓慢、持久。

要点提示

肼屈嗪等血管扩张药容易引起反射性交感神经兴奋，引起心率加快、心排出量增多等。一般不单独使用，而是作为复方制剂的成分之一，或与利尿药、β 受体阻断药合用。

硝普钠 *（sodium nitroprusside，亚硝铣铁氰化钠）

【药理作用】　硝普钠可同时松弛小动脉和小静脉血管平滑肌，降低血压，降低心脏前后负荷，起效快、作用强、维持时间短。对正常心脏的排出量影响不大，可增加衰竭心脏的排出量。口服不吸收，需静脉滴注给药，30s 起效，停药 3min 血压迅速回升，可通过调节滴速来控制血压水平。

【临床用途】　主要用于高血压急症，如高血压危象、高血压脑病、恶性高血压、肾上腺嗜铬细胞瘤手术前后紧急降压等。也可用于治疗心功能不全。

考点：临床上通过静脉滴注迅速控制血压的常用药物是哪种，作用时应注意什么？

【不良反应】

1. 不良反应包括恶心、呕吐、出汗、烦躁不安、心悸和头痛等，与过度降压有关，滴注停止后可迅速消失。

2. 大剂量或连续使用，特别是肾功能不全时，可因硫氰酸盐在体内蓄积而中毒，必要时可用硫代硫酸钠防治。

3. 肝、肾功能不全者禁用。孕妇禁用。

4. 溶液需临用前配制，并于 12h 内用完。

5. 由于见光易变质，滴注瓶应用黑纸遮住，避光使用。

（二）钾通道开放药

二氮嗪（diazoxide，氯甲苯噻嗪，降压嗪）

本药为强效、速效降压药。通过激活 ATP 敏感的 K^+ 通道，使动脉平滑肌舒张，对静脉无明显作用，降压时可反射性兴奋交感神经，使心率加快、心肌收缩力增强、心排血量增多，还可增加肾素分泌，抑制胰岛 β 细胞的分泌。静脉注射用于高血压危象。不良反应主要为水钠潴留、高血糖、心率加快及过度降压引起的心、脑缺血，偶可出现胃肠道紊乱；静注外漏可出现局部疼痛及炎症。

米诺地尔（minoxidil，长压定，敏乐定）

本药降压作用较肼屈嗪强大而持久，作用机制与不良反应均与二氮嗪相似。可用于其他降压药疗效不佳的严重高血压。但须与利尿药和 β 受体阻滞药合用，减轻水钠潴留，降低反射性交感神经兴奋。

吡那地尔（pinacidil）

本药作用和不良反应均类似米诺地尔，主要用于轻、中度高血压病，与利尿药、β 受体阻断药合用可提高疗效，并能减轻水肿和心率加快等不良反应。除降压作用外，还能降低总胆固醇和 LDL- 胆固醇，升高 HDL- 胆固醇。

第四节　抗高血压药的用药护理

一、用药护理程序

用药步骤	用药护理要点
用药前	1. 了解高血压病史、用药史。 2. 胃肠内食物可使卡托普利的吸收减少 30% ~ 40%，宜在餐前 1h 服药。 3. 硝普钠见光易变质，滴注瓶应用黑纸遮住，避光使用。溶液需临用前配制，并于 12h 内用完；单独使用静脉通道，此通道不能静脉注射其他药物。
用药中	1. 氢氯噻嗪用药期间应监测血电解质，出现紊乱时，可口服或静滴氯化钾、静滴硫酸镁等纠正；用药期间，增加高钾食物摄入。 2. 哌唑嗪首次用量减为 0.5mg，并于睡前服用，可避免发生"首剂现象"。 3. 应用 ACEI 可导致刺激性干咳，发生率 5% ~ 20%，常在用药 1 周至 6 个月内出现，停药后可自行消失。也可换用血管紧张素 Ⅱ 受体阻断药。 4. 严格遵照医嘱，准确控制硝普钠静滴速度，并向患者及家属说明严禁擅自调节滴速。
用药后	应用氢氯噻嗪能使血尿酸含量升高，诱发痛风，可口服别嘌呤醇防治。

二、用药护理案例分析

1. 患者，男，40 岁。2 年前在单位组织体检时发现血压升高，后经多次检查血压约为 150/95mmHg（20/12.1kPa）左右，诊断为高血压病。在家服用贝那普利 5mg/ 次，每日 1 次。服药后 1 月开始出现刺激性干咳。肺部听诊未闻及干湿性啰音。

试分析：①病人刺激性干咳是否与服用药物有关？为什么？②可以换用什么药物？

2．患者，女，48岁。6年前查体发现血压升高，血压150/100mmHg，此后多次测量变化不大，无头痛等不适症状。听其他人说治疗高血压主要依靠锻炼身体，不能服用降压药，否则会产生依赖性。因此，一直未服用任何药物治疗。近段时间工作紧张忙碌，1天前感觉头痛、眩晕、恶心，测血压220/160mmHg。以"高血压急症"收住院，医生给予硝普钠静滴，每分钟1～3μg/kg。血压很快下降至130/90mmHg。

试分析：①病人通过锻炼身体而不用药物治疗高血压的做法是否正确？②静滴硝普钠时如何进行用药护理？③经药物治疗血压很快下降至130/90mmHg是否合适？

3．患者，男，50岁。原发性高血压10年，一直服用某种复方降压药物治疗。一周前查体时发现空腹血糖8.8mmol/L，盐酸尿糖++。诊断为糖尿病。医生给予口服降糖药格列本脲（优降糖）、二甲双胍片（降糖片）治疗。（该复方降压药物所含成分：利血平100μg、双肼屈嗪12.5mg、氢氯噻嗪12.5mg）

试分析：①患者是否可以继续服用该药物治疗高血压？②高血压合并糖尿病适合选用哪些药物？

知识链接

药物治疗是高血压综合治疗的主要方法，用药同时配合控制体重、低盐饮食、戒烟戒酒、加强体育锻炼等措施，可获得更加理想的治疗效果。药物治疗高血压的目标，不仅是将血压控制在正常范围，更重要的是改善靶器官的功能，降低并发症的发病率和病死率，从而提高患者的生存质量，延长寿命。

1．有效治疗与终生治疗　所谓有效治疗，就是将血压控制在140/90mmHg以下。必须纠正"尽量不用药"的错误倾向，所有的非药物治疗，只能作为药物治疗的辅助。高血压病病因不明，无法根治，一般需要长期甚至终生服药治疗。

2．个体化治疗　高血压病病因很多，病理生理过程复杂，并可伴有不同的并发症，因此高血压病人间差异很大，治疗方案应个体化。主要根据病人的年龄、性别、种族、病情程度、并发症等情况制订治疗方案，确定使用药物，实现选药个体化；还要做到用药剂量个体化，因为不同病人或同一病人在不同病程阶段，用药量也不一样，做到"最好疗效最少不良反应"。

3．平稳降压和保护靶器官　高血压的靶器官损伤包括心肌肥厚、肾小球硬化和小动脉重构，一般而言，降低血压即能减少靶器官损伤，但并非所有药物均如此。对靶器官保护作用比较好的药物是：ACEI、长效钙通道阻滞药、AT_1受体阻断药。国内外研究证明血压不稳定可导致靶器官损伤。使用短效的降压药常使血压波动增大。因此长效制剂优于短效制剂，其优点是：提高患者治疗的依从性、更平稳地控制血压、保护靶器官、减少心血管事件的危险性。

4．根据药物特点联合用药　对轻中度高血压，首选一线降压药单药治疗。若一种药效果不好，可加用作用机制不同的另一种药。如利尿药可大大提高ACEI、β受体阻断药或钙通道阻滞药的降压作用。在目前常用的4类药物（利尿药、β受体阻断药、ACEI和二氢吡啶类钙通道阻滞药）中，任何两类药物的联用都是可行的。其中又以β受体阻断药加二氢吡啶类钙通道阻滞药和ACEI加钙通道阻滞药的联用效果较好。若两种仍不能控制血压或重度高血压，可加用第三种药。不同作用机制的药物联合应用多数能起协同作用，药物的用量减小，副作用也减小。

5. 根据并发症选用药物 ①高血压合并心功能不全或支气管哮喘者，宜用利尿药、ACEI、哌唑嗪等，不宜用β受体阻断药。②高血压合并肾功能不全者，宜用ACEI、钙通道阻滞药、甲基多巴。不宜用β受体阻断药。③高血压合并窦性心动过速，年龄在50岁以下者，宜用β受体阻断药。④高血压合并消化性溃疡者，宜用可乐定；禁用利血平。⑤高血压伴潜在性糖尿病或痛风者，宜用ACEI、钙通道阻滞药和α_1受体阻断药，不宜用噻嗪类利尿药。⑥高血压伴有精神抑郁者，不宜用利血平或甲基多巴。⑦老年高血压，上述一线抗高血压药均可采用，避免使用能引起直立性低血压的药物（大剂量利尿药、α_1受体阻断药）和影响认知能力的药物（中枢性抗高血压药）。⑧高血压危象和高血压脑病，宜用强效、速效降压药，静脉给药，可选用硝普钠、二氮嗪或呋塞米等。

常用制剂和用法

氢氯噻嗪 片剂：10mg、25mg。一次12.5～25mg，一日2次。

卡托普利 片剂：12.5mg、25mg、50mg。口服，开始一次12.5～25mg，一日2～3次，饭前服。若效果不理想，1～2周后可渐增至50mg。与其他降压药合用时应减量，一般为每次6.25mg。

依那普利 片剂，2.5mg、5mg。口服，初剂量每次5～10mg，每日1次。最大剂量每日40mg。

贝那普利 片剂，5mg、10mg。口服，一次5～20mg，一日1次。

氯沙坦 片剂，10mg、50mg。口服一次10～50mg，一日1次。

缬沙坦 胶囊剂，80mg、160mg。每次80mg，一日1次。

厄贝沙坦 片剂，75mg。口服，一次75～150mg，一日1次。若效果不理想，1～2周后可增至300mg。

硝苯地平 片剂：5mg、10mg。口服，一次10mg，一日3次。可递增至30mg/日。

尼群地平 片剂，10mg。一次10mg，一日30mg。

氨氯地平 片剂：5mg、10mg。口服，一次5～10mg，一日1次。最大剂量为每日10mg。

普萘洛尔 片剂：10mg。口服，一次10～20mg。一日3次，以后每周增加剂量10～20mg，一日剂量不超过300mg。

可乐定 片剂：0.075mg、0.15mg。口服，一次0.075mg～0.15mg，一日3次。注射剂：0.15mg/ml。0.15mg～0.3mg/次，肌内注射或加入50%葡萄糖20～40ml中静脉注射。

利血平 片剂：0.25mg，口服，一次0.25mg，一日1次，可增至一日0.5mg。注射剂：1mg/1ml、2.5mg/1ml。一次0.5～1mg，一日2次，肌注或静注。

哌唑嗪 片剂（胶囊剂）：0.5mg、1mg、5mg。口服，首剂0.5mg，一次0.5～1mg，一日2～3次，逐渐增至一次2～3mg，一日3次。

硝普钠　注射剂：50mg，加入 5% 葡萄糖中静滴，每 min1 ~ 3μg/kg。

二氮嗪　注射剂。0.3g/ 支，每 10 ~ 15min 静脉注射 50 ~ 150mg，溶液碱性极强，应避免漏到血管外。

米诺地尔　片剂：2.5mg。口服，一次 2.5mg，一日 2 次，逐渐增至一次 5 ~ 10mg，一日 2 次，一般不超过 40mg。

思考与练习	1. 抗高血压药有哪几类？每一类各举一例。 2. 一线降压药有哪几类？ACEI 降压作用的特点有哪些？ 3. 说出降压药中，尤其是 ACEI 和钙通道阻滞药，选用长效制剂的优点是什么，主要代表药是哪几个？ 4. 结合本章病例，讨论使用降压药时，用药护理应注意哪些事项？

（王敏进）

第二十章　抗心律失常药

> **学习目标**
> 1. 掌握抗心律失常药的主要类别和分类依据。
> 2. 熟悉常见心律失常的主要治疗药物和用药护理原则。
> 3. 了解抗心律失常药的主要作用机制。

心律是指心脏在窦房结的控制下以一定的频率和节律有规则地、不断地跳动，从而实现其泵血功能。当心动节律或频率发生改变，称为心律失常。临床上按照心率的快慢分为缓慢型心律失常（< 60 次 /min）和快速型心律失常（> 100 次 /min）两类。缓慢型心律失常有窦性心动过缓、房室传导阻滞等，常用异丙肾上腺素和阿托品等药物治疗。本节主要介绍治疗快速型心律失常的药物。

心律失常发生的具体机制主要有：①心肌自律性增高；②传导阻滞，发生折返激动现象；③有效不应期（ERP）长短不均等。

第一节　抗心律失常药对心肌电生理的影响与药物分类

一、抗心律失常药对心肌电生理的影响

针对心律失常产生的原因，抗心律失常药主要通过选择性作用于心肌细胞膜的离子通道，干扰 Na^+、K^+、Ca^{2+} 转运，改变心肌细胞膜的电生理特性，从而抑制异常冲动形成或改善异常冲动传导，发挥其抗心律失常作用。

（一）降低自律性

抗心律失常药通过减慢 4 相自动除极速率、增大最大舒张电位或上移阈电位等，降低自律性。奎尼丁阻滞快反应细胞 4 相 Na^+ 内流、维拉帕米阻滞慢反应细胞 4 相 Ca^{2+} 内流，减慢 4 相自动除极速率，降低自律性。利多卡因促进 4 相 K^+ 外流，能增大最大舒张电位而降低自律性。

（二）减少后除极和触发活动

钙通道阻滞药（维拉帕米等）通过阻滞 Ca^{2+} 内流、钠通道阻滞药（奎尼丁等）则抑制短暂 Na^+ 内流而减少后除极和触发活动。

（三）消除折返

1. 改善传导（加快或减慢传导），消除折返　苯妥英钠促进 4 相 K^+ 外流，使最大舒张电位下移，0 相上升速率加速而加快病变区冲动的传导，消除单向传导阻滞，中止折返；奎尼丁阻滞 0 相 Na^+ 内流，使 0 相上升速率减慢而抑制病变区传导，使单向阻滞转变为双向阻滞，消除折返。

要点提示

折返是诱发上百次冲动的重要因素，加快或减慢传导，消除单向阻滞或形成双向阻滞都能破坏折返环路，消除折返。

2. 改变有效不应期，消除折返 ①绝对延长 ERP：延长 ERP 和 APD，但延长 ERP 更显著，使冲动有更多机会落在 ERP 内，不产生兴奋而消除折返。如奎尼丁阻滞 0 相 Na^+ 内流，ERP 延长比 APD 延长更显著。②相对延长 ERP：缩短 ERP 及 APD，APD 缩短更显著，因而冲动也有更多机会落在 ERP 内，不产生兴奋而中止折返。如利多卡因促进 3 相 K^+ 外流，APD 缩短比 ERP 缩短更明显。③促使相邻心肌细胞 ERP 趋于均一，消除折返（心肌细胞 ERP 不均一可致折返形成）。

二、抗心律失常药的分类

分类见表 20-1。

表 20-1 抗心率失常药的分类

类别	药物作用	代表药物
Ⅰ类 钠通道阻滞药		
Ⅰ A 类	适度阻滞钠通道	奎尼丁、普鲁卡因胺
Ⅰ B 类	轻度阻滞钠通道	利多卡因、苯妥英钠
Ⅰ C 类	明显阻滞钠通道	氟卡尼、普罗帕酮
Ⅱ类 β 肾上腺素受体阻断药	阻断 β 肾上腺素受体	普萘洛尔
Ⅲ类 延长动作电位时程药	阻滞钾通道	胺碘酮
Ⅳ类 钙通道阻滞药	阻滞钙通道	维拉帕米

第二节 常用抗心律失常药

一、Ⅰ类药——钠通道阻滞药

奎尼丁（quinidine）

本药属 ⅠA 类，是由金鸡纳树皮中提取的生物碱，是抗疟药奎宁的右旋体。

【药理作用】

1. 降低自律性 通过阻滞 4 相 Na^+ 内流和 Ca^{2+} 内流，降低异位节律点的自律性，减少异位节律点过多冲动发放，故奎尼丁对心房纤颤疗效较好。对正常窦房结自律性影响小，但窦房结功能不全时，则呈现明显的抑制作用。

2. 减慢传导速度 阻滞 0 相 Na^+ 内流，减慢心房肌、心室肌和浦肯野纤维的传导速度，使单向阻滞变为双相阻滞而消除折返。

3. 延长不应期 阻滞 Na^+ 内流，可使心房肌、心室肌和浦肯野纤维的 ERP 延长，减少折返形成。

4．其他　奎尼丁还具有抗胆碱作用，能解除迷走神经对房室结的抑制，使心率加快、房室结传导加快，最终使心室率加快而影响心功能。因此用奎尼丁治疗心房纤颤或心房扑动时，应先用强心苷或β受体阻滞药抑制房室结传导以防心室率过快。

【临床用途】　本药为广谱抗心律失常药，对各种快速型心律失常均有效。但因毒性大，目前仅用于：①心房颤动和心房扑动应用电复律术取得疗效后，用本药维持窦性心律，预防复发，或在电复律前，与强心苷合用减慢心室率；②防治顽固性频发性房性和室性期前收缩；③预激综合征可用本药中止室性心动过速。

【不良反应】　安全系数小，约 1/3 病人可发生不良反应，现已少用。最常见的不良反应为胃肠道反应、金鸡纳反应（轻者出现耳鸣、听力减退、视力模糊、胃肠不适等，重者出现复视、神志不清、谵妄、精神失常）等。心血管的毒性反应有低血压、传导阻滞、心脏抑制等。中毒量可引起"奎尼丁晕厥"，病人可出现意识丧失、四肢抽搐、呼吸停止，是由于阵发性室性心动过速和心室颤动所致，严重时可猝死。一旦发生，应立即进行人工呼吸、心脏按压或电复律抢救。用于治疗心房颤动或心房扑动时，应先用强心苷，以免导致心率过快。心功能不全、低血压、肝功能不全和肾衰竭患者慎用；重度房室阻滞、严重心肌损害、强心苷中毒和高血钾者禁用。

普鲁卡因胺＊（procainamide）

本药也属于广谱抗心律失常药，用途类似于奎尼丁。但与奎尼丁比较有下列特点：①抗心律失常作用与奎尼丁相似，但较弱；②抗胆碱作用也较奎尼丁弱；③对室性心律失常疗效比奎尼丁快；④静脉注射可抢救危重病例；⑤久用可致红斑狼疮样症状，故本药不宜长期应用。禁忌证同奎尼丁。

利多卡因＊（lidocaine）

本药属 IB 类，为局部麻醉药，1963 年始用于治疗心律失常，属窄谱抗心律失常药。是一速效、短效、有效的抗室性心律失常药。

知识链接

　　1943 年首次合成利多卡因用作局部麻醉药，后发现具有抗心律失常的作用。临床上具有供麻醉和抗心律失常用的两种制剂，因此，护理人员在配药前要注意查对药品标签，标示有"供心律失常用注射剂"才能供静脉给药用于抗心律失常，因为这种制剂中不含有防腐剂和肾上腺素。

【药理作用】

1．降低自律性　抑制 Na^+ 内流，使浦肯野纤维 4 相除极速率减慢，自律性降低。

2．改善传导速度　治疗量的利多卡因对浦肯野纤维传导速度的影响，与 K^+ 浓度有关。当细胞外液 K^+ 浓度升高时（如心肌梗死时缺血的浦肯野纤维），可抑制 Na^+ 内流，明显减慢传导，使单向阻滞转变为双相阻滞而消除折返。当细胞外液 K^+ 浓度降低或心肌部分除极时，可促进 K^+ 外流，加快传导，消除单向阻滞而中止折返。

3．延长有效不应期　促进 3 相 K^+ 外流，相对延长 ERP 而消除折返。并可促进 ERP 均一，消除折返。

【临床用途】　主要用于各种原因引起的室性心律失常，如急性心肌梗死诱发的室性心律

要点提示

室性心律失常发生急，特别是室颤，可致猝死，应迅速抢救，临床上最常用的抢救药物是利多卡因。

失常，常作为首选药。特别适用于危急病例，静脉给药能迅速达到有效血药浓度，即刻缓解症状。对室上性心律失常效果差。

考点： 利多卡因抢救室颤应采取什么给药方法？

【不良反应】多在静脉注射时发生，主要有中枢神经系统症状：如嗜睡、眩晕，大剂量可引起语言障碍、惊厥，甚至呼吸抑制。本药是目前使用的抗心律失常药中心脏毒性最低的一种，但剂量过大仍可引起房室传导阻滞、心动过缓、血压下降甚至窦性停搏。眼球震颤是利多卡因中毒的早期信号。禁用于严重的传导阻滞及过敏者。

苯妥英钠（phenytoin sodium）

本药属于 IB 类，作用与利多卡因相似，也能抑制 Na^+ 内流、促进 K^+ 外流，主要作用于浦肯野纤维，降低其自律性。能与强心苷竞争 Na^+-K^+-ATP 酶，恢复因强心苷中毒而受抑制的传导。主要用于治疗室性心律失常，尤其是对强心苷中毒所致室性心律失常，常作首选药物。静脉注射过快可引起窦性心动过缓、窦性停搏、低血压等。禁用于严重心功能不全、心动过缓、贫血、白细胞减少者。

美西律＊（mexiletine）

本药作用与利多卡因相似，其特点是对浦肯野纤维的选择性更高、对心肌的抑制作用更弱、口服有效、作用持续时间长。适用于各种室性心律失常的治疗。口服者可见胃肠道反应。静脉注射或大剂量口服，可出现神经系统症状：如震颤、眩晕、共济失调等。此外，可发生窦性心动过缓、房室传导阻滞。传导阻滞者忌用；肝功能障碍者慎用。

普罗帕酮＊（propafenone）

本药（心律平）属 IC 类新型广谱抗心律失常药，具有降低自律性，减慢传导速度，延长 APD、ERP 的作用。临床上主要用于室上性或室性心律失常。常见不良反应有胃肠反应、口干、头痛、口腔金属味等。偶见粒细胞减少，红斑性狼疮样综合征等。对本药过敏、严重心动过缓、传导阻滞者禁用。

氟卡尼（flecainide）

本药明显阻滞钠通道，抑制传导，延长 ERP，并抑制窦房结自律性。对室上性和室性心律失常均有效。但心肌梗死后心律失常病人应用本药后，病死率较高，故一般不宜应用，仅用于其他药物无效的室性心动过速。

二、II 类药——β 受体阻滞药

β 受体阻断药主要通过 β 阻断受体而发挥作用，同时兼有阻滞钠通道，促进钾通道开放，缩短复极时程等作用。β 受体阻断药用于抗心律失常的主要有普萘洛尔、美托洛尔、阿替洛尔、醋丁洛尔、噻吗洛尔、艾司洛尔等。

普萘洛尔 * （propranolol）

【药理作用】 交感神经过度兴奋或儿茶酚胺释放增多时，心肌自律性增高，传导加快，不应期缩短，易引起快速型心律失常。本药能阻断 β_1 受体，大剂量尚有膜稳定作用，因而能抑制上述反应而发挥抗心律失常作用。

1．降低自律性 通过阻断心脏 β_1 受体，降低窦房结、心房束及浦肯野纤维的自律性，在交感神经兴奋时这一作用最为明显。

2．减慢传导速度 治疗量能轻度抑制房室传导，大剂量明显减慢房室结及浦肯野纤维的传导速度。

3．延长不应期 对房室结 ERP 有明显延长作用。

【临床用途】

1．窦性心动过速 对交感神经兴奋（运动、情绪激动、甲状腺功能亢进、嗜铬细胞瘤、麻醉等）所致窦性心动过速有显著疗效，为首选药。

2．室上性心律失常 可用于治疗心房颤动、心房扑动及阵发性室上性心动过速。对心房颤动、心房扑动者一般只能减慢心室率，较少转为窦性心律，故可单用或与强心苷合用控制心室率。

要点提示

青少年窦性心动过速多是由交感神经兴奋性过高引起，首选普萘洛尔既安全又有效。

3．室性心律失常 对运动、情绪激动引起的室性心动过速、室性期前收缩也有效。

【不良反应】 过量可引起窦性心动过缓、房室传导阻滞、低血压、心力衰竭等。应用时心率不能低于 50 次 / 分钟，严重心力衰竭者应先纠正心衰症状。禁用于病窦综合征、房室传导阻滞、支气管哮喘或慢性肺部疾病患者。

美托洛尔 * （metoprolol）

本药为选择性 β_1 受体阻滞药，其作用与普萘洛尔相似但较弱，对窦房结、房室结的自律性和传导性有明显抑制作用，还有较弱的膜稳定作用，具有良好的抗心律失常作用。

临床上主要用于室上性心律失常。禁用于病态窦房结综合征、房室传导阻滞、严重心动过缓、心力衰竭等患者。支气管哮喘、肝肾功能不良者慎用。

艾司洛尔（esmolol）

本药为短效 β_1 受体阻断药。主要用于室上性心律失常，减慢心房颤动和心房扑动时的心室率。本药静脉注射后数秒钟起效，$t_{1/2}$ 为 9min。不良反应有低血压、轻度抑制心肌收缩。

三、Ⅲ类药——延长动作电位时程药

胺碘酮 * （amiodarone）

【药理作用】

1．降低自律性 通过阻滞 4 相 Na^+ 和 Ca^{2+} 内流及 β 受体阻断作用，可降低窦房结和浦肯野纤维的自律性。

2．减慢传导速度 阻滞 0 相 Na^+ 和 Ca^{2+} 内流，减慢浦肯野纤维和房室结的传导速度。

3．延长不应期 能阻滞 3 相 K^+ 外流，延长 APD 和 ERP，由于 ERP 的绝对延长而消除折返。

【临床用途】　为广谱抗心律失常药，可用于各种室上性及室性心律失常。能使阵发性室上性心动过速、心房颤动、心房扑动转复为窦性心律，但对持续性心房颤动的疗效不如电复律术和奎尼丁。静脉给药可用于室性心动过速和室颤的急救，口服给药能降低其复发率。

【不良反应】

剂量及用药时间长短有关。主要有：①常见窦性心动过缓，静脉注射给药时，可加重心功能不全。②长期口服后主要有胃肠道反应及角膜黄染：如食欲减退、恶心、呕吐和便秘等；角膜黄染，系因少量药物经泪腺排出而形成微结晶，可导致角膜黄褐色颗粒沉着，一般不影响视力，停药后可自行恢复。③本药分子中的碘原子可致甲状腺功能亢进或减退。④最严重的不良反应是肺间质纤维化，一旦发现应立即停药，并用肾上腺皮质激素治疗，长期用药者应定期做胸部 X 线检查。

索他洛尔（sotalol）

本药既能阻断 β 受体，降低自律性，减慢房室结传导；又能阻滞钾通道，延长动作电位时程。临床用于各种严重室性心律失常，也可用于治疗阵发性室上性心动过速及心房颤动。不良反应少，少数 Q-T 间期延长者偶可出现尖端扭转型室性心动过速。

四、Ⅳ类药——钙通道阻滞药

维拉帕米 *（verapamil）

本药为钙通道阻滞药，能抑制心脏和血管平滑肌细胞 Ca^{2+} 内流，使慢反应细胞（窦房结、房室结）自律性降低、传导速度减慢和有效不应期延长，消除折返。主要用于治疗室上性心律失常。对阵发性室上性心动过速疗效显著，为首选药。对室上性心动过速、心房颤动或心房扑动，可减慢房室传导而控制室性心率。本药不良反应主要有静脉注射过快可产生心血管反应，如心动过缓、房室传导阻滞、低血压、诱发心功能不全等，与 β 受体阻滞药合用更易发生，应禁止合用。禁用于严重房室传导阻滞、心功能不全及心源性休克者。老年人，尤其是心、肾功能不良者慎用。

要点提示

　　阵发性室上性心动过速为临床常见的心律失常，首选维拉帕米。应用时注意注射速度。并注意应避免与 β 受体阻断药合用，否则会诱发心脏骤停。

地尔硫䓬（diltiazem）

本药作用与维拉帕米相似，能降低自律性、抑制房室传导、延长不应期。主要用于治疗室上性心律失常。如阵发性室上性心动过速、心房扑动、心房颤动。

第三节　抗心律失常药的用药护理

一、用药护理程序

见表 20-2。

表 20-2　用药护理程序

用药步骤	用药护理要点
用药前	1．了解心律失常类型、用药史和药物过敏史。 2．应用利多卡因时注意核对标签，应是"供心律失常用注射剂"。 3．熟悉各种抗心律失常药，注意事项和可能出现的不良反应。 4．严格掌握适应证及禁忌证，掌握各药的用量和用法。
用药中	1．应监测患者的心率、心电图、血压等。如出现异常立即报告医生。 2．静脉给药时注意注射或滴注速度，同时注意患者体位变化，密切观察患者反应。 3．联合用药时注意药物之间的相互作用。 4．肌注给药应变换注射部位，避免局部肌肉萎缩和坏死。
用药后	1．告知患者用药后可能出现的不良反应，并及时报告医生。 2．大部分抗心律失常药都会引起直立性低血压，告知患者应缓慢改变体位。 3．心律失常瞬息万变，一定要经常巡视和密切观察。 4．做好药品清点和登记工作。

二、用药护理案例分析

1．患者，男，20 岁。大学二年级学生，校足球队的队员。近半年在训练中经常出现心率加快，长时间不能恢复正常等情况，未采取措施，一天前上课中，突然觉得心跳加速，自测心率 120 次 /min，同时感觉胸闷、气短，遂紧急入院。经诊断为阵发性室上性心动过速。

试分析：①阵发性室上性心动过速首选何药？②该药在应用时应注意什么？

2．患者，女，51 岁。有冠心病史 7 年，一天前出现胸骨后疼痛、心悸、出汗，入院后，经查体血压 90/65mmHg，采取吸氧、舌下含化硝酸甘油等处理之后，症状减轻，但心电图又出现室性心律失常。

试分析：①针对病人出现的室性心律失常选择何药？②该药在临床用途中有哪些注意事项？

常用制剂和用法

硫酸奎尼丁片剂：第 1 天，一次 0.1 ~ 0.2g，每 2 小时 1 次，连服 5 次。第 3 天，0.4g/ 次，每 2 小时 1 次，连服 5 次。每天总量不超 2.0g。恢复窦性心律后，改为维持量一次 0.2 ~ 0.3g，一日 3 ~ 4 次。极量：一次 0.4g，一日 3.0g。注射剂：0.5g/10ml，一次 0.4g，肌内注射。

盐酸利多卡因　注射剂：0.1g/5ml、0.2g/10ml、0.4g/20ml。一次 0.2 ~ 0.3g，肌内注射。一次 0.05 ~ 0.1g 或一次 1 ~ 2mg/kg，静脉注射。

苯妥英钠　片剂：一次 0.05 ~ 0.1g，一日 2 ~ 3 次。注射剂：一次 0.1 ~ 0.25g，每 4 ~ 6 小时一次，肌内注射。一次 0.1g，静脉注射。

美西律　注射剂：首剂 0.1 ~ 0.2g，加入 5% 葡萄糖液 20ml 中缓慢静脉注射，继以每分钟 0.5 ~ 1mg 静脉滴注维持。

普罗帕酮　片剂：一次 0.1 ~ 0.2g，一日 3 ~ 4 次。注射剂：17.5mg/5ml、35mg/10ml。一次 70mg，每 8 小时一次，缓慢静脉注射或静脉滴注。一日量不超过 350mg。

盐酸普萘洛尔　片剂：一次 10 ~ 30mg，一日 3 ~ 4 次。注射剂：一次 1 ~ 3mg，以 5% 葡萄糖液稀释后静脉注射或静脉滴注。

盐酸胺碘酮　片剂：一次 0.1 ~ 0.2g，一日 1 ~ 4 次。注射剂：0.3g 加入 250ml 生理盐水于 30 分钟内滴完。

盐酸维拉帕米　片剂：一次 40 ～ 80mg，一日 3 ～ 4 次。缓释片剂：一次 0.24g，一日 1 ～ 2 次。注射剂：5mg/2ml。一次 5 ～ 10mg，稀释后静脉注射或滴注，症状控制后改片剂口服。

思考与练习	1. 常用抗心律失常药分哪几类？列出主要代表药物及其临床用途。 2. 奎尼丁、胺碘酮的主要不良反应是什么？ 3. 利多卡因主要有何临床用途。 4. β受体阻断药和钙通道阻滞药治疗心律失常有何异同？

（鲁福德）

第二十一章　抗充血性心力衰竭药

充血性心力衰竭（congestive heart failure，CHF）又称慢性心功能不全，是一种多病因、多症状的慢性综合征。目前，药物治疗是 CHF 主要的治疗手段，分别作用于以下三个途径：①增加心肌收缩力，如强心苷等正性肌力药物；②降低心脏前、后负荷，如各种扩血管药和利尿药；③调节神经 - 体液系统功能，如血管紧张素转化酶抑制药和 β 受体阻断药等。

第一节　正性肌力药

知识链接

CHF 是指在有充分的静脉回流的前提下，心脏排出血量绝对或相对减少，不能满足全身组织器官代谢需要的一种病理状态。临床上以组织血液灌流不足及体循环和（或）肺循环淤血为主要特征。随着心血管系统疾病发病率的增高及人口趋于老龄化，CHF 的发病逐渐增多，致残率和病死率都较高。

一、强心苷类

强心苷（cardiac glycosides）

本类药物是具有正性肌力作用的苷类，来源于植物紫花洋地黄和毛花洋地黄，常用的有**洋地黄毒苷（digitoxin）、地高辛*（digoxin）、去乙酰毛花苷*（deslanoside，西地兰）、毒毛花苷 K（strophanthin K）**等。

【体内过程】　各种强心苷类的体内过程有较大差异（表 21-1），其差异主要取决于它们的极性（脂溶性）。

要点提示

药物的口服吸收率、血浆蛋白结合率及代谢程度都与脂溶性（非极性）成正比，而与极性成反比。洋地黄毒苷的极性最弱，脂溶性最高，毒毛花苷 K 极性最强，脂溶性最低，地高辛介于二者之间，临床应用最广。

考点： 最常用的强心苷是哪种药物？

表 21-1 强心苷类药物体内过程比较

分类	药物	给药方法	口服吸收率（%）	血浆蛋白结合率（%）	肝代谢（%）	肾排泄（%）	$t_{1/2}$
慢效	洋地黄毒苷	口服	90～100	97	70	10	5～7d
中效	地高辛	口服	60～85	25	20	60～90	36h
速效	去乙酰毛花苷	静注	20～40	5	少	90～100	33～36h
	毒毛花苷 K	静注	2～5	5	0	100	19h

【药理作用】

1. 正性肌力作用　强心苷选择性地作用于心肌，增强心肌收缩力，对心力衰竭的心脏作用尤为显著，这是强心苷治疗慢性心功能不全的药理学基础。其作用有以下特点：

（1）增强心肌收缩效能，明显延长舒张期　强心苷在加强心肌收缩力的同时，还加快收缩的速度，使收缩有力而敏捷，因而缩短收缩期，延长舒张期；同时由于强心苷类使心率减慢，舒张期明显延长。舒张期延长有利于心脏本身获得更长的休息时间和充分的冠状动脉血液灌流，改善心肌代谢，增加心肌氧和能量的供应；亦有利于静脉血的回流，使心室的充盈更为完全。

（2）降低衰竭心肌耗氧量　心肌耗氧量取决于心肌收缩力、心率和室壁张力（心室容积）三个要素。衰竭心脏因心室舒张末期容积增大，心室壁张力增高，心率加快，外周血管阻力增高，均使心肌耗氧量明显增高。使用强心苷后虽然心肌收缩力增强能使心肌耗氧量增加，但因心排出量增加，心室内残余血量减少，心室容积减小，心室壁张力降低，同时心率减慢，最终衰竭心脏耗氧量下降。

要点提示

强心苷可以降低衰竭心脏的心肌耗氧量，对正常心脏因其对心率和心室壁张力作用不明显，最终使心肌耗氧量增加。

（3）增加心排血量　对 CHF 患者，强心苷可因加强心肌收缩力和降低代偿性增高的交感神经张力，降低外周阻力，减轻后负荷，从而增加心排血量。而对正常人，强心苷因有收缩血管提高外周阻力作用，故心排血量增加不明显。

2. 负性频率作用　即减慢心率作用。心功能不全时，由于心排出量减小，经颈动脉窦、主动脉弓反射使交感神经活性增高，导致代偿性心率加快。心率加快使心脏舒张期缩短，回心血量减少，心排血量反而降低。心率过快还使冠状动脉流量减少，不利于心肌供血。强心苷可增敏窦弓压力感受器，抑制交感神经活性，增强迷走神经活性，从而抑制窦房结，引起心率减慢。大剂量时可直接抑制窦房结，作用更为明显。

3. 对心肌电生理的影响　强心苷对心肌电生理的影响比较复杂，不同心肌组织如心房肌、心室肌、起搏点及传导系统对强心苷的敏感性存在差异；强心苷在治疗量和中毒量等不同剂量的影响也不同（表 21-2）。

表 21-2　强心苷对心肌电生理的影响

电生理特性	窦房结	心房	房室结	浦肯野纤维
自律性	↓			↑
传导性			↓	
有效不应期		↓		↓

4. 对心电图的影响　治疗量强心苷对心电图影响的特点是 ST 段下降，呈鱼钩状，T 波低平甚至倒置；Q–T 间期缩短，反映浦肯野纤维 APD 缩短；P–R 间期延长，反映房室传导减慢；P–P 间期延长，由于心率减慢。

5. 其他作用　心衰患者使用后，可致外周血管扩张，增加肾血流量产生利尿作用；中毒量兴奋延髓催吐化学感受器引起呕吐；兴奋中枢神经系统引起精神失常、谵妄、惊厥等。

强心苷通过增加心肌细胞内 Ca^{2+} 而增强心肌收缩力。强心苷可选择性与心肌细胞膜上的强心苷受体 Na^+–K^+–ATP 酶结合，并抑制此酶的活性，代偿性增加了 Na^+ 与 Ca^{2+} 的交换，最终导致细胞内 Ca^{2+} 增加。

【临床用途】

1. 慢性心功能不全　强心苷对多种原因所致的心功能不全都有一定的疗效，但病情不同，其疗效有一定的差异：对伴有心房纤颤或心室率快的心功能不全疗效最佳；对心瓣膜病、风湿性心脏病（高度二尖瓣狭窄的病例除外）、某些先天性心脏病、冠状动脉粥样硬化性心脏病和高血压性心脏病所导致的心功能不全疗效较好，对有机械性阻塞和有能量代谢障碍的心功能不全疗效差，对肺源性心脏病、活动性心肌炎（如风湿活动期）或严重心肌损伤，效也较差，且容易发生中毒。对严重的二尖瓣狭窄、缩窄性心包炎所致心功能不全无效。

要点提示

强心苷对低排高阻型心衰作用明显，对高排低阻型和心肌病变导致的心衰作用较差，甚至无效。

2. 某些心律失常

（1）心房纤颤：强心苷通过兴奋迷走神经或对房室结的直接作用减慢房室传导、增加房室结中隐匿性传导，减少过多的冲动传入心室，因而减慢心室率，从而改善循环障碍，但对多数病人并不能终止心房纤颤。

（2）心房扑动：强心苷是治疗心房扑动最常用的药物，可不均一地缩短心房的有效不应期，使扑动变为颤动，再通过增加房室结隐匿性传导而减慢心室率，从而达到治疗目的。同时有部分病例在转变为心房纤颤后停用强心苷可恢复窦性节律。

要点提示

心房纤颤的主要危害是心房过多的冲动经房室结下传至心室，引起心室率过快，导致严重循环障碍。同房颤相比，虽然来自心房的冲动少，但由于心房扑动的冲动较强而规则，更易于传入心室，所以更容易加快心室率，导致心脏泵功能丧失，所以房扑危害更大。

（3）阵发性室上性心动过速　强心苷可增强迷走神经功能，降低心房的兴奋性而终止阵发性室上性心动过速的发作。

【不良反应】　强心苷治疗安全范围小，一般治疗量已接近中毒剂量的 60%，而且生物利用度及对强心苷的个体差异较大，故易发生不同程度的毒性反应。特别是当低血钾、低血镁、高血钙、心肌缺氧、酸碱平衡失调、发热、心肌病理状态、肝肾功能不全、高龄及合并用药等因素存在时更易发生。

1．毒性反应的表现

（1）胃肠道反应：是最常见的早期中毒症状。主要表现为厌食、恶心、呕吐及腹泻等。剧烈呕吐可导致失钾而加重强心苷中毒，所以应注意补钾或考虑停药。

（2）神经系统反应：主要表现有眩晕、头痛、失眠、疲倦和谵妄等症状及视觉障碍，如黄视、绿视症及视物模糊等。视觉异常通常是强心苷中毒的先兆，具有特异性，可作为停药的指征。

（3）心脏毒性：是强心苷最严重、最危险的不良反应，除原有的心衰加重外，约有 50% 的病例发生各种类型心律失常。主要的有：①快速型心律失常。强心苷中毒最多见和最早见的是室性早搏，约占心脏毒性发生的 1/3，也可发生二联律、三联律及心动过速，甚至发生室颤；②房室传导阻滞；③窦性心动过缓。

考点： 强心苷引起的心脏毒性与细胞内缺乏何种离子有关

2．毒性反应的预防

（1）避免和纠正诱发中毒的因素：当患者出现低血钾、低血镁、高血钙、心肌缺血、肝肾功能不全、酸中毒等症状，以及使用糖皮质激素、排钾利尿药等可诱发低血钾药物时，应提前采取干预措施。而奎尼丁、胺碘酮、维拉帕米则能升高地高辛血药浓度，应避免配伍或提前调整剂量。

（2）警惕中毒先兆症状：用药期间最好进行血药浓度监测，做好心电监护，密切观察中毒先兆，若出现室性早搏、窦性心动过缓及视觉障碍，应及时减量或停药，并采取治疗措施。

3．毒性反应的治疗

（1）补钾：轻者可口服氯化钾，重者可静脉滴注。细胞外 K^+ 可阻止强心苷与 Na^+-K^+-ATP 酶结合，减轻和阻止毒性的发展。

（2）快速型心律失常的治疗：对室性早搏、室速可选用苯妥英钠、利多卡因。其中苯妥英钠能与强心苷竞争 Na^+-K^+-ATP 酶，将强心苷解离出来，恢复 Na^+-K^+-ATP 酶的活性。伴低血钾时可作为首选。

（3）缓慢型心律失常的治疗：若出现窦性心动过缓或房室传导阻滞等缓慢型心律失常宜用阿托品解救。

（4）地高辛抗体：对危及生命的地高辛中毒者可用地高辛 Fab 片断静脉注射，解除地高辛对 Na^+-K^+-ATP 酶的抑制作用，效果迅速可靠。

【给药方法】

1．传统给药法　此给药方法分为两步。第一步，在短期内给予足量以达全效量，即"洋地黄化"；第二步，逐日给予小剂量以补充每日消除的剂量，以维持疗效称之为维持量。此种给药方式可根据病情分为缓给法和速给法。缓给法适用于轻症慢性患者，于 3 ~ 4 天内给足全效量；速给法适用于病情紧急及 2 周内未用过强心苷的患者，在 24h 内给足全效量。

　　每日维持量疗法　对病情轻缓者，采用每日给予维持量，经 4 ~ 5 个 $t_{1/2}$，能使血药浓度达到稳定而发挥疗效。如地高辛，其 $t_{1/2}$ 为 33 ~ 36h，如每日给维持量 0.25mg，经过 6 ~ 7 天，血药浓度达到稳态而获疗效。目前已广泛采用此给药方法，可明显降低毒性反应的发生率。

　　【药物相互作用】　许多药物可以影响强心苷类的体内过程，影响其血药浓度。能够提高强心苷类血药浓度的药物有：奎尼丁、胺碘酮、维拉帕米、普罗帕酮、红霉素、四环素等；能够降低强心苷类血药浓度的药物有：苯妥英钠、考来烯胺（消胆胺）、新霉素等。

> **要点提示**
>
> 　　拟肾上腺素药可提高心肌自律性，使心肌对强心苷的敏感性增高，易出现心脏毒性。排钾利尿药可致低血钾而加重强心苷的毒性。呋塞米还能促进心肌细胞 K^+ 外流，所以强心苷与排钾利尿药合用时，应根据病人的肾功能状况适量补钾。

二、非苷类正性肌力药

（一）磷酸二酯酶抑制药

　　磷酸二酯酶抑制药通过抑制磷酸二酯酶活性，提高心肌细胞内 cAMP 含量，增强心肌收缩力，同时能舒张动、静脉血管，是一类非苷类正性肌力和舒张血管药。但这类药物是否降低心衰病人的病死率和延长其寿命，目前尚有争论。属于本类药物的主要有米力农（milrinone）及维司力农（vesnarinone）。米力农主要用于严重 CHF 的短期静脉给药，尤其是对强心苷、利尿药及血管舒张药效果不佳者。可明显改善心功能，提高运动耐力。维司力农用途与米力农相似，是一种口服有效并有中度舒张血管的正性肌力药，适量能降低心衰患者死亡率，提高生命质量，但大剂量时却可能增加死亡率。

（二）β受体激动药

多巴酚丁胺（dobutamine）

　　本药对 $β_1$ 受体的兴奋作用大于 $β_2$ 受体，对心脏的正性肌力作用大于正性频率作用，增加心肌收缩力和心排出量，但不明显增加心率。对血管 $β_2$ 受体的影响可降低外周阻力，减轻心脏负担，有助于增加心排血量，纠正心衰。但剂量加大易引起心率加快、心肌耗氧量上升而诱发心绞痛和心律失常，亦可引起血压升高，故不宜作常规治疗 CHF 之用，仅用于对强心苷效果不佳、伴心率减慢或传导阻滞的严重左室功能不全者。

> **要点提示**
>
> 　　异丙肾上腺素和多巴酚丁胺均是 β 受体激动药，但多巴酚丁胺选择性更高，不易引起心率加快，故可以用于心衰治疗，而异丙肾上腺素因明显加快心率而不可以用于心衰的治疗。

第二节　减轻心脏负荷药

一、利尿药

　　心功能不全与体内的水钠潴留两者形成恶性循环，利尿药是治疗心功能不全的常规药。利尿药在心衰的治疗中起着重要的作用，它促进 Na^+、H_2O 的排泄，减少血容量，降低心脏前、后负荷，消除或缓解静脉淤血及其所引发的肺水肿和外周水肿。对 CHF 伴有水肿或有明显淤血者尤为适用。

轻度 CHF 应用噻嗪类利尿药如氢氯噻嗪。严重心功能不全、急性左心衰竭合并肺水肿，应选用高效利尿药如呋塞米静脉注射给药。保钾利尿药由于利尿作用较弱，一般不单独用于心衰，需与排钾利尿药合用，防止出现低血钾，并拮抗 RAAS 激活所致的醛固酮水平升高，特别是严重 CHF 患者多伴有高醛固酮血症，选用保钾利尿药非常重要。

知识链接

利尿药治疗心衰宜用小剂量。大剂量利尿药可减少有效循环血量进而降低心排血量，常可加重心力衰竭。同时，由于血容量明显减少，可反射性兴奋交感神经，肾素活性升高，减少肾血流量，加重组织器官灌流不足。利尿药所引起的电解质平衡紊乱，尤其是排钾利尿药引起的低钾血症，是 CHF 时诱发心律失常的常见原因之一。长期大量应用利尿剂还可致糖代谢紊乱、高脂血症。因此目前推荐的利尿药使用方法为小剂量给药，同时合用小剂量地高辛、ACE 抑制药及 β 受体阻断药。

二、血管扩张药

血管扩张药是治疗 CHF 的重要药物，其药理依据是：①扩张小动脉（阻力血管），降低心脏射血阻力，降低心脏后负荷；②扩张小静脉（容量血管），减少回心血量，降低心脏前负荷；③心脏负荷降低，可降低心肌耗氧量，缓解心肺充血，改善 CHF 症状。但多数扩血管药物长期使用易产生耐受性，循证医学提示长期应用并不能降低远期病死率。临床主要用于使用正性肌力药物和利尿药治疗无效的 CHF 患者。

知识链接

扩血管药治疗心衰的选择原则

（1）对肺静脉压明显升高、肺淤血症状明显的患者，宜选用以扩张静脉为主的药物，如硝酸酯类。

（2）对心排血量明显减少而外周阻力升高者，宜采用扩张小动脉为主的药物，如肼屈嗪、二氢吡啶类钙通道阻滞药等。

（3）对心排血量低且有肺静脉压高、肺淤血者，宜选用对小动脉和小静脉都有扩张作用的扩血管药物，如硝普钠、哌唑嗪等，或联合使用肼屈嗪和硝酸酯类药物。

（4）用药剂量以不使系统动脉血压下降过多为宜，一般下降幅度不超过 1.3 ~ 2.0kPa （10 ~ 15mmHg），以免因冠脉灌注压下降而影响心肌供血。

第三节　肾素 - 血管紧张素 - 醛固酮系统抑制药

血管紧张素转化酶抑制药（ACEI）和血管紧张素 II 受体（AT_1）阻断药用于心功能不全的治疗是抗心衰药物治疗的最重要的进展之一。本类药物不仅能扩张血管，降低心脏负荷，缓解心衰的症状，还能逆转血管重构，逆转左室肥厚，防止心室重构，减少猝死、心肌梗死等并发症，研究证实长期应用可降低心衰患者的病死率、改善预后，延长病人生命、提高生活质量。因此本类药物在心衰治疗中占有重要地位，广泛用于临床。

一、血管紧张素转化酶抑制药（ACEI）

研究证实肾素 - 血管紧张素 - 醛固酮系统（RAAS）与心衰病理变化和疾病预后有着极为密切的关系。血管紧张素 II 可收缩血管、增加心脏后负荷，并可直接刺激心肌导致心肌肥大、心肌及血管胶原含量增加、心肌间质成纤维细胞和血管壁细胞增生，从而发生心肌重构和血管重构。重构的心肌纤维化、心室壁僵硬、顺应性降低，心肌舒张功能严重受损。严重的纤维化及肥厚的心肌缺血缺氧与坏死，最终导致心肌收缩功能下降。醛固酮也具有显著的促进心肌纤维化的作用。

ACEI 抗心衰的主要机制：①通过抑制血管紧张素转化酶，减少了血液及组织中血管紧张素 II 及醛固酮的含量，从而减弱了血管紧张素 II 的收缩血管作用，减轻水钠潴留，并能防止和逆转心肌与血管重构，改善心功能。② ACEI 还能抑制缓激肽的降解，使血中缓激肽含量增加，发挥扩血管、降负荷作用。③ ACEI 能降低全身血管阻力，使心输出量增加，心率略减，并能降低左室充盈压、左室舒张末压及肾血管阻力，增加肾血流量。也可降低室壁张力，改善心脏的舒张功能。④抑制交感神经活性，直接或间接降低血中儿茶酚胺和精氨酸加压素的含量，提高副交感神经张力。

ACEI 可用于治疗不同严重程度的各类心力衰竭。轻、中度心力衰竭药物疗效不佳时，则加用 ACEI 制剂。遵照从小剂量开始，逐渐增量的原则。ACEI 加高效利尿剂和地高辛可作为治疗 CHF 的基础药物，尤其严重心力衰竭者可首选。若高血压合并心功能不全，本类药可作为首选。最近的研究表明，对所有的心功能不全患者，除非有禁忌证或不能耐受，均需终身应用 ACEI 制剂。

二、血管紧张素 II 受体（AT_1）阻断药

血管紧张素 II 受体（AT_1）阻断药可直接阻断血管紧张素 II 与其受体的结合，发挥拮抗作用。他们对 ACE 途径产生的血管紧张素 II 及对非 ACE 途径产生的血管紧张素 II 都有拮抗作用；因拮抗血管紧张素 II 的促生长作用，也能预防及逆转心血管的重构。

此类药物常用的有**氯沙坦（losartan）**、**缬沙坦（valsartan）**，本类药物对 CHF 的作用与 ACEI 相似，不良反应较少，不易引起咳嗽、血管神经性水肿等。

第四节　β 受体阻断药

长期以来，β 受体阻断药因为有负性肌力作用一直禁用于 CHF。20 世纪 70 年代，美托洛尔等 β 受体阻断药开始试用于临床治疗扩张型心肌病及冠心病等心衰，不仅能改善症状，改善患者生活质量，还可降低死亡率，延长病人的生命，且不良反应少。由此 β 受体阻断药治疗 CHF 的观念和实践，在医药界受到广泛的重视，并在临床得到应用。在各种 β 受体阻断药中，卡维地洛（carvedilol）治疗效果较为显著，其他常用的药物有美托洛尔、比索洛尔（bisoprolol）等。

β 受体阻断药影响 CHF 病理生理过程的多个环节发挥治疗作用：①使 β 受体数目向上调节，恢复心肌对内源性儿茶酚胺的敏感性。②阻断 β 受体，缓解 CHF 病理过程中高水平

儿茶酚胺对 β 受体的持续兴奋。③抑制肾素分泌，抑制 RAAS 系统的过度兴奋，减少血管紧张素、醛固酮的产生，抑制血管收缩，减轻水钠潴留。④减慢心率、降低心肌耗氧量，延长心脏舒张期冠脉灌注时间，有利于增加心肌供血供氧，从而改善心脏舒缩功能。⑤阻断 β 受体，抑制心肌异位节律，延缓心内传导，可防止心衰时并发的室上性和室性心律失常，减少猝死的发生。

β 受体阻断药适用的心力衰竭类型有：①扩张型心肌病伴心力衰竭；②冠心病心绞痛伴心力衰竭；③风湿性心脏病心力衰竭伴交感神经亢进者。

β 受体阻断药在治疗心衰时仍有许多禁忌证，主要包括：严重心力衰竭者；严重窦性心动过缓者；伴有病窦综合征者；伴有高度房室传导阻滞者；伴有支气管哮喘者。

知识链接

β 受体阻断药在治疗 CHF 时应注意：①从小剂量开始，逐渐增加至患者能够耐受又不加重病情的剂量，开始剂量偏大必然导致病情加重。②观察的时间应比较长，一般心功能改善的平均奏效时间为 3 个月。心功能改善与治疗时间呈正相关。③应合并应用其他抗CHF 药。如 ACEI、利尿药、地高辛。

第五节　抗充血性心力衰竭药的用药护理

一、用药护理程序

用药步骤	用药护理要点
用药前	1．开始治疗前，应仔细了解患者的症状、体征、血电解质、肝肾功能、心电图表现、体重、心率和节律。采取低钠饮食，控制体重。
用药中	2．密切观察中毒的早期症状：如出现恶心、呕吐、视觉障碍、心悸等，若出现心律失常应立即告知医生。
用药后	1．警惕低血钾的各种症状：如嗜睡、肌无力、反射减弱等，合用排钾利尿药时尤需注意。可口服氯化钾溶液或给病人高钾食物如橙汁、香蕉等。 2．告知患者严格按处方、按规定时间给药，不可因忘记服药而自行加倍补服。 3．不可随意加用其他药物。

二、用药护理案例分析

1．患者，男，48 岁。因"风湿性心脏病、二尖瓣关闭不全、心功能三级、窦性心动过速"住院治疗。入院查体：二尖瓣区 III/6 级吹风样杂音，心率 120 次 / 分。给予毛花苷 C（西地兰）0.4mg i.v. b.i.d 治疗 10 天，症状减轻。今晨感恶心，心电监护发现有"早搏"。做心电图显示"偶发室性早搏"。

试分析：①该病人入院时选用强心苷类治疗是否合适？②出现"恶心、偶发室性早搏"说明什么问题？应如何处理？

2．患者，女，60岁，因"高血压性心脏病、房颤、心功能三级"住院治疗。医生给予①地高辛 0.25mg q.d. 口服；②呋塞米 20mg i.v. q.d.。治疗半月后，查血钾 2.9mmol/L。心电图显示心室率 55 次 / 分

试分析：①患者出现低血钾的原因是什么？ ②低血钾对强心苷类药物有什么影响？③应如何处理？

常用制剂和用法

洋地黄毒苷　片剂：0.1mg。口服，一次 0.05 ~ 0.2mg。极量：0.4mg/ 次，1mg/d。

地高辛　片剂：0.25mg。口服，首剂 0.25 ~ 0.5mg，以后每 6 ~ 8h 服 0.25mg，直至达全效量 0.75 ~ 1.25mg。维持量 0.125 ~ 0.5mg/d。

去乙酰毛花苷　注射剂：0.4mg/2ml。首次 0.4 ~ 0.6mg，2 ~ 4h 可再加 0.2 ~ 0.4mg，以葡萄糖注射液稀释后缓慢静注。全效量 1 ~ 1.2mg。

毒毛花苷 K　注射剂：0.25mg/1ml。首剂 0.125 ~ 0.25mg 加入葡萄糖注射液稀释后缓慢静注，1 ~ 2h 后重复 1 次，全效量 0.25 ~ 0.5mg，于 24h 内分次静注。

思考与练习	1. 抗慢性心功能不全药有哪几类？强心苷类有哪几个药？
	2. 强心苷类对心脏的作用有哪些？能治疗哪些心衰和心律失常？
	3. 强心苷类中毒的早期表现和特异性表现是什么？
	4. 结合本章案例，讨论使用强心苷类药物时，如何防治强心苷类中毒？患者饮食护理有哪些注意事项？

（王敏进）

第二十二章　抗心肌缺血药

第一节　常用抗心肌缺血药

心绞痛是由各种原因引起的心肌剧烈的、暂时的缺血、缺氧综合征，表现为胸骨后或心前区阵发性绞痛或闷痛，常放射至左上肢。是冠心病的表现之一。

 知识链接

> 冠状动脉性心脏病，简称冠心病，是由于冠状动脉粥样硬化或（和）冠状动脉痉挛引起冠状动脉供血不足，其发病原因与高脂血症、高血压病等有密切关系。

心绞痛有三种类型：①稳定型心绞痛：患者有冠状动脉粥样硬化，常在情绪激动、劳累、寒冷等心肌需氧量增加的情况下发生；②不稳定型心绞痛：包括初发型、恶化型和自发性心绞痛，可恶化导致心肌梗死或猝死，也可逐渐转变为稳定型心绞痛。其发病与冠状动脉粥样硬化斑块改变、冠状动脉血管张力增高、血小板凝聚、血栓形成等有关；③变异型心绞痛：由冠状动脉痉挛所引起，常在夜间或休息时发作。

心绞痛主要是心肌氧供需失衡所致，与心肌耗氧量（主要取决于心室壁张力、心肌收缩力和心率）增加和（或）供氧量（主要取决于冠脉血流量、冠脉灌注压、侧支循环和舒张时间）降低有关。抗心绞痛药可通过不同途径调整氧的供需平衡，如通过舒张冠状动脉、解除冠状动脉痉挛或促进侧支循环而增加缺血区供血；也可通过舒张小静脉和（或）小动脉，降低心脏前后负荷，降低室壁张力、减慢心率，抑制心肌收缩力，从而降低心肌耗氧量。常用药物有硝酸酯类药、β受体阻断药和钙通道阻滞药。

一、硝酸酯类

本类药物包括硝酸甘油（nitroglycerin）、硝酸异山梨酯（isosorbide dinitrate，消心痛）、戊四硝酯（pentaerityl tetranitrate）、单硝酸异山梨酯（isosorbide mononitrate，莫诺切特）、亚硝酸异戊酯（amyl nitrite）等，其中硝酸甘油用于抗心绞痛已有百年历史，因其起效快、疗效确切、经济方便，至今仍是防治心绞痛最常用的药物。

考点： 不同类型的心绞痛应选用何种药物治疗

硝酸甘油 *（nitroglycerin）

【体内过程】 硝酸甘油口服可经胃肠道吸收，但首关消除强，生物利用度不足 10%。而舌下含化生物利用度 80%，是目前主要的给药途径。舌下含化后 1 ～ 2min 起效，持续 10 ～ 30min。本药亦可经皮肤吸收而达到较长时间的防治效果。主要经肝代谢，由肾排出。

要点提示

硝酸甘油舌下给药会有局部刺热的感觉，如无则提示药物失效；部分患者使用时会迅速出现血管扩张、头晕等现象，应注意给药体位，以坐位为宜。

【药理作用】

1．扩张外周血管，降低心肌耗氧量 硝酸甘油能舒张小静脉和小动脉，对小静脉舒张作用强。舒张小静脉，减少回心血量，减轻心脏前负荷，降低心室舒张末期压力及容量而降低心肌耗氧量。在较大剂量时舒张小动脉，减轻心脏后负荷，降低室壁张力而降低心肌耗氧量。

2．舒张冠状血管，增加缺血区血流量 硝酸甘油能解除冠状动脉痉挛，增加供血；明显舒张较大的心外膜血管、动脉狭窄部位的侧支血管，而对阻力血管的舒张作用弱，当冠状动脉因粥样硬化或痉挛而发生狭窄时，缺血区的阻力血管已因缺氧而处于舒张状态，非缺血区的血管阻力比缺血区大，所以，用药后将迫使血液从输送血管经侧支血管更多地流向缺血区，增加缺血区血流量（图 22-1）。

3．降低左室充盈压，增加心内膜供血 冠状动脉从心外膜呈直角分支，贯穿心室壁呈网状分布于心内膜下。因此，心内膜下血流容易受心室壁肌张力及室内压力的影响。当心室壁张力和心室内压增高时，心内膜的血流量明显减少。心绞痛发作时，因心肌组织缺血缺氧、左室舒张末期压增高，降低了心外膜血流与心内膜血流的压力差，因此，心内膜下区域缺血更为严重。硝酸甘油扩张静脉血管，减少回心血量，降低心室内压；扩张动脉血管，降低心室壁张力，从而增加了心外膜向心内膜的有效灌注压，有利于血液从心外膜流向心内膜缺血区。

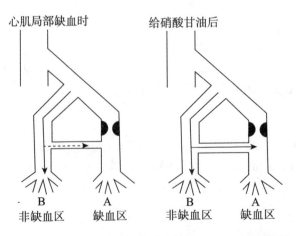

图 22-1 硝酸甘油扩张侧枝血管增加缺血区血流量示意图

考点： 硝酸甘油有哪些临床用途，应用时需注意什么？

【临床用途】 临床用于治疗：①各型心绞痛。舌下含服能迅速缓解各型心绞痛的发作，效果确实可靠，常作为首选。②急性心肌梗死。及早小剂量、短时间静脉注射硝酸甘油，能救治急性心肌梗死，降低心肌耗氧量，减轻缺血损伤，缩小梗死范围。③心功能不全。降低心脏前后负荷，治疗重度和难治性心功能不全。

【不良反应】

1．血管扩张反应 主要是搏动性头痛；颜面潮红、颅内压升高、直立性低血压和晕厥等。血压过度降低可反射性引起交感神经兴奋，心率加快，心肌耗氧量增加，与β受体阻断药合用可以增强疗效。用药量过大降压超过10%时，可减少侧支循环，扩大梗死范围。

2．高铁血红蛋白血症 硝酸甘油具有氧化性，可以将血红蛋白上的 Fe^{2+} 氧化为 Fe^{3+}，后者不能够与氧结合，出现缺氧、发绀等症状。一般可自行缓解，严重时可给予美兰等还原剂抢救。

3．耐受性 硝酸甘油连续用药2～3周出现耐受性，停药1～2周，耐受性可消失，采用小剂量和间歇给药，可延缓耐药性的产生。

【禁忌证】 颅脑外伤、颅内出血者禁用；低血容量者禁用。

【药物相互作用】

1．硝酸甘油可增加扩血管药的降压作用，合用时宜减量；因乙醇可抑制硝酸甘油代谢，加强其作用，故用药期间应禁酒。

2．苯巴比妥因诱导肝药酶可加速硝酸甘油的代谢，降低其血药浓度。

3．与肝素合用可减弱肝素抗凝作用。

4．阿司匹林可减少硝酸甘油在肝的消除，使硝酸甘油血药浓度升高。

硝酸异山梨酯 *（消心痛，isosorbide dinitrate）

本药作用与硝酸甘油相似但较弱、作用持续时间较长，不良反应与硝酸甘油相似但较轻。舌下含服2～3min起效，维持2～3h，可用于缓解心绞痛急性发作。口服30min起效，维持3～5h，用于预防心绞痛发作。

单硝酸异山梨酯（isosorbide mononitrate）

本药作用与硝酸异山梨酯相同，口服吸收迅速，生物利用度为100%，作用持续8h。适用于冠心病的长期治疗和预防心绞痛发作，也可用于心肌梗死后的治疗。

亚硝酸异戊酯（amyl nitrite）

本药为挥发性液体，吸入后30s钟起效，持续3～5min。用药后心率增快、血压降低，左室舒张末压降低。

二、β受体阻断药

普萘洛尔〔propranolol，心得安〕

【药理作用】

1．降低心肌耗氧量 普萘洛尔能阻断心肌β受体，使心率减慢，心肌收缩力减弱，耗氧量明显下降，从而缓解心绞痛。

2．增加缺血区心肌供血 由于普萘洛尔阻断心肌β受体，减慢心率，使舒张期延长，冠脉灌注时间也随之延长，有利于血液从心外膜流向心内膜缺血区；同时由于普萘洛尔降低心肌耗氧量，使非缺血区血管阻力增加，迫使血流由非缺血区流向血管已扩张的缺血区，增加缺血区供血。

3．改善心肌代谢　改善心肌缺血区对葡萄糖的摄取，保护缺血区线粒体的结构和功能，并能促进氧从血红蛋白上解离下来而增加全身组织供氧，从而改善心肌代谢。

【临床用途】　主要用于治疗稳定型和不稳定型心绞痛。尤其适用于伴有高血压或心律失常的心绞痛患者。对心肌梗死也有效，能缩小梗死区，但抑制心肌收缩力。变异型心绞痛患者不宜应用，因阻断 β 受体后可使 α 受体占优势，易致冠状动脉收缩，减少心肌供血。

【不良反应】　普萘洛尔不良反应较轻，有效剂量个体差异较大，宜从小剂量开始逐渐增量；久用停药应逐渐减量，否则会加剧心绞痛的发作，引起心肌梗死或猝死。长期用药可使血脂升高。

知识链接

普萘洛尔和硝酸甘油联合用药可相互取长补短，合用时用量减少，不良反应也减少。普萘洛尔可取消硝酸甘油引起的反射性心率加快；硝酸甘油可缩小普萘洛尔所引起的心室容积扩大和心室射血时间延长，两药对耗氧量的降低有协同作用。但因两药均可使血压降低，故合用时剂量不宜过大，以免血压下降过剧对心肌供血不利。

其他可用于心绞痛的药物还有选择性 β_1 受体阻断药美托洛尔（美多心安、倍他乐克）、阿替洛尔（氨酰心安）。

三、钙通道阻滞药

常用于抗心绞痛的钙通道阻滞药有硝苯地平、维拉帕米、地尔硫草等。

【药理作用】

1．降低心肌耗氧量　通过阻滞钙通道，抑制 Ca^{2+} 内流，使心肌收缩力减弱，心率减慢，血管平滑肌松弛，外周阻力降低，减轻心脏负荷，降低心肌耗氧量。

2．增加缺血区血流量　通过扩张冠状动脉，解除血管痉挛，增加侧支循环及缺血区血流量，改善供血供氧。其扩张冠脉强度顺序为：硝苯地平＞维拉帕米＞地尔硫草。

3．保护缺血心肌　钙通道阻滞药阻滞 Ca^{2+} 内流，保护了线粒体的结构与功能，减轻对心肌细胞的损害。

【临床用途】　对变异型心绞痛最为有效，也可用于稳定型和不稳定型心绞痛，尤其伴有高血压的心绞痛特别适用。维拉帕米和地尔硫草特别适用于伴有心律失常的心绞痛患者。

要点提示

硝苯地平与 β 受体阻断药合用治疗心绞痛较为理想，β 受体阻断药与维拉帕米合用应注意对心脏的抑制作用会有叠加，严重时会出现心脏停搏。

【不良反应】　相对较少，硝苯地平扩张血管作用较强，与硝酸甘油合用，会出现低血压，不利于心肌灌注；维拉帕米有较强心脏抑制作用，且升高地高辛血药浓度，对伴有心衰的心绞痛患者应慎用。

第二节　　抗心肌缺血药的用药护理

一、用药护理程序

用药步骤	用药护理要点
用药前	应根据心绞痛类型及并发症确定使用的药物。硝酸甘油应置密闭棕色瓶，保存有效期6个月。使用硝酸甘油要注意失效期。
用药中	硝酸甘油片不能吞服，而要放在舌下含服。含服硝酸甘油时，宜取坐位，或依靠支撑做下蹲位。硝酸甘油与钙通道阻滞药、β受体阻断药合用，会引起血压下降等表现，应注意提醒患者定期检查，避免诱发心绞痛的因素等。
用药后	硝酸甘油每次取药时间应快开、快盖，用后盖紧。对随身携带的药物要及时更换。

二、用药护理案例分析

1．患者男，56岁。患"冠心病、心绞痛"5年，心绞痛常由于劳累诱发，每周发作3～5次，每次持续数分钟。一直服用消心痛（硝酸异山梨酯）和丹参片等治疗。近一个月来发作频繁，每周10～20次，持续时间延长。以"冠心病、心绞痛"收住院。医生给予硝酸甘油10mg加入液体静滴，每分钟10滴，24小时维持。静脉输液过程中，患者渐感头痛。遂告知护士。

试分析：①与稳定型心绞痛相比，不稳定性心绞痛危害如何？硝酸甘油对不稳定型心绞痛是否有效？②出现头痛是什么原因？如何处理？

2．患者女，52岁。因"发作性胸闷、心慌5年"加重1小时就诊。心电图显示"房颤，心室率120次/分"。以"冠心病、心绞痛、房颤"收住院。入院后医生给予地尔硫䓬30mg口服，每日三次。服药后半小时症状消失，做心电图显示窦性心律，80次/分钟

试分析：①房颤发生是由心绞痛诱发，此冠心病应属于哪种类型？②地尔硫䓬是哪类药物？对哪类心绞痛效果好？对房颤是否有治疗作用？

3．患者男，58岁。因"冠心病、心绞痛"5年，医生给予"硝酸异山梨酯（消心痛）10mg t.i.d.；普萘洛尔10mg t.i.d."治疗。

试分析：①两个药分别属于哪类？②二者合用有什么优点？

常用制剂和用法

硝酸甘油　片剂：0.3mg、0.5mg、0.6mg。用法：心绞痛发作时舌下含服0.3mg或0.6mg。贴膜剂，每贴16mg，用法：每日1次贴皮时间不超过8小时。注射剂，1mg、2mg、5mg、10mg，稀释后静脉滴注。

硝酸异山梨酯　片剂：2.5mg、5mg。一次2.5～5mg，舌下含化。

单硝酸异山梨酯　片剂：20mg。一次20mg，一日2～3次。

普萘洛尔　片剂：10mg。口服，一次10mg，一日3～4次，从小剂量开始，可增至80～240mg。

硝苯地平　片剂：10mg。口服或舌下含服，一次10～20mg，一日3次。

维拉帕米 片剂：40mg。口服，开始一次 40 ～ 80mg，一日 3 次，逐渐增至一日 240 ～ 360mg。

地尔硫䓬 片剂：30mg。口服，一次 30 ～ 60mg，一日 3 次。

思考与练习	1. 心绞痛有几种类型？抗心绞痛药有哪几类？分别适用哪种心绞痛？ 2. 硝酸甘油的不良反应有哪些？说出硝酸甘油的用法。 3. 结合本章案例，使用抗心肌缺血药时，用药护理应注意哪些事项？

（王敏进）

第二十三章 调血脂药

学习目标	1. 掌握常用调血脂药的主要特点和用药护理。
	2. 了解常用调血脂药的作用机制。

血脂是血浆或血清中所含的脂类。它的组成复杂，包括胆固醇（cholesterol，Ch）、三酰甘油（triglyceride，TG）、磷脂（phospholipid，PL）和游离脂肪酸（free fatty acid，FFA）等。胆固醇又分为胆固醇酯（cholesteryl ester，CE）和游离胆固醇（free cholesterol，FC）两者相加为总胆固醇（total cholesterol，TC）。

血脂的来源有两个途径：①外源性途径：即从食物中摄取的脂类经消化道吸收进入血液；②内源性途径：即由肝、脂肪细胞以及其他组织合成后释放入血。血脂含量受多种因素的影响，如饮食、年龄、性别、职业及代谢等。血脂在血浆中不是以游离状态存在，而是与血浆中的载脂蛋白（apoprotein，apo）结合，以脂蛋白（lipoprotein，LP）的形式进行转运和代谢。

血浆脂蛋白可分为乳糜微粒（CM）、极低密度脂蛋白（VLDL）、低密度脂蛋白（LDL）、中间密度脂蛋白（IDL）和高密度脂蛋白（HDL）。凡血浆中 VLDL、LDL、IDL、apoB 浓度高于正常值，就称为高脂血症。凡能使 LDL、VLDL、TC、TG 和 apoB 降低，或使 HDL、apoA 升高的药物，都具有抗动脉粥样硬化的作用，近年来发现，长期应用调血脂药及抗动脉粥样硬化治疗可以稳定粥样硬化斑块，减少恶性心血管事件的发生。

知识链接

由于 Ch、TG 在血浆中主要由 LDL，VLDL 携带转运，所以 Ch、TG 增加，就可引起 LDL、VLDL 升高。血脂与脂蛋白长期升高，脂蛋白及其分解产物可沉积于血管内壁，并伴有纤维组织增生，形成动脉粥样硬化斑块，最终使血管变窄，弹性降低形成动脉粥样硬化。上述血脂成分的正常参考值如下：总胆固醇（TC）< 200mg/dL 或 < 5.17mmol/L；三酰甘油（TG）< 150mg/dL 或 < 1.7mmol/L；LDL-C < 120mg/dL 或 < 3.12mmol/L；HDL-C > 40mg/dL 或 > 1.04mmol/L。

调血脂药通过调整血液中各种脂蛋白比例，维持脂质、脂蛋白相对恒定浓度，从而起到预防和治疗动脉粥样硬化作用。临床常用的调血脂药有 HMG-CoA 还原酶抑制药（他汀类）、胆酸结合树脂类药、苯氧酸类药（贝特类）和烟酸类。

第一节 羟甲基戊二酰辅酶 A 还原酶抑制药

羟甲基戊二酰辅酶 A（HMG-CoA）还原酶是肝细胞合成胆固醇过程中的限速酶，抑制 HMG-CoA 还原酶可减少内源性胆固醇合成。

知识链接

HMG-CoA 还原酶抑制剂早在 1976 年从真菌中提取，1978 年认识到它们是该酶的强效抑制剂。洛伐他汀是从红曲霉中提取的真菌代谢产物，也是第一个应用于临床的他汀类药物。美国心脏医学杂志主编 Roberts 教授曾说过：他汀类药物是一类神奇的药物，其对动脉粥样硬化的疗效同青霉素治疗感染性疾病一样。

洛伐他汀 *（lovastatin）、普伐他汀（pravastatin）

【作用和用途】 本类药物在肝脏内竞争性抑制 HMG-CoA 还原酶活性，阻断肝内胆固醇的合成。降低血浆中 LDL、VLDL 和 TG 的水平，轻度增加 HDL 水平。

知识链接

近年来大量证据显示，他汀类在动脉粥样硬化的血管性疾病的一级和二级预防以及预防心血管事件的发生方面，都有良好作用，并提示他汀类药物具有多效性作用，包括：改善内皮功能、抗血栓作用、斑块稳定作用、抑制血管的炎症过程以及抗氧化作用等。

临床主要适用于有症状的动脉粥样硬化性疾病患者心肌梗死和中风的二级预防。胆固醇升高等高风险患者，特别是有其他的动脉粥样硬化危险因素患者的一级预防，以及糖尿病性和肾性高脂血症。也用于原发性高胆固醇血症，杂合子家庭性高胆固醇血症、Ⅲ型高脂蛋白血症。

【不良反应】 轻微。常见有胃肠功能紊乱、失眠和皮疹等。严重不良反应少见，包括横纹肌溶解症（表现为肌痛、无力、肌酸磷酸酶升高等症状）、肝炎及血管神经性水肿等。

知识链接

横纹肌溶解症指肌细胞受损伤分解，将内容物释放入血浆，而导致肾损害的一种疾病。临床表现为肌肉痉挛性疼痛、压痛、关节疼痛和疲劳、肌无力等。病人尿色异常，可呈黑色或红色，全身不适、发热、恶心、呕吐等。

其他他汀类药物包括：辛伐他汀（simvastatin）、氟伐他汀（fluvastatin）、阿伐他汀（atorvastatin）、匹伐他汀（pitavastatin）、瑞舒伐他汀（rosuvastatin）等。

考点： 治疗高胆固醇血症的常用药物是哪种？

第二节 胆酸结合树脂类药

胆酸结合树脂类药物能减少胆固醇的吸收并且增加胆固醇的排泄，降低胆固醇。常用的药物介绍如下。

考来烯胺（cholestyramine，消胆胺）和考来替泊（colestipol，降胆宁）
本类药物均为碱性阴离子交换树脂，不溶于水，不易被消化酶所破坏。

【作用和用途】 正常情况下，胆固醇在体内代谢的胆酸 95% 可在肠道被重吸收。口服本药后，在肠道螯合胆酸，阻止胆酸重吸收而中断其肝肠循环，减少外源性胆固醇的吸收，还可加速内源性胆固醇在肝转化为胆酸，从而促进胆固醇的排泄。同时由于细胞内胆固醇减少，促进肝细胞合成 LDL-C，加速 LDL 清除，可使血清 TC 和 LDL-C 均明显降低。

主要用于治疗以 TC 和 LDL-C 升高为主，而 TG 水平正常的高胆固醇血症患者。常与他汀类药物配伍应用，起到协同作用。考来烯胺与抗氧化药普罗布考（probucol）合用既可协同降脂，又可减少不良反应。

【不良反应】 常见胃肠道不适、便秘等。血浆 TG 水平增加。长期应用，干扰多种药物和脂溶性维生素的吸收，如干扰氯噻嗪、地高辛和华法林的吸收。高剂量会发生脂肪性腹泻等。考来烯胺因以氯化物形式应用，长期用药可引起高氯性酸血症。

第三节 苯氧酸类药

苯氧酸类又称贝特类。最早应用于临床的是**氯贝丁酯（氯贝特，clofibrate）**，但不良反应多。新开发的贝特类作用强、毒性低，应用较多。

苯扎贝特（benzafibrate）、吉非贝齐（gemfibrozil）
【作用和用途】 贝特类能明显降低血浆 VLDL，并因而降低 TG，伴有 LDL 水平的中度降低，一定程度地增加 HDL 水平。贝特类的作用机制尚未完全阐明，可能与激活脂蛋白脂肪酶（LPL）有关，从而使 CM 和 VLDL 中的 TG 消解增加，进而释放脂肪酸在脂肪中储存，或在横纹肌中代谢。也能减少肝中的 VLDL 的产生并能增加肝 LDL 的摄取。

其他贝特类药物有**非诺贝特（fenofibrate）**和**环丙贝特（ciprofibrate）**等。

知识链接

研究证实吉非贝齐可减少冠心病的发生率，与安慰剂相比能使中年男性的冠心病发生率减少约 1/3，但不改善总的生存率，提示并未减少心血管危险因素。

临床用于治疗混合型血脂障碍及低 HDL 和高动脉粥样硬化性疾病风险的患者，或以 TG 或 VLDL 升高为主的原发性高脂血症。与其他调血脂药联合应用于严重药物抵抗的血脂障碍患者。

【不良反应】 较轻，可出现腹痛、腹泻、消化不良等消化道反应，氯贝丁酯可引起胆石症，增加肝胆疾病发生率。肌炎不常见，一旦发生则非常严重，可致横纹肌溶解症，引起肌红蛋白尿症和肾衰竭，与他汀类合用增加肌病发生率。

第四节 其他调血脂药

烟酸 (nicotinic acid)

本药属维生素，大剂量应用为广谱调血脂药，对多种高脂血症有效。

【作用和用途】 大剂量烟酸可通过抑制肝合成 TG 和抑制 VLDL 的分泌，而间接降低 LDL 水平，同时增高 HDL 水平。作用机制不清楚，通过多种途径影响脂蛋白代谢：抑制脂肪组织水解和影响脂肪酸的脂化都可减少 TG 合成，进而降低 VLDL 和 LDL；增加 LPL 活性，促进 CM 和 VLDL 中的 TG 清除。

知识链接

最近的研究显示，烟酸与他汀类使用，可能使粥样斑块消退。单用他汀类药物降低升高的 LDL 浓度似乎不足以降低心血管事件发生的风险。对于那些用他汀类药物治疗后仍需进一步降低 TG 和升高 HDL 的患者，加用烟酸可加强对血脂的控制。

烟酸作为他汀类的辅助用药，特别用于低 HDL-C 和高 TG 及他汀类药物禁用的患者。广谱调血脂药，除 I 型以外的各型原发性高脂血症均可应用。与胆酸结合树脂或贝特类药物合用，可提高疗效。

【不良反应】 最常见为面部皮肤潮红、心悸和胃肠道反应。大剂量应用可引起肝功能障碍、血糖和血尿酸升高和过敏反应等。

阿西莫司 (acipimox，乐脂平)

本药是 1980 年发现的烟酸异构体，主要作用于脂肪组织，抑制脂肪组织释放游离脂肪酸，减少 TG、VLDL 及 LDL 的生成，并通过激活脂蛋白脂肪酶，加速 VLDL 的降解，通过抑制肝脂肪酶而增高 HDL 水平。可用于各型高脂血症，尤其是伴有 2 型糖尿病或伴有痛风的高脂血症患者。

第五节 调血脂药的用药护理

一、用药护理程序

用药步骤	用药护理要点
用药前	1. 评估患者，肝病患者慎用，孕妇和哺乳期妇女禁用他汀类药物。 2. 2 型糖尿病、痛风、溃疡病、活动型肝病、孕妇禁用烟酸类药物。
用药中	1. 药物治疗同时要控制饮食和定时检查血脂变化。 2. 他汀类药物禁与贝特类、烟酸、红霉素、环孢素合用，可增加横纹肌溶解症的发生率或使其加重。体重较轻的患者和甲状腺功能低下患者也容易发生，应慎用。 3. 贝特类药物若需与口服抗凝药使用，应适当减少抗凝血药的剂量。
用药后	1. 应定期检查肝功能。 2. 监控药物不良反应，如出现全身性肌肉疼痛、僵硬、乏力时应警惕横纹肌溶解病的发生。

二、用药护理案例分析

患者，男，52岁，有6年高血压病史，遵医嘱，采用利尿药、β受体阻断药、钙通道阻滞药联合应用的治疗方案，血压基本稳定在130/90mmHg范围内，近一周因工作压力大，出现心悸、头晕、胸闷、失眠、乏力等症状，遂入院检查。体检：BP 150/90mmHg，HR 90次/分 LDL-C 4.6 mmol/L，TG 2.1 mmol/L，TC 6.57 mmol/L，HDL-C 1.16mmol/L，临床诊断为混合型高脂血症，医生除要求患者继续服用降压药外，开出以下处方，请分析是否合理?

1. 洛伐他汀片　20mg×40
   用法：40mg　每日一次
2. 阿昔莫司片　250 mg×60
   用法：250mg　每日三次

常用制剂和用法

洛伐他汀　片剂：20mg。一次20～40mg，一日1次，晚餐时服用。必要时4周内可增至一次80mg，一日1次。

辛伐他汀　片剂：10mg。一次10～20mg，一日2次。

普伐他汀　片剂：5mg、10mg。一次5mg，每日2次。

氟伐他汀　片剂：20mg、40mg。一次20mg，每日1次，晚间服用。

考来烯胺　粉剂：一次4～5g，一日3次，餐中服。

吉非贝齐　胶囊剂：300mg。一次300～600mg，每日2次，血脂水平下降后可减少至每日300～600mg维持。

苯扎贝特　片剂：200mg。每次200mg，每日3次。

非诺贝特　片剂或胶囊剂：0.1g。一次0.1g，一日3次，血脂明显下降后改维持量0.1g，一日1次，疗程3～4个月。

环丙贝特　胶囊剂：100mg。一次100mg，每日1次。

烟酸　片剂：50mg、100mg。可由小剂量开始，一次50～100mg，渐增至500mg，一日3次，餐后服。

阿昔莫司　胶囊剂：250mg。一次250mg，一日2～3次，餐后服。

思考和练习	1. 高胆固醇血症患者首选什么药物治疗？高三酰甘油血症患者用什么药物治疗较好？
	2. 高脂血症在长期应用调脂药过程中，应注意哪些不良反应，可建议定期检查什么项目？

（于　雷）

第二十四章　作用于血液与造血系统药物

学习目标	1. 掌握常用抗凝血药和抗贫血药的作用、用途、不良反应和用药护理。 2. 熟悉促凝血药、抗血小板药、纤维蛋白溶解药的主要特点。 3. 了解药物影响凝血系统的作用机制。

第一节　抗血栓药

一、抗凝血药

抗凝血药是一类干扰凝血因子、阻止血液凝固的药物，主要用于血栓栓塞性疾病的预防与治疗。

肝素 *（heparin）

本药主要是从动物肺、肠等器官提取的硫酸化葡萄糖胺聚糖的混合物，带有大量的负电荷，呈酸性，为常用的抗凝血药，口服无效，临床常静脉给药。

【药理作用】　肝素具有强大、快速的抗凝作用，且在体内、体外均能产生。抗凝机制为抑制凝血过程多个环节实现的。具体包括：①通过提高抗凝血酶Ⅲ（AT-Ⅲ）的活性，发挥抗凝血作用，AT-Ⅲ是血浆中的一种生理性抗凝物质，能与凝血酶、多种凝血因子结合成复合物并使其活性丧失；②能抑制纤维蛋白原变成纤维蛋白，抑制血小板聚集等功能，可预防血栓形成；③抗动脉粥样硬化作用，与其调血脂、保护血管内皮细胞、抑制血管平滑肌细胞增殖等作用有关。

【临床用途】

1. **血栓栓塞性疾病**　如脑栓塞、肺栓塞以及急性心肌梗死性栓塞，深静脉血栓等。

2. **弥散性血管内凝血（DIC）**　早期应用防止纤维蛋白原及其他凝血因子耗竭引发继发性出血。

3. **体外抗凝**　用于血液透析、体外循环、心血管手术、血液制品保存等。

4. **缺血性心脏病**　某些不稳定型心绞痛在抗心绞痛药基础上可加用肝素等抗凝血药防急性冠脉栓塞的发生。

> **考点：** 肝素有何临床用途，如过量中毒应采用何药抢救

【不良反应】　过量易引起黏膜、伤口等自发性出血。如出血严重时，停用肝素，注射带有阳电荷呈强碱性的鱼精蛋白（protamine）急救；久用可以引起骨质疏松、自发性骨折；个别人可以发生过敏反应。

要点提示

肝素过量引起的出血应用鱼精蛋白对抗，注射给药，1mg 鱼精蛋白可中和 100U 肝素。

低分子量肝素 *（low molecular weight heparin，LMWH）

本药是指相对分子量小于 7000 的肝素，从普通肝素分离或降解而获得。其特点是：①抗凝活性较肝素弱，但抗血栓作用增强，出血危险性相对较小，应用更安全；②半衰期较长，不易被清除，作用时间长；③采用皮下注射，使用方便。但当剂量过大或误入静脉时，仍可引起出血，处理同肝素。

华法林 *（warfarin，苄丙酮香豆素）

本药为香豆素类口服抗凝药的代表药，临床最为常用。同类药物还有双香豆素、醋硝香豆素（新抗凝）、苯丙香豆素等。

【作用和用途】 化学结构与维生素 K 相似，能竞争性对抗维生素 K 的作用，抑制肝有活性的凝血因子 Ⅱ、Ⅶ、Ⅸ、Ⅹ 的生成，从而产生抗凝作用，使凝血时间延长。对血液中已合成的凝血因子无效，故只有在体内已合成的上述凝血因子耗竭后才能发挥作用，起效慢，维持时间长，且无体外抗凝作用。

临床用于防治血栓栓塞性疾病，如血栓性静脉炎、肺栓塞、心肌梗死等。口服用于需要长期维持抗凝状态的患者，如心脏瓣膜修复术者。

【不良反应】 过量可见自发性出血，如消化道、尿道、口鼻腔、宫腔、皮下等出血。

枸橼酸钠（sodium citrate，柠檬酸钠）

本药化学结构中的酸根与血中钙离子形成难解离的可溶性络合物，使血中钙离子减少而发挥抗凝作用。仅用于体外抗凝，常作为采集血液标本和输血的抗凝药。大量输血或速度过快可引起低钙血症，可用钙剂解救。

要点提示

华法林过量中毒引起的出血，应用维生素 K 拮抗解救。

二、抗血小板药

血小板在血栓栓塞性疾病，特别是动脉血栓疾病形成中起着非常重要的作用。抗血小板药主要是通过抑制血小板花生四烯酸代谢、增加血小板内 cAMP 浓度，抑制血小板黏附、聚集和释放的功能而达到抗凝防止血栓的作用。其中最常用的是阿司匹林（见第十六章）。

双嘧达莫 *（dipyridamole，潘生丁，persantin）

本药是通过抑制血小板内的磷酸二酯酶，减少 cAMP 水解，从而产生抗血小板聚集等，防止血栓形成。用于心脏手术或瓣膜置换术，可减少血栓栓塞的形成。

治疗血栓栓塞性疾病，单独应用作用较弱，与阿司匹林合用作用效果好。也可与华法林合用防止心脏瓣膜置换术后血栓形成。与肝素等抗凝药合用可引起出血倾向。

不良反应轻微，主要有胃肠道刺激症状，如上腹部不适、恶心等较常见，也可引起血管扩张血压下降、头痛、眩晕等，偶尔发生皮疹。

噻氯匹定（ticlopidine，抵克立得）通过抑制 ADP 介导的血小板活化，不可逆的抑制血小板的黏附和聚集，抗血小板作用强，但起效缓慢，口服约 3 ~ 5 天见效，停药后可维持 10 天。

主要用于预防脑卒中、心肌梗死以及外周动脉血栓性疾病的复发，疗效优于阿司匹林。

不良反应主要有消化道反应以及中性粒细胞减少等，停药后可恢复。

三、纤维蛋白溶解药

纤维蛋白溶解药又称溶栓药（thrombolytics）主要是促进纤维蛋白溶解作用，使新生血栓溶解，阻塞血管再通，用于已经发生血栓的患者。一般认为血栓形成 6 小时内进行溶栓治疗，可明显降低致残率和病死率。

尿激酶*（urokinase，UK），**链激酶**（streptokinase，SK）

均为第一代溶栓药，作用用途相同，其中尿激酶是由人肾细胞合成，从健康人新鲜尿液中提取，无抗原性，较为常用。链激酶是从 β- 溶血性链球菌培养液中提取的一种不具有酶活性的蛋白质，具有抗原性，可导致过敏，应用较少。

【作用和用途】 能激活体内纤维蛋白溶解系统，使血栓表面纤溶酶原转化成纤溶酶，直接溶解血栓，对急性期（6h 内）血栓效果好。用于治疗血栓栓塞性疾病，如急性心肌梗死、脑梗死、肺梗死等的早期。

【不良反应】 大量、快速注射可引起自发性出血，少数人对链激酶产生过敏反应。

重组组织型纤溶酶原激活物（tissue plasminogen activator，t-PA）

本药采用基因技术获得，对形成血栓的纤维蛋白选择性高，对循环中的纤维蛋白几无影响，溶栓速度较快，治疗肺栓塞和心肌梗死，动脉再通率较链激酶高，出血等不良反应更少，是较理想的第二代溶栓药。

其他溶栓药还有第二代的**阿尼普酶**（anistreplase）和第三代的**瑞替普酶**（reteplase **雷特普酶**）等，选择性比链激酶更高，剂量易控制，给药方便，出血现象减少。

四、抗血栓药的用药护理

用药步骤	用药护理要点
用药前	1. 严格掌握适应证，明确用药。 2. 了解患者用药史，注意是否同时使用有配伍禁忌的药物。 3. 用药前应掌握患者的主要症状和体征，如血压、心率、全血细胞计数、血小板计数、血细胞比容、部分凝血激酶时间。 4. 识别高危患者，明确药物的禁忌证。
用药中	1. 注意药物应用的剂量、滴注速度和更换部位。 2. 密切观察患者的症状和体征变化。
用药后	1. 密切观察患者是否有出血的症状和体征，并让患者了解出血的表现，一旦发现出血，立即报告医护人员，并停药。 2. 教会患者观察出血的各种表现，如出血现象，即时报告医护人员，切记不要让患者恐慌。 3. 准备好急救药品：如鱼精蛋白、维生素 K 等。

第二节 止血药

一、促进凝血因子生成药

维生素 K*（vitamin K）

本药属于维生素，可分脂溶性和水溶性两类：前者包括植物中提取的维生素 K_1 和肠道微生物合成的维生素 K_2，均需胆汁协助吸收；后者系人工合成的维生素 K_3 和 K_4。

【药理作用】 维生素 K 作为羧化酶的辅酶，在肝参与合成有活性的 II、VII、IX、X 凝血因子。缺乏时上述凝血因子合成障碍，干扰凝血过程引起机体出血。及时补充维生素 K 即可达到止血目的。

【临床用途】

1．防治维生素 K 缺乏产生的出血　包括：①维生素 K 吸收障碍：如阻塞性黄疸、胆瘘、慢性腹泻等病人；②维生素 K 合成减少：如早产儿、新生儿和长期使用广谱抗生素者；③维生素 K 拮抗药如香豆素类、水杨酸类等过量引起的出血。

2．其他原因所致凝血酶原过低等引起的出血。

3．缓解内脏平滑肌痉挛，如胆绞痛等，一般采取肌内注射的方法。

【不良反应】 K_1 的不良反应较少，一般采用肌内注射，因其在静脉注射时出现面红、出汗、血压下降、胸闷甚至虚脱等。K_3、K_4 的刺激性强，口服后可有恶心、呕吐，大剂量时可引起溶血、黄疸、血胆红素升高、蛋白尿等。

要点提示

过量服用阿司匹林引起的出血可应用维生素 K 对抗，必要时应采取注射给药。

二、抗纤维蛋白溶解药

氨甲环酸*（tranexamic acid，AMCHA，止血环酸）、氨甲苯酸*（aminomethylbenzoic acid，PAMBA，止血芳酸）

二者均为竞争性抑制纤溶酶原激活因子，阻止纤溶酶生成，大剂量也抑制纤溶酶，从而抑制纤维蛋白溶解，产生止血。临床主要适用于原发或继发性纤维蛋白溶解过程亢进性出血，如肝、胰、肺、前列腺、子宫、肾上腺等部位的手术过程的异常出血、产后出血等。也可用于链激酶、尿激酶过量产生的出血。氨甲环酸比氨甲苯酸止血效果强，临床常用。偶见腹泻、头晕、恶心、胸闷等不良反应。剂量过大可促进血栓形成，甚至诱导心肌梗死。有血栓形成倾向或有血栓栓塞病史者慎用或禁用。

三、作用于血管的止血药

垂体后叶素（pituitrin）

是神经垂体分泌的含氮激素，包括缩宫素和加压素。缩宫素（催产素）是子宫兴奋药；加压素（抗利尿素）可产生止血作用。直接作用于血管平滑肌，收缩小动脉、小静脉及毛细血管而止血，对内脏血管作用明显。临床用于咯血、门脉高压引起的上消化道出血及产后大出血。静注过快可导致面色苍白、胸闷、心悸、恶心、过敏反应等，应缓慢静注。

考点：产后出血除选用子宫兴奋药麦角新碱之外，还可选用什么药物防治纤溶亢进现象的发生？

酚磺乙胺（etamsylate，止血敏，dicynone）

本药通过降低毛细血管通透性，血管收缩；还能增加血小板数量，增强其聚集性和粘附性，促使血小板释放凝血活性物质等缩短凝血时间起止血作用。止血作用迅速，持续时间较长。用于防治外科手术出血过多和血管因素引起的出血，如血小板减少性紫癜，以及胃肠道、眼底、牙龈、鼻黏膜等部位或器官的出血等。不良反应少，偶然出现暂时性血压下降。

四、止血药的用药护理

用药步骤	用药护理要点
用药前	1. 明确诊断出血原因，合理选择药物及给药方法。 2. 了解患者用药史和过敏史，注意配伍禁忌。 3. 明确药物的适应证和禁忌证，必要时，配合输入凝血因子等措施。
用药中	1. 注意药物应用的剂量、滴注速度，根据需要及时更换部位。 2. 定期测定凝血酶原时间以调整用量和给药次数，一旦凝血时间变化异常应及时报告医生并备好抢救用药。
用药后	1. 出血症状控制后，应加强监护。避免可能引起出血的各种原因，指导患者在日常生活中加强有关预防保健措施，减少复发机率。 2. 注意止血药应用过量可能引起的血栓形成等并发症，应加强护理。

第三节　抗贫血药

贫血为循环血液中红细胞数或血红蛋白含量低于正常值时产生的症状，并非一种独立的疾病。根据病因及红细胞形态的不同分为缺铁性贫血、巨幼红细胞性贫血和再生障碍性贫血。贫血的药物治疗为物质补偿即缺什么补什么原则。

考点：缺铁性贫血、巨幼红细胞贫血各应选用何种药物治疗

一、常用药物

硫酸亚铁 *（ferrous sulfate）

本药为临床常用的铁制剂。

【药理作用】　铁是红细胞成熟时期合成血红蛋白不可缺少的原料。在体内铁不足时，血红蛋白减少，DNA 的合成正常，原红细胞的分裂增殖没有明显影响，所以循环血液内的红细胞数无明显变化，但红细胞内血红蛋白含量少使红细胞体积缩小，故缺铁性贫血又称小细胞低色素性贫血。

【临床用途】　铁剂用于预防或治疗各种原因引起的缺铁性贫血。缺铁性贫血是最常见的贫血，铁制剂为特效治疗药物。

【不良反应】　口服铁剂可见恶心、呕吐、上腹不适及腹泻等胃肠刺激症状，宜饭后服用；铁与肠道内硫化氢结合减少对肠壁的刺激而引起黑便、便秘等。小儿误服 1g 以上出现

急性中毒，表现恶心、呕吐、血性腹泻、休克、昏迷等，2g 以上引起死亡。

知识链接

缺铁性贫血产生的原因

1．长期慢性失血是铁丢失的主要因素，如钩虫病、月经过多、消化道溃疡、痔疮出血等；

2．机体需要铁量增加而补充不足，如妊娠、儿童生长发育期；

3．胃肠吸收减少，如萎缩性胃炎、胃癌等，胃酸分泌减少不利于铁的吸收；

4．红细胞大量破坏，如疟疾、急性溶血等也可引起铁的缺乏而产生缺铁性贫血。

叶酸 *（folic acid）

本药属 B 族维生素，已人工合成。动物肝、肾、酵母和绿叶蔬菜中含量丰富。人体不能合成叶酸，必须直接从食物中摄取。

【作用和用途】　叶酸吸收后经叶酸还原酶和二氢叶酸还原酶的作用，生成四氢叶酸（THFA），后者作为一碳基团的传递体，参与体内核酸和氨基酸的合成。叶酸缺乏时一碳基团供应减少，增殖旺盛的骨髓或消化道上皮组织最易受到影响，可使红细胞中的 DNA 合成受阻，分裂增殖速度下降，血液中红细胞数量减少，发育和成熟停滞，红细胞多停留在幼稚阶段；由于对 RNA 和蛋白质的合成影响较少，细胞内的血红蛋白量增多，体积较正常细胞大，形成巨幼红细胞性贫血。消化道上皮组织增殖受抑制引起舌炎和腹泻等症状。

各种原因引起的叶酸缺乏而导致的巨幼红细胞性贫血（如营养性、婴儿期或妊娠期）以叶酸治疗为主；维生素 B_{12} 为辅。维生素 B_{12} 缺乏所致的恶性贫血，叶酸只能纠正血象，不能改善神经损害症状。甲氧苄啶、乙胺嘧啶和苯妥英钠等为二氢叶酸还原酶抑制药，长期应用时叶酸还原利用受抑制，引起巨幼红细胞性贫血，必须用甲酰四氢叶酸治疗。

维生素 B_{12}*（vitamin B_{12}）

本药是一组含钴的 B 族维生素的总称，有氰钴胺、羟钴胺和甲基钴胺等。动物肝、牛奶、蛋黄含维生素 B_{12} 较多。

【作用和用途】　维生素 B_{12} 是生物体内多种生化反应的辅酶，主要参与机体两种代谢过程。

1．促进叶酸的循环再利用　维生素 B_{12} 在同型半胱氨酸转变为甲硫氨酸的过程中，使 N5- 甲基四氢叶酸转变为四氢叶酸，当维生素 B_{12} 缺乏时，叶酸代谢发生障碍，一碳基团供应减少，出现与叶酸缺乏相似的巨幼红细胞性贫血。

2．维持神经髓鞘的完整性　维生素 B_{12} 使脂肪酸代谢中间产物甲基丙二酸变成琥珀酸，参与三羧酸循环，这与神经髓鞘脂蛋白合成有关；当维生素 B_{12} 缺乏时，影响神经髓鞘的脂质合成，使中枢和外周神经纤维结构不完整而导致脑、脊髓及外周神经发生病变。

维生素 B_{12} 主要用于治疗恶性贫血及巨幼红细胞性贫血的辅助用药；也用于治疗神经炎、神经萎缩等神经系统疾病和一些肝病的辅助治疗。

【不良反应】　少见，偶见过敏反应，甚至过敏性休克。

重组人红细胞生成素（erythropoietin，EPO） 红细胞生成素是肾产生的糖蛋白激素，临床用的是基因工程人工合成重组人红细胞生成素。能够刺激红系干细胞增殖，使红细胞增生和成熟加速，红细胞数量和血红蛋白含量增加；稳定红细胞膜使其抗氧化功能增强。主要用于肾衰竭合并的贫血；也可以用于艾滋病、恶性肿瘤伴发的贫血；此外，用于择期手术储存自体血需要反复采血的病人。主要不良反应包括血压升高、诱发血栓及心动过速、胸痛、水肿等中毒反应，个别人有过敏反应。

二、抗贫血药的用药护理

用药步骤	用药护理要点
用药前	1. 明确贫血原因，区分类型，合理选用药物及给药途径。 2. 告诉患者影响抗贫血药吸收的因素，介绍补叶酸、维生素 B_{12} 的具体方法。 3. 提醒患者抗贫血药服药方法和注意事项。
用药中	1. 注意药物应用的剂量、给药方法。 2. 定期测定血液中血红蛋白含量和红细胞数，以观疗效，如使用 1 个月以上无明显改善，应提示调整方案。
用药后	1. 贫血纠正后，应继续服用一段时间药物，并加强健康教育，纠正引起贫血的不良习惯。 2. 注意药物可能引起的不良反应，尤其是铁剂误服过量中毒等。

第四节　促白细胞增生药

由于遗传、病理因素或多种理化因素引起周围血中白细胞总数低于正常值称为白细胞减少症；近几年随着各种细胞因子及相关基因重组药物的出现，对白细胞减少症等疾病的治疗有了很大的进展。目前在临床用途较多、疗效较好的有重组人粒细胞集落刺激因子（非格司亭）和重组人粒细胞/巨噬细胞集落刺激因子等。

非格司亭（filgrastim，升白能，重组人粒细胞集落刺激因子）

本药是通过 DNA 重组技术产生的人粒细胞集落刺激因子。其作用是促进中性粒细胞成熟并促进骨髓释放成熟的粒细胞入血，且功能增强。用于各种因素引起的白细胞减少症和粒细胞减少症，如肿瘤放、化疗、再生障碍性贫血、骨髓发育不良等。

重组人粒细胞/巨噬细胞集落刺激因子（rh-GMCSF）

本药由淋巴细胞、单核细胞、成纤维细胞和内皮细胞合成而成。此类产品有莫拉司亭（molgramostim）和沙格司亭（sargramostim）。其作用为刺激粒细胞、淋巴细胞和单核细胞增殖、分化和活化，使粒细胞、巨噬细胞、单核细胞的功能增加。用于各种原因引起的白细胞减少症（骨髓抑制、肿瘤化疗等）；预防白细胞减少造成感染（艾滋病）并发症。不良反应偶有骨痛、发热、肌肉酸痛等反应，个别有过敏反应。

知识链接

患者在使用抗癌药或接触放射性物质及某些特殊的化学物质时，应定期检查血象，一旦出现白细胞减少，要在有经验的医生指导下使用升高白细胞的药物，并应暂停放疗和化疗。药量和疗程应根据病情而定，非格司亭和重组人粒细胞/巨噬细胞集落刺激因子均为粉针剂，皮下注射或静脉点滴（用 5% 葡萄糖注射液稀释），用药过程中定期检查血象（2 次/周），血液中白细胞升至理想水平即可停药。如出现骨痛、发热等过敏反应，大多可在连续用药后消失，过敏体质者慎用。

第五节 血容量扩充剂

机体大量失血或失血浆可以引起血容量降低甚至导致休克，以补充血容量、维持重要器官有效灌注是治疗的关键。临床上除输血或血浆外，使用血容量维持药提高血液胶体渗透压，也是非常重要的治疗措施。常用的药物有右旋糖酐，706代血浆等。

右旋糖酐（dextran）为高分子葡萄糖聚合物，因聚合的分子数目不同，产生不同分子量的制剂，常用的有右旋糖酐70（中分子右旋糖酐）、右旋糖酐40（低分子右旋糖酐）、右旋糖酐20（小分子右旋糖酐）。

【作用和用途】

1. 扩充血容量 静脉输入后提高血浆胶体渗透压而扩充血容量，中分子右旋糖酐分子量较大，不易透过血管壁，故作用持久。小分子右旋糖酐和低分子右旋糖酐此作用弱。用于严重烧伤、手术出血等引发的低血容量性休克等。

2. 利尿 低分子右旋糖酐和小分子右旋糖酐能快速从肾小球滤过，且不被肾小管吸收而产生渗透性利尿作用。用于防治急性肾衰竭。

3. 抗血栓 低分子右旋糖酐和小分子右旋糖酐能减少血小板的聚集，降低血液黏滞性改善微循环，阻止血栓形成。用于预防手术等引发的血栓栓塞性疾病，也可以用于防治心肌梗死、血栓后静脉炎等。

【不良反应】 因其具有强抗原性，初次注射也可能有过敏反应，甚至发生过敏性休克。

第六节 作用于血液与造血系统药物的用药护理

一、用药护理程序

用药步骤	用药护理要点
用药前	1. 明确诊断，综合多种因素制订护理方案，重点做好剂量及时间的控制。 2. 掌握各种药物的给药方法和注意事项，准备好应急抢救药品。 3. 熟悉药物可能出现的不良反应，注意患者个体差异对本类药物反应的特殊表现。
用药中	1. 注意药物应用的剂量、给药方法和速度，随时观察患者反应，有异常及时报告并采取必要处置。 2. 定期测定血液中血红蛋白含量、红细胞数、凝血酶原时间等。
用药后	1. 密切观察患者对药物的反应，指导患者采取辅助手段减少不良反应发生。 2. 叮嘱患者合理饮食和休息，加强有关健康教育和心理护理。

二、用药护理案例分析

1. 患者，男，77岁。因晕厥1次于10min后到急诊科就诊。晕厥在静坐时发生，持续约10s，无抽搐与大小便失禁。体检：T 36.4℃，P 104次/min，R 18次/min，BP 85/60mmHg。心浊音界不大，心律规整，心音低钝，各瓣膜区未闻及杂音。心电图检查 V_1、V_2 呈 QS 波，V_3 呈 rS 波，$V_{1\sim3}$ 导联 ST 段弓背向上抬高 0.25 ~ 0.45mV，以 V_2 为著，并与 T 波融合成单向曲线。心肌损伤标志物肌红蛋白、肌钙蛋白 T（cTnT）、肌钙蛋白 I（cTnI）

阳性。初步诊断为 ST 段抬高型急性前间壁心肌梗死。

试分析：①该患者应如何应用溶栓药？②应用溶栓药应注意哪些事项？

2．患者，女，18 岁。近半年来时感头晕、耳鸣、乏力、气短，每月经血时有时无 20 余天。病人面色萎黄，唇、甲色淡等。经检查诊断为缺铁性贫血。

试分析：①该患者应选用何药？②如何指导患者用药？

常用制剂和用法

肝素　注射剂：一次 500 ～ 10000U，皮下注射。

华法林钠　片剂：第一天服 6 ～ 20mg，以后一日 2.5 ～ 7.5mg。

噻氯匹定　片剂：一次 250 ～ 500mg，一日 1 ～ 2 次，进餐时服。

双嘧达莫　片剂：一次 25 ～ 50mg，一日 3 次。

链激酶　注射剂：将本药 50 万 U 溶于 100ml 等渗盐水或 5% 葡萄糖液中，在 30min 内静脉滴注；维持剂量，将本药 60 万 U 溶于 250 ～ 500ml5% 葡萄糖液中，另加地塞米松 1.25 ～ 2.5mg，静脉滴注 6 小时，一日 4 次；疗程 12 小时～ 5 日。

尿激酶　注射剂：一般将尿激酶以 3 ～ 5ml 注射用水溶解，然后置于 10% 葡萄糖液 20 ～ 40ml 静脉注射或 5% 葡萄糖液 250 ～ 500ml 静脉滴注。一般开始用量一日 3 万～ 4 万 U。一般 10 日为一疗程。

维生素 K_1　注射剂：一次 10mg，一日 1 ～ 2 次，肌内注射或静脉注射或根据具体病情而定。

维生素 K_3　注射剂：一次 4mg，一日 2 次，肌内注射。

维生素 K_4　片剂：一次 2 ～ 4mg，一日 3 次。

氨甲苯酸　片剂：一次 0.25 ～ 0.5g，一日 3 次；注射剂：一次 0.1 ～ 0.3g，一日量不超 0.6g，与 5% 葡萄糖液 10 ～ 20ml 混合后缓慢注入。

氨甲环酸　片剂：一次 0.25g，一日 3 ～ 4 次；注射剂：一次 0.25g，一日 1 ～ 2 次，以葡萄糖稀释后静脉注射或静脉滴注。

硫酸亚铁　片剂：一次 0.3 ～ 0.6g，一日 3 次。

叶酸　片剂：一次 5 ～ 10mg，一日 3 次；注射剂：一次 15 ～ 30mg，一日 1 次，肌内注射。

维生素 B_{12}　片剂：一次 250 ～ 500ug，一日 1 ～ 3 次；注射剂：一次 500 ～ 1000ug，一日 1 次，肌内注射。

红细胞生成素　注射剂：开始一次 50 ～ 100U/kg，一周 3 次，皮下注射或静脉注射，2 周后视情况调整剂量。

思考与练习	1. 比较肝素和华法林抗凝作用的异同点，其中毒抢救的药物各是什么？
	2. 常用的止血药有哪些？各有何特点？
	3. 预防血栓的发生、发展多应选用什么药物？
	4. 影响铁剂吸收的因素有哪些？

（鲁福德）

第二十五章　抗组胺药

组胺是最早发现的自体活性物质，广泛存在于生物体内，以皮肤、结缔组织、胃肠道和肺的含量为多。当机体受到理化刺激或发生变态反应时，以活性（游离型）形式释放出来，通过与组胺受体结合而产生生物效应，参与速发型变态反应及局部炎症反应，调节细胞反应、炎症反应、胃酸分泌等，也是组胺能神经元的递质。组胺主要是通过激动细胞膜上的 H_1、H_2、H_3、H_4 受体来发挥效应的（表25-1）。组胺因对四种受体均有作用，不良反应较多，主要用于疾病诊断和实验室研究，如胃分泌功能检查、麻风病的辅助检查等。药用组胺为人工合成品，本身无治疗用途，但其拮抗剂广泛应用于临床。

 知识链接

花粉热、枯草热是最常见的过敏症状，最早人们认为是花粉使患者打喷嚏、流泪和流鼻涕。1903年，德国医生威廉·邓巴首先证明这种受激反应并不是由花粉本身引起的，而是机体针对花粉产生某种活性物质并释放所造成的。后来，英国著名神经生理学家亨利·戴尔于1926年证实这种活性物质就是细胞产生的组织胺。随后在1937年，发现了组胺受体并研制出 H_1 受体阻断药，1972年 H_2 受体阻断药也研制成功，人们对组胺等自体活性物质的认识进入新的水平。

表 25-1　组胺受体分型及其生理效应

受体类型	分布	生理效应
H_1	支气管、胃肠道、子宫平滑肌	收缩
	皮肤血管、毛细血管	扩张血管、增加通透性、水肿
H_2	心房、房室结	增加收缩、减慢传导
	心室、窦房结	增加收缩、加快心率
	中枢	觉醒
	胃壁细胞	胃酸分泌
	血管	扩张
H_3	突触前膜	抑制组胺合成和释放
	组胺能神经末梢	负反馈调节
	心耳	负性肌力
H_4	造血干细胞	促进炎症反应

抗组胺药是一类通过竞争性阻断组胺受体，产生拮抗组胺作用的药物。拮抗组胺的作用可通过多种途径实现，肾上腺素可拮抗组胺的许多生理效应，可用于治疗组胺及其他内源性活性物质释放引起的过敏性休克和支气管哮喘；色甘酸钠可抑制肥大细胞脱颗粒，减少组胺释放；β肾上腺素受体激动药也具有减少组胺释放的作用。根据对组胺受体选择性的不同，将抗组胺药分为 H_1、H_2、H_3、H_4 受体阻断药，本章主要介绍 H_1 受体阻断药。

第一节　H_1 受体阻断药

第一代 H_1 受体阻断药常用的有**苯海拉明***（diphenhydramine，苯那君）、**茶苯海明**（dimenhydrinate，乘晕宁）、**异丙嗪***（promethazine，非那根）、**赛庚啶***（cyproheptadine）、**氯苯那敏***（chlorpheniramine，扑尔敏）、美克洛嗪（meclizine）、曲吡那敏（pyribenzamine）等，因中枢作用强，选择性差，易引起明显的镇静和抗胆碱作用。第二代 H_1 受体阻断药不具备中枢镇静作用和防晕止吐作用，消化道不良反应较少，某些药物作用时间较持久，常用的有**西替利嗪**（cetirizine）、阿伐斯汀（acrivastine）、左卡巴斯汀（levocabastine）、**氮䓬斯汀**（azelastine）、**氯雷他定***（loratadine）等。

本类药物口服、注射均易吸收，起效时间多在 15 ~ 30min 之间，分布较广，大部分肝代谢，肾排泄。

【药理作用】

1. H_1 受体阻断作用　竞争性地阻断 H_1 受体，能完全对抗组胺的收缩支气管及胃肠道平滑肌作用；对组胺所致的毛细血管通透性增强引起水肿的抑制作用较强，部分对抗其血管扩张和血压下降的作用；对组胺所致的胃酸分泌增多无效。

2. 中枢抑制作用　第一代 H_1 受体阻断药多数可透过血脑屏障，产生镇静、嗜睡等中枢抑制作用。苯海拉明、异丙嗪抑制作用最强，氯苯那敏最小。同时具备中枢抗胆碱作用的苯海拉明、异丙嗪、美克洛嗪和布可利嗪还有较强的防晕止吐作用。第二代 H_1 受体阻断药的显著优越性就是无明显的中枢抑制作用及抗胆碱的不良反应。

3. 其他　本类药物多数具有抗胆碱作用，产生较弱的阿托品样作用、局麻作用和对心脏的奎尼丁样作用。

【临床用途】

1. 皮肤黏膜变态反应性疾病　临床多用于各种皮肤黏膜变态反应性疾病，如荨麻疹、枯草热、过敏性鼻炎等，可作为首选药物，通常选用镇静作用弱的第二代；对昆虫叮咬的局部皮肤瘙痒或红肿，血清病、药疹、接触性鼻炎等也有一定的疗效；对变态反应性支气管哮喘、过敏性休克效果较差，甚至无效。

2. 防晕止吐　用于晕动病、放射病等引起的呕吐，主要用于轻型病例，最有效的药物是茶苯海明、苯海拉明和异丙嗪。

3. 镇静催眠　某些具有明显镇静作用的一代药物如苯海拉明可短期应用，治疗失眠。

4. 其他　苯海拉明的抗胆碱作用可以治疗早期的帕金森病，也可治疗精神病药物引起的锥体外系副作用。异丙嗪与氯丙嗪、哌替啶组成冬眠合剂，用于人工冬眠。

【不良反应】　主要是一代药物产生的中枢抑制，出现镇静、嗜睡、乏力、反应迟钝等。另有消化道反应，表现为口干、厌食等。偶见粒细胞减少及溶血性贫血。美克洛嗪和布可利嗪可致动物畸胎。

要点提示

具有中枢抑制作用的抗组胺药，不适用于需要从事精细工作的过敏患者，许多感冒药复方制剂中也多含有此类成分，应避免使用。

表 25-2 部分 H_1 受体阻断药作用特点比较

药物	持续时间	中枢镇静	防晕止吐	主要作用
苯海拉明	4～6h	+++	++	皮肤黏膜过敏、晕动病
茶苯海明	4～6h	+++	+++	晕动病
异丙嗪	6～12h	+++	++	皮肤黏膜过敏、晕动病
氯苯那敏	4～6h	+	−	皮肤黏膜过敏
赛庚啶	3h	++	−	过敏、偏头痛（抗 5-HT）
美克洛嗪	12～24h	+	+++	晕动病
西替利嗪	12～24h	±	−	皮肤黏膜过敏、慢性荨麻疹、异位性皮炎
阿伐斯汀	4～6h	−	−	皮肤黏膜过敏
左卡巴斯汀	6h	−	−	过敏性鼻炎、结膜炎
氮䓬斯汀	12～24h	±	−	支气管哮喘、过敏性鼻炎
氯雷他定	24h	−	−	过敏性鼻炎、皮肤黏膜过敏、慢性荨麻疹

第二节 H_2 受体阻断药

H_2 受体主要分布在胃壁腺，故 H_2 受体阻断药有显著的抑制胃酸分泌的作用，临床主要用于治疗消化道溃疡，常用药物有西咪替丁（cimetidine，甲氰咪胍）、雷尼替丁（ranitidine，呋喃硝胺）、法莫替丁（famotidine）、尼扎替丁（nizatidine）及近年新的 H_2 受体阻断药罗沙替丁（roxatidine）、乙溴替丁（ebrotidine）、咪芬替丁（mifentidine）。详见第二十六章第一节。

第三节 抗组胺药的用药护理

一、用药护理程序

用药步骤	用药护理要点
用药前	1. 对本类药物过敏者禁用。 2. 有些抗组胺药有致畸作用，孕妇禁用。 3. 本类药物部分从乳汁中排出，对婴儿有较大的危险性，故哺乳期妇女不宜使用。 4. 青光眼、尿潴留、幽门梗阻者禁用。
用药中	1. 为减轻胃肠反应可饭后服用。 2. 用药期间不宜从事高空作业或驾驶等精细工作。 3. 用药期间禁酒。
用药后	1. 禁与阿托品类和其他中枢抑制药（镇静催眠药、镇痛药、抗癫痫药等）合用，以免加强中枢抑制作用。 2. 老年人使用后易发生头晕、痴呆、精神错乱及低血压，应予注意。

二、用药护理案例分析

患者，男，42岁。公交司机。一周前因食物过敏在单位门诊就诊，诊断为荨麻疹。患者因工作繁忙，要求治疗后回单位继续上班。医生给患者开了下列处方：

Rp：

氯苯那敏　4mg×20

Sig. 4mg　t.i.d.

试分析该处方是否合理？为什么？

常用制剂和用法

苯海拉明　片剂：25mg、50mg。一次25～50mg，一日3次。注射剂：20mg。一日1～2次，肌内注射。

异丙嗪　片剂：12.5mg、25mg。一次12.5～25mg，一日2～3次。注射剂：25mg/ml、50mg/2ml。一次25～50mg，肌内注射。

茶苯海明　片剂：25mg,50mg。一次25～50mg，于乘车、船前半小时服用预防晕动病。

氯苯那敏　片剂：4mg。一次4mg，一日3次。注射剂：10mg/ml，20mg/2ml。一次5～20mg，肌注。

赛庚啶　片剂：2mg。一次2～4mg，一日3次。

西替利嗪　片剂：10mg。一次10mg，一日1次。

美克洛嗪　片剂：25mg。一次25mg，一日3次。

阿伐斯汀　胶囊剂：8mg。一次8mg，一日3次。

氮䓬斯汀　片剂：2mg。一次2mg，一日2次，早饭前1h一次，晚上临睡前一次。

氯雷他定　片剂：10mg。一次10mg，一日1次。

思 考 与 练 习	1. 常用的抗组胺药有哪些？主要用途是什么？ 2. 如何进行抗组胺药的合理用药指导？

（于　雷）

第二十六章 作用于消化系统的药物

<table>
<tr><td rowspan="3">学习目标</td><td>1. 掌握抗消化性溃疡药的类别、主要特点和用药护理；奥美拉唑的临床用途和不良反应。</td></tr>
<tr><td>2. 熟悉促消化药、止吐药、泻药和止泻药的分类、主要特点和用药护理。</td></tr>
<tr><td>3. 了解其他消化系统药物的主要特点。</td></tr>
</table>

消化系统疾病和全身性疾病关系密切。消化系统疾病除有消化系统症状外，还可有其他系统或全身表现；此外某些全身性疾病也可以消化系统症状为主要表现，消化系统症状也可以是全身性疾病的部分表现。作用于消化系统的药物治疗包括对因治疗和对症治疗。对因治疗的药物仅介绍抗幽门螺杆菌药；对症治疗的药物介绍抗消化性溃疡药、促消化药、止吐药、泻药和止泻药等。

第一节 抗消化性溃疡药

消化性溃疡是发生于胃和十二指肠的慢性消化系统常见疾病，包括胃溃疡和十二指肠溃疡，表现为与进食相关联的反复发作、周期性上腹部疼痛。抗消化性溃疡药就是治疗胃溃疡和十二指肠溃疡的药物。消化性溃疡发病机制目前认为主要与幽门螺杆菌长期感染、胃酸分泌过多和胃黏膜保护功能降低有关。消化性溃疡的治疗应采取综合措施，根据溃疡的大小、部位、胃酸分泌的多少以及病人的全身情况来确定是否适合药物治疗；全身情况良好、溃疡较小且无其他恶性证据的病人适合药物治疗。临床常用的治疗消化性溃疡药物（ulcer-healing drugs）主要有①抑制胃酸分泌药，包括 H_2 受体阻断药、M_1 胆碱受体阻断药、促胃液素受体阻断药、H^+-K^+-ATP 酶抑制药等；②抗酸药（antacids）；③胃黏膜保护药；④抗幽门螺杆菌药四类。

一、抑制胃酸分泌药

胃酸由胃壁细胞上的质子泵（H^+-K^+-ATP 酶、H^+ 泵）分泌，胃壁细胞上存在着调节胃酸分泌的多种受体（H_2 受体、M 胆碱受体、胃泌素受体等），药物阻断质子泵或上述受体使胃酸分泌减少。抑制胃酸分泌药常用于治疗胃和十二指肠溃疡，单用时疗效较差且复发率高，常与其他抗溃疡药合用。

（一）质子泵抑制药

本类药物直接抑制胃酸分泌，是目前作用最强的抑制胃酸分泌药。

考点：奥美拉唑抑制胃酸分泌是通过什么途径？

碳酸钙（calcium carbonate）

本药中和胃酸作用较强、较快，作用持久。可产生 CO_2 而引起嗳气、腹胀和继发性胃酸增多。进入小肠的 Ca^{2+} 能促进胃泌素的分泌，引起反跳性胃酸分泌增加。

氢氧化镁（magnesium hydroxide）

本药中和胃酸作用强、快且持久。Mg^{2+} 有导泻作用，少量吸收后经肾排出，若肾功能不良可致血镁过高。

碳酸氢钠（sodium bicarbonate，小苏打）

本药中和胃酸作用强、快，但作用时间短；可产生 CO_2 而引起嗳气、腹胀和继发性胃酸增多。口服后可经肠吸收导致碱血症和碱化尿液。

要点提示

抗酸药中的铝盐和钙盐久用可引起便秘，镁盐则可引起腹泻。配伍使用或组成复方制剂，如胃舒平，可以互相纠正不良反应。

三、胃黏膜保护药

胃黏膜屏障包括细胞屏障和黏液 $-HCO_3^-$ 盐屏障，能防止胃酸、胃蛋白酶损伤胃黏膜细胞。胃黏膜保护药是指能保护胃黏膜不受对胃、十二指肠黏膜有损伤作用的攻击因子侵袭的药物。本类药物主要有硫糖铝、铋剂（胶体次枸橼酸铋）、前列腺素衍生物（米索前列醇、恩前列素）、思密达。

硫糖铝（sucralfate，胃溃宁）

本药在酸性环境中能聚合成胶冻状保护膜黏附于胃、十二指肠黏膜表面，阻隔胃酸、胃蛋白酶对溃疡面的刺激和侵蚀。吸附并降低胃酶和胆酸的活性，促进 $-HCO_3^-$ 和胃黏液的分泌，减少胆汁反流操作和酶的消化侵袭。可增加胃黏膜血流量，促进前列腺素合成和黏膜再生。硫糖铝还可抑制幽门螺杆菌的繁殖，使黏膜中的幽门螺杆菌密度下降，阻止幽门螺杆菌的蛋白酶、脂酶对黏膜的破坏。主要用于消化性溃疡、反流性食管炎等。

不良反应轻微，偶有口干、腹部不适、头晕等。与抗酸药和抑制胃酸分泌药同用可影响本药疗效。

胶体次枸橼酸铋＊（bismuth potassium citrate，枸橼酸铋钾）

本药通过多种机制，防御各种侵袭因子的损伤。在胃内接触胃酸后形成铋 - 蛋白凝胶保护溃疡面，嚼碎服用可迅速发挥作用。还具有增加胃黏液分泌，抑制胃蛋白酶活性和抗幽门螺杆菌等多重作用，能显著促进溃疡愈合并减轻疼痛等症状。主要用于消化性溃疡治疗，疗效似西咪替丁，但复发率较低且无明显副作用，特别适用于有幽门螺杆菌感染者。

不良反应轻微，口服可使舌苔和大便染成黑色，牛奶、抗酸药和四环素类等可干扰其作用，不可同服。严重肾功能不良者禁用，以免血铋过高而致中毒。孕妇禁用。

考点： 在常用的抗消化性溃疡药中，哪种药物可以使舌苔和大便染成黑色

米索前列醇（misoprostol）

本药为天然前列腺素 E 的类似物。通过抑制基础胃酸分泌，受刺激后胃酸分泌和夜间胃酸分泌，并且通过减少胃液分泌保护胃、十二指肠黏膜；还可抑制胃液中蛋白水解酶的活性，

以及通过增加 -HCO$_3^-$和胃黏液分泌来增强黏液 -HCO$_3^-$盐屏障；促进胃黏膜受损上皮细胞的重建，增强细胞屏障。主要用于治疗消化性溃疡，尤其对防治水杨酸类引起的胃溃疡、胃出血疗效突出。主要不良反应为腹泻等消化道反应，因可引起子宫收缩，故孕妇禁用。

恩前列素（enprostil）

本药作用与米索前列醇相似，特点是作用时间长，一次用药抑制胃酸作用持续时间 12h。

四、抗幽门螺杆菌药

幽门螺杆菌（Hp）是一种微需氧革兰阴性菌，寄居于胃及十二指肠的黏液层与黏膜细胞之间。由于幽门螺杆菌分泌蛋白分解酶，可使胃黏液降解而破坏黏液屏障，与消化性溃疡的发病和复发关系密切。本类药物通过抑制该细菌在治疗消化性溃疡中发挥重要作用，可增加溃疡愈合率并降低复发率。常用药物有两类，第一类为抗菌药物，如庆大霉素、阿莫西林、甲硝唑、替硝唑、四环素、克拉霉素和呋喃唑酮等。第二类为抗溃疡药，如胶体次枸橼酸铋、质子泵抑制剂等，其抗幽门螺杆菌作用较弱，单用疗效较差。体内单用一种药物易引起耐药性，故提倡联合用药。临床多用以上药物以二联疗法、三联疗法或四联疗法联合用药。

> **考点：** 治疗消化性溃疡，为何要使用庆大霉素、甲硝唑等抗微生物药

知识链接

合理应用抗消化性溃疡药

1. 正确选择给药方法和时间，多数抗溃疡药在饭后 1～2h 内服用较好，H$_2$ 受体阻断药一般在饭后马上服用。但铋剂因在酸性条件下形成胶体，故应在餐前服用，并充分嚼碎。睡前服用对治疗十二指肠溃疡效果更好。抗酸药一般高价阳离子，不要与富含蛋白质的饮料等同服，如牛奶、豆浆等。

2. 注意不良反应监控，H$_2$ 受体阻断药如静脉给药速度过快，会出现血压过低、心律失常等反应，西咪替丁、奥美拉唑等可引起头晕、恶心、注意力不集中等副作用，应指导患者避免从事精细或需要注意力高度集中的工作，如驾驶等。

3. 加强健康教育，向患者介绍消化性溃疡必须坚持规律治疗，长期治疗，配合合理膳食和生活方式等。使用西咪替丁的患者应介绍抗雄激素等不良反应，特别是对性功能等的影响；介绍抗酸药中的镁盐和铝盐对消化功能的影响和对抗措施等，由于本类药物中有些属于非处方药，应指导患者正确阅读说明书，合理选择药物。

第二节　消化功能调节药

一、促消化药

促消化药（digestants）大多为消化液中的成分或促进消化液分泌的药物，用来补充消化液成分，促进食物消化或制止肠道内食物过度发酵的药物。临床主要用于治疗消化液分泌不足引起的消化不良。常用促消化药见表 26-1。

钾丢失，有加重肝性脑病的危险。禁用于尿毒症、糖尿病酸中毒者。

酚酞 * (phenolphthalein)

本药在肠内形成可溶性钠盐，具有刺激肠壁的作用；同时酚酞可抑制肠内水分吸收，增加肠容积，促进肠蠕动，从而加快排便。酚酞主要作用于结肠，因结肠黏膜蠕动而引起缓泻。适用于慢性便秘。不良反应轻微，高敏病人可发生皮炎，长期应用可致水、电解质丢失和结肠功能障碍。婴儿禁用，幼儿及孕妇慎用。

比沙可啶 (bisacodyl)

本药口服或直肠给药后，转化为有活性的代谢物，在结肠产生较强刺激作用，作用与酚酞相仿，主要用于内镜检查、X 线检查和外科手术前排空肠内容物。该药有较强刺激性，可致直肠炎、肠痉挛等。

甘油 * (glycerine)

本药具有高渗透压和滑润作用，注入肛门后数分钟即排便。常用开塞露栓，是将山梨醇、硫酸镁或 50% 甘油的高渗溶液密封于特制的塑料容器内制得，使用时将药液经肛门直接注入直肠。由于高渗透压刺激肠壁，引起便意，并有润滑作用而导泻。可用于老人和儿童便秘。

四、止泻药

由于剧烈而持久的腹泻可导致营养吸收的减少和水、电解质紊乱，故在对因治疗的同时，可酌情使用止泻药作对症治疗。阿片制剂适用于较严重的非细菌感染性腹泻；其他常见药有地芬诺酯、洛哌丁胺、蒙脱石、活性炭等。

阿片制剂 (opium preparation)

临床使用的阿片制剂有阿片酊（opium tincture）和复方樟脑酊（tincture camphor compound）等，作用和机制见第十五章。

地芬诺酯 * (diphenoxylate，苯乙哌啶)

本药是哌替啶的同类物，能抑制肠蠕动，延缓肠内容物推进，增加水分吸收，并有收敛止泻作用。用于急慢性功能性腹泻及慢性肠炎。大量久用具有成瘾性。过量服用可导致昏迷和呼吸抑制。

同类药物还有**洛哌丁胺**（loperamide，苯丁哌胺）等。

蒙脱石 * (dioctahedral smectite，思密达，smecta)

本药系八面体氧化铝组成的多层结构，为天然蒙脱石微粒粉剂，具有层纹状结构和非均匀性电荷分布，对消化道黏膜还具有很强的覆盖保护能力，本药可均匀地覆盖在肠黏膜表面达 6h，增加黏液屏障作用，促进胃黏膜上皮修复，增加胃黏膜血流量；对消化道内的病毒、病菌及其产生的毒素、气体等有极强的固定、抑制作用，使其失去致病作用，故有一定的抗幽门螺杆菌作用。主要用于食管炎、胃炎、结肠炎、功能性结肠病的症状治疗，成人及儿童急、慢性腹泻，对儿童急性腹泻疗效尤佳。少数人可能产生轻度便秘。

第三节　消化系统药物的用药护理

一、用药护理程序

用药步骤	用药护理要点
用药前	1. 用药前还要鼓励患者树立战胜疾病的信心和保持乐观主义精神，注意生活规律和良好的饮食卫生习惯，戒除烟酒等。 2. 了解病史及用药史，了解患者主要症状和体征，了解患者有无溃疡家族史，有无引起消化性溃疡的高危因素，如吸烟、饮酒、不良饮食习惯等。 3. 掌握正确的用药方法　①避免服用对胃黏膜有损害作用的药物；②避免不合理配伍用药；③注意药物禁忌证。 4. 掌握最佳服药时间：①需餐前服用的药物：如胃复安、吗丁啉及西沙必利等在餐前30 min服用；胶体次枸橼酸铋宜在餐前30 min和睡前服用；丙谷胺等宜在餐前15 min服用；②需餐时服用的药物：这类药物主要为H_2受体拮抗剂，如雷尼替丁、西咪替丁等；③需餐后服用的药物：如碳酸氢钠、碳酸钙等，以及复合制剂必须在餐后1～1.5 h服用，这样可维持缓冲作用长达3～4 h。硫糖铝、米索前列醇等保护胃黏膜药宜在饭间服；④需睡前服用的药物：法莫替丁及奥美拉唑等。
用药中	1. H_2受体阻断药如静脉给药速度过快，会出现血压过低、心律失常等反应，西咪替丁、奥美拉唑等可引起头晕、恶心、注意力不集中等副作用，应指导患者避免从事精细或需要注意力高度集中的工作，如驾驶等。 2. 胶体次枸橼酸铋口服可使舌苔和大便染成黑色，牛奶、抗酸药和四环素类等可干扰其作用，不可同服。 3. 注射给药过快或过量可引起急性中毒，表现为中枢抑制、血压骤降、腱反射消失、呼吸抑制等；解救药物为钙剂，应及早应用，注射给药。
用药后	1. 做好相关护理有助于提高疗效。 2. 注意监测不良反应并积极防治。 3. 必须坚持长期服药，切不可症状稍有好转，便骤然停药，也不可频繁更换药物。 4. 通过观察患者症状和体征的变化评价疗效。溃疡病有无好转，疼痛是否缓解；患者溃疡病高危因素是否消除，能否叙述药物治疗相关知识，能否正确、合理用药，配合治疗。

二、用药护理案例分析

1. 患者，女，48岁。经常反酸、嗳气，反复出现上腹部疼痛，饥饿时加重，进食后常能自行缓解。近因疼痛加重来院就诊。诊断为十二指肠球部溃疡，Hp试验阳性。经奥美拉唑20mg q.d×4w、克拉霉素500mg b.i.d×2w、替硝唑500mg b.i.d×2w。疗程结束后溃疡愈合，Hp试验阴性。

试分析：①奥美拉唑的主要药理作用是什么？②应用克拉霉素和替硝唑的目的是什么？

2. 患者，男，35岁。近4年来常有上腹部疼痛，为烧灼样痛，无放散，多于餐前出现，进食后可缓解，偶有夜间痛醒，有反酸、嗳气，从未就诊。5天前排黑便，呈间断性，不成形，每次量不多，未在意，2天前无明显诱因出现恶心、呕吐，呕吐物为咖啡渣样物，混有胃内容物，量共约200ml，无头晕、心悸，今日再次出现呕咖啡渣样物，量约100ml，无头晕、乏力、心悸，入院诊治。胃镜示十二指肠球部可见一椭圆形溃疡，直径约

第二十七章　作用于呼吸系统的药物

学习目标	1. 掌握平喘药的种类，氨茶碱、沙丁胺醇、色甘酸钠等药物的平喘特点、应用、主要不良反应和用药护理。 2. 熟悉镇咳药、祛痰药的种类、主要特点和用药护理。 3. 了解常用镇咳、祛痰药的作用、用途。

呼吸系统疾病在临床上主要表现为咳、痰、喘，三者常同时存在并相互影响。因此，治疗呼吸系统疾病，除应用抗微生物药对因治疗外，应及时使用平喘药、镇咳药或祛痰药，以控制症状，防止病情的继续发展和恶化。镇咳药、祛痰药和平喘药能缓解相应症状，延缓疾病进程，有效预防并发症的发生，提高患者生活质量。

第一节　平喘药

平喘药是用于缓解、消除或预防喘息发作的药物，主要适用于治疗支气管哮喘和喘息性支气管炎。支气管哮喘是一种慢性气道炎性疾病，其发病机制与慢性支气管炎、气道高反应性和可逆性支气管狭窄以及自主神经调节功能异常有关，上述病理过程与组胺、前列腺素、白三烯等炎症介质以及白介素等细胞因子，肥大细胞和淋巴细胞等炎症细胞都密切相关。

知识链接

支气管哮喘是一种常见病、多发病，严重影响人们身心健康。治疗不及时、不规范，哮喘可能致命，著名歌星邓丽君就是因为哮喘而英年早逝，所以有"内科不治喘，谁治谁丢脸"的说法。据推算，目前全球大约有3亿哮喘患者，我国约有3000万哮喘患者。采用规范化治疗可使近80%的哮喘患者疾病得到很好控制，工作生活影响很小。世界卫生组织把每年5月的第一个周二为世界哮喘日，旨在提醒公众对哮喘疾病的认识。

哮喘的药物治疗目前以防治哮喘病理基础的慢性支气管炎为主，兼用支气管扩张药物，控制喘息症状。常用药物可分为支气管扩张药、抗炎平喘药和抗过敏平喘药三类。

一、支气管扩张药

支气管扩张药是常用的平喘药，本类药物主要包括：肾上腺素受体激动药、茶碱类药物、M受体阻断药等，主要是通过松弛呼吸道痉挛状态的平滑肌，降低气道阻力而产生平喘作用。

（一）肾上腺素受体激动药

分为非选择性β受体激动药和选择性β受体激动药两类，二者均是通过激动β受体，活化腺苷环化酶，增加平滑肌细胞内 cAMP 浓度而使平滑肌松弛。对各种刺激引起的支气管平滑肌痉挛有明显的舒张作用。还能抑制肥大细胞释放过敏介质，对过敏性哮喘有预防作用。肾上腺素、异丙肾上腺素和麻黄碱虽然平喘作用迅速、强大，但由于其对 β_1、β_2 受体缺乏选择性，易发生兴奋心脏等不良反应，临床上已逐渐由选择性 β_2 受体激动药如沙丁胺醇、特布他林、克伦特罗、福莫特罗等取代。

要点提示

选择性 β_2 受体激动药因对心脏的副作用较少而更为常用。

沙丁胺醇 *（salbutamol，舒喘灵）

【体内过程】 口服给药因不易被消化道中的酶代谢，作用维持时间较长。口服生物利用度 30%，用药后 30min 起效，2 ~ 4h 作用达高峰，作用持续时间 6h 以上。气雾剂吸入 5min 起效，1h 达高峰，可持续 6h。本药主要通过肠壁和肝代谢，主要经肾排泄。

【药理作用】 选择性激动支气管上的 β_2 受体，平喘作用与异丙肾上腺素相当，但作用更持久，也能稳定肥大细胞膜、抑制组胺和白三烯等致炎因子的释放，从而导致支气管平滑肌松弛，支气管痉挛减轻。

【临床用途】 雾化吸入用于控制哮喘急性发作，口服给药治疗支气管哮喘和喘息性支气管炎。

【不良反应】

1．少数病人可见恶心、头晕、头痛、心悸、骨骼肌震颤等。骨骼肌震颤可能与激动骨骼肌的 β_2 受体有关。

2．长期或过量使用可致过速性心律失常、血压升高、低血钾及低敏感性等。

3．高血压病、冠心病、糖尿病、甲状腺功能亢进患者及孕妇慎用。

知识链接

如何正确使用气雾剂?

先让病人张口、微仰头，用力呼气，然后推动气阀，同时进行深而缓慢地吸气，尽量让气雾随气流方向进入气管深部，喷后屏气 5 ~ 10s，用鼻缓慢呼气，间隔 2 ~ 3min，再次喷雾。哮喘平息后，用清水漱口，避免药液沉积在口腔、食管等处产生副作用。同时注意每次气雾剂使用的剂量，不宜过大。

其他选择性 β_2 受体激动药见表 27-1。

用。主要用于预防和治疗成人及 12 岁以上儿童慢性轻中度支气管哮喘，不宜用于急性哮喘。不良反应较少，主要是头痛、面部潮红、腹痛等。

齐留通（zileuton）

本药通过抑制 5- 脂氧合酶，减少白三烯的生成。有明显的抗炎抗过敏作用，可对抗白三烯引起的收缩支气管作用。用途和不良反应类似于扎鲁司特。

三、抗炎平喘药

本类药物主要是糖皮质激素类药物，哮喘的病理特征是支气管的慢性炎症，具有强大的抗炎和抗过敏作用的糖皮质激素类药物，不仅能改善临床症状，还阻止了病程的进展，治疗和长期预防哮喘发作效果显著，是治疗哮喘的常用药物。

氟替卡松（fluticasone）

本药是局部抗炎作用最强，全身副作用最小的吸入性糖皮质激素，主要用于治疗重度慢性哮喘和支气管扩张药无效的哮喘，长期应用可减少哮喘发作程度和次数，甚至终止发作，对哮喘急性发作控制症状效果较差。主要不良反应见于声音嘶哑、口咽部念珠菌病感染（鹅口疮），口腔内小血肿等表现，每次给药后用生理盐水漱口可降低此不良反应；长期应用也可出现全身副作用，如肾上腺皮质功能减退症等。

倍氯米松 *（beclomethasone）

本药为地塞米松衍生物，局部抗炎作用比地塞米松强 500 倍，起效慢，作用时间长，吸入给药可控制哮喘，对全身作用轻。不能用于急性发作和哮喘持续发作患者，用于支气管扩张药不能满意控制的慢性哮喘患者。

临床常用的抗炎平喘药还有氟尼缩松（flunisolide）、布地奈德（budesonide）等，药理作用和临床用途同上。

> **考点：**糖皮质激素治疗哮喘采用何种给药方法最为理想？

第二节　镇咳药

咳嗽是呼吸系统受到刺激时产生的一种保护性反射活动。轻度咳嗽有利于痰或异物的排出，不需镇咳药。但是剧烈的无痰干咳会增加患者的痛苦，影响休息与睡眠，甚至引起其他的并发症，故应在对因治疗的同时加用镇咳药。镇咳药通过作用于中枢神经系统抑制咳嗽中枢或作用于外周神经系统抑制咳嗽反射弧中的感受器和传入神经纤维的末梢，发挥镇咳作用。按作用机制，镇咳药可分为中枢性镇咳药和外周性镇咳药两类，有些药物兼有外周和中枢两个方面的作用。

一、中枢性镇咳药

可待因 *（codeine，甲基吗啡）

本药是阿片类生物碱，口服吸收迅速而完全，作用与吗啡相似，有镇痛和镇咳作用，通过选择性抑制延髓咳嗽中枢而发挥镇咳作用，作用快而强，疗效可靠，其镇咳作用为吗啡的1/4，镇痛作用为吗啡的 1/7-1/12，抑制呼吸、便秘、成瘾性等较吗啡弱。

临床主要用于各种原因引起的剧烈干咳，尤其适用于干咳伴胸痛的患者。不宜用于多痰、痰黏稠的患者。主要不良反应为恶心、呕吐等，过量可抑制呼吸中枢。久用仍可成瘾，应控制使用。

右美沙芬（dextromethorphan，右甲吗南）

本药口服吸收良好，起效较快，镇咳作用与可待因相当或略强，几无依赖性也没有镇痛作用，治疗剂量对呼吸中枢无抑制作用。主要用于支气管哮喘和急、慢性支气管炎等引起的干咳。不良反应少，偶见头晕、嗳气等反应。中毒时可出现呼吸、循环抑制等表现。

喷托维林*（pentoxyverine，咳必清）

本药是人工合成的非成瘾性镇咳药，镇咳强度约为可待因的1/3，大剂量对支气管有局麻作用和阿托品样作用，能抑制呼吸道感受器和传入神经末梢，松弛支气管平滑肌。主要用于上呼吸道炎症引起的急性咳嗽，对小儿疗效优于成人。不良反应少，偶见轻度头痛、头昏、口干、便秘等。多痰者、青光眼、前列腺肥大和心功能不全的患者禁用。

> **考点：** 含有可待因成分的镇咳药应控制使用，加强管理的原因是什么？

二、外周性镇咳药

苯丙哌林（benproperine）

本药是兼有中枢性和外周性双重镇咳作用的强效镇咳药，既能抑制咳嗽中枢，还能抑制肺及胸膜牵张感受器引起的肺-迷走神经反射，且有平滑肌解痉作用，镇咳作用强于可待因，久用无成瘾性。主要用于上呼吸道感染、刺激物、吸烟等引起的咳嗽，对刺激性干咳效果更佳。偶见轻度口干、头晕、胃部烧灼感和皮疹等不良反应。

苯佐那酯（benzonatate，退嗽）

本药属于丁卡因衍生物，具有较强的局部麻醉作用，选择性抑制肺牵张感受器及感觉神经末梢，镇咳强度弱于可待因。用于上呼吸道感染引起的刺激性干咳、阵咳，也可用于支气管镜等检查前预防咳嗽。不良反应可见轻度嗜睡、头晕、鼻塞等；应整片吞服，以防引起口腔麻木。

另有甘草流浸膏等可减轻咽部等炎症反应，减少局部刺激对感觉神经末梢的兴奋作用，发挥镇咳作用等，多用于复方制剂。

第三节　祛痰药

祛痰药是指能够增加呼吸道分泌，使痰稀释或黏痰溶解，或增加呼吸道黏膜上皮纤毛运动使痰易于排出的药物。根据作用机制可分为痰液稀释药（又称恶心性祛痰药）和黏痰溶解药两类。

一、痰液稀释药

氯化铵（ammonium chloride）

本药口服后能刺激胃黏膜迷走神经末梢而引起轻微的恶心，反射性地引起呼吸道腺体分泌增加。部分氯化铵从呼吸道黏膜排出，提高管腔膜内渗透压，保留了水分，从而稀释痰液，使之易于咳出。常与其他药物配伍制成复方，用于急、慢性呼吸道炎症的多痰患者。对胃肠有较强刺激性，宜饭后服用。溃疡病、肝肾功能不全者禁用。

愈创木酚甘油醚（guaiphenesin）

本药通过刺激胃黏膜迷走神经末梢而引起轻微的恶心，反射性增加呼吸道腺体分泌。愈创木酚甘油醚可单用，也可配成复方制剂用于支气管炎和支气管扩张的治疗。不良反应有恶心、呕吐、胃肠不适等。

二、黏痰溶解药

乙酰半胱氨酸（acetylcysteine）

本药为含硫基的化合物，能裂解痰中的酸性黏蛋白肽链的二硫键，降低痰的黏滞性，使之易咳出，用雾化吸入或气管内滴入给药，用于治疗各种疾病引起的黏稠痰阻塞气道，咳痰困难的患者。

不良反应主要是本药有特殊臭味，对呼吸道有刺激性，可致支气管痉挛，可配伍异丙肾上腺素等药物避免，支气管哮喘和呼吸功能不全的老年病人慎用。

同类药物还有美司坦（mecysteine）、厄多司坦（erdosteine）、羧甲司坦（carbocisteine）等，作用和应用均类似。

溴己新 *（bromhexine，必消痰）

本药作用于支气管腺体，能裂解黏痰中的黏多糖纤维，并抑制黏多糖合成，降低黏痰的黏滞性，还能促进呼吸道黏膜的纤毛运动。溴己新有镇咳作用。临床用于慢性支气管炎、支气管扩张或支气管哮喘所致痰液黏稠不易咳出患者。部分患者可见恶心、转氨酶升高。溃疡病、肝、肾功不良者慎用。

此类药物还有**氨溴素（ambruticin）**、**溴凡克新（brovanexine）**等。

第四节　呼吸系统药物的用药护理

一、用药护理程序

用药步骤	用药护理要点
用药前	1．解释哮喘病因，根据哮喘患者基本情况和哮喘类型制订护理程序和实施方案。根据医嘱选择合理给药方法，注意控制剂量和浓度，尤其是静脉给药，必要时准备心血管反应的急救药品和措施等。 2．了解病史和用药史　明确引起患者咳、痰、喘症状的呼吸系统急慢性疾病的性质、严重程度、病程等；了解用药的剂量、种类、时间、效果，有无过敏史等。 3．用药相关知识教育　当哮喘发作时，视病因、病情给予合适的平喘药同时应采取祛痰措施。中度以上的哮喘发作，使用平喘药同时要进行抗感染治疗。只有当哮喘重度发作，用一般平喘药效果不佳或反复发作时，才能使用肾上腺皮质激素类药。
用药中	1．静脉给药应密切观察患者反应，在观察哮喘症状改善的同时，监测心率和血压等，预防不良反应发生。 2．给药方法　指导患者正确用药：①雾化吸入：应给病人示范，因临床上常见患者因不能正确使用雾化吸入而导致治疗失败现象；②在服用缓释片时，应嘱患者整片以水吞服，不可嚼碎或掰开服用，以免影响疗效；③粉雾剂给药：吸入药粉后屏住呼吸 2～3s，防止药粉喷出。告诫患者雾化吸入时，不可随意增加药量或喷雾次数，以免引起中毒；④气雾吸入结束后，应立即用温水漱口，预防声嘶、口干、白色念珠菌感染；⑤服用复方甘草口服溶液、止咳糖浆等外周止咳药时，不要用水冲服，以免药物被稀释后保护不了发炎的咽部黏膜，无法阻断刺激，用药后 5min 内不要喝水。

续表

用药步骤	用药护理要点
用药后	1. 密切观察患者反应。患者的症状是否得到有效控制，各种临床检查指标是否恢复正常；患者对所用药物的一般知识知晓度是否提高，能否正确使用药物，坚持治疗。 2. 做好长期不良反应监测。激素类药物潜在的二重感染和激素水平紊乱，茶碱类引起消化性溃疡，β受体激动药引起心律失常等是主要监测内容。 3. 做好哮喘合理用药宣教工作。向患者介绍激素等药物在哮喘治疗中的重要意义，哮喘缓解后的维持治疗对疾病预后的重要意义等。指导患者建立健康合理的生活方式，降低哮喘的发生频率。

二、用药护理案例分析

1. 患者，男，60岁。5年前患者受凉后出现咳嗽、咳痰伴喘息，痰量中等且黏稠，自服抗炎及止咳药（具体不详）后缓解。此后5年间断出现上述症状，多于冬季气候交替时出现，每年发作3～4个月左右。2年前患者再次发作时曾于一所三级医院行X线片检查，明确诊断为"慢性支气管炎急性发作"，经治疗后缓解。2周前患者于受凉后流涕、咽痛，而后转为咳嗽、咳痰伴喘息，痰量多，痰黏稠不易咳出，自服急支糖浆、甘草片等未见缓解反而逐渐加重，尤其夜间明显，以至影响睡眠。检查双肺呼吸音粗，双肺可闻及少量散在细小湿罗音及哮鸣音。X片：双下肺纹理增粗、紊乱。诊断为慢性支气管炎。

治疗方案：吸氧治疗，每次1～2h，每日2～3次。克林霉素，每次0.6g，每日2次。溴己新，每次16mg，每日3次。氨茶碱缓释片，每次0.1g，每日2次。雾化疗法，生理盐水5ml，庆大霉素2ml，（局部抗炎），A-糜蛋白酶4000单位（稀释痰液），地塞米松5mg（控制炎症、对抗过敏和减少组织增生）制成配制液，每日吸入2次，每次30min。

试分析：①溴己新对本例患者可产生什么治疗作用？②为什么要用氨茶碱缓释片？作用机制是什么？

2. 患者，男，18岁。一天前参加游园活动时，突然张口喘息，大汗淋漓。查体：T：36.5℃，R：32次/分，BP：110/70mmHg，神清，仅能说单字，表情紧张，端坐位，口唇发绀，双肺叩诊过清音，双肺野闻及广泛哮鸣音，呼吸明显延长。询问病史，病人自幼常于春季发生阵发性呼吸困难。诊断为支气管哮喘（急性发作）。治疗方案为：沙丁胺醇每次0.4mg，每日4次，粉雾吸入；异丙托溴铵每次80μg，每日4次，气雾吸入；症状得以控制。

试分析：①为什么要用沙丁胺醇，其作用机制是什么？②异丙托溴铵用药时注意什么？

常用制剂和用法

硫酸沙丁胺醇 片（胶囊）剂：0.5mg、2mg。一次2～4mg，一日3次；缓释剂：4mg、8mg。一次8mg，一日2次。粉雾剂：0.2mg、0.4mg。一次0.2～0.4mg，一日4次，粉雾吸入。

硫酸特布他林 片剂：1.25mg、2.5mg、5mg。一次2.5～5mg，一日3次。注射剂：0.25mg（1ml）。一次0.25mg，如15～30min无明显改善可重复注射一次，但4h中总量不能超过0.5mg，静脉注射。粉雾剂：每吸0.5mg。成人：一次0.5mg，一日3～4次，粉雾吸入。气雾剂：每喷0.25mg。成人：一次0.25～0.5mg，一日3～4次，气雾吸入。

盐酸克伦特罗 片剂：20μg、40μg。一次20～40μg，一日3次。气雾剂：10μg。10～20μg/次，一日3～4次，气雾吸入。

富马酸福莫特罗 片剂：20μg、40μg。一次 40 ~ 80μg，一日 2 次。干粉吸入剂：每喷 4.5μg。一次 4.5 ~ 9μg，一日 2 次，气雾吸入。

氨茶碱 片剂：0.05g、0.1g、0.2g。一次 0.1 ~ 0.2g，一日 3 次，极量：一次 0.5g，一日 1g。注射剂：0.125g、0.25g、0.5g。一次 0.25 ~ 0.5g，一日 0.5g ~ 1g，肌内注射或静脉注射；以 50% 葡萄糖注射液稀释后缓慢静脉推注，注射速度每分钟 <10mg；以 5% 葡萄糖注射液 500ml 稀释后缓慢静脉滴注。极量：一次 0.5g，一日 1g，注射或静脉滴注。

胆茶碱 片剂：0.1g、0.2g。一次 0.1 ~ 0.2g，一日 3 次。极量一次 0.5g，一日 1g。

异丙托溴铵 气雾剂：每喷 20μg、40μg。一次 40 ~ 80μg，一日 3 ~ 4 次，气雾吸入。

色甘酸钠 粉雾剂：20 mg。一次 20mg，一日 4 次，粉雾吸入。气雾剂：3.5mg。一次 3.5 ~ 7mg，一日 4 次，气雾吸入。

丙酸倍氯米松 气雾剂：每喷 50μg、80μg、100μg、200μg、250μg。成人：开始剂量一次 50 ~ 200μg，一日 2 或 3 次，每日最大剂量 1mg；儿童：依年龄酌减，每日最大剂量 0.8mg。长期吸入维持量应个体化，以减至最低剂量又能控制症状为准，气雾吸入。粉雾剂胶囊：每粒 50μg、100μg、200μg。成人：一次 200μg，一日 3 ~ 4 次；儿童：一次 100μg，一日 2 次或遵医嘱，粉雾吸入。

布地奈德 气雾剂：每喷 50μg、100μg、200μg。成人：开始剂量一次 200 ~ 800μg，一日 2 次，维持量因人而异；儿童：开始剂量一次 100 ~ 200μg，一日 2 次，维持量因人而异；以减至最低剂量又能控制症状为准，气雾吸入。

扎鲁司特 片剂：20mg、40mg。一次 20mg，一日 2 次，饭前 1h 或饭后 2h 服用。

磷酸可待因 片剂：15mg、30mg。一次 15 ~ 30mg，一日 3 次。缓释片剂：45mg。一次 45mg，一日 2 次。注射剂：15mg/ml、30mg/ml。一次 15 ~ 30mg，一日 3 次，皮下注射。极量：一次 100 mg，一日 250mg，口服或皮下注射。

氢溴酸右美沙芬 片剂：10mg、15mg。一次 10 ~ 30mg，一日 3 次。一日最大量 120mg。

枸橼酸喷托维林 片剂：25mg。一次 25mg，一日 3 ~ 4 次。

磷酸苯丙哌林 片剂：20mg。一次 20 ~ 40mg，一日 3 次。

氯化铵 片剂：0.3g。一次 0.3 ~ 0.6g，一日 3 次。

乙酰半胱氨酸（acetylcysteine pro nebula）喷雾，临用前以 10% 氯化钠溶液溶解，喷雾吸入，1 ~ 3ml/ 次，2 ~ 3 次 /d。

盐酸溴己新 片剂：4mg、8mg。一次 8 ~ 16mg，一日 3 次。

盐酸氨溴索 片剂：15mg、30mg。一次 30mg，一日 3 次。注射剂：15mg/2ml。一次 15mg，一日 2 次，静脉注射、肌内注射及皮下注射。

思考与练习	1. 常用的平喘药分为哪几类？举例说明各自的作用特点。 2. 氨茶碱的平喘机制及特点是什么？ 3. 常用的镇咳药的分类、作用机制及代表药物名称。

（范军军）

第二十八章 作用于子宫的药物

学习目标	1. 掌握子宫平滑肌兴奋药的作用、用途、不良反应及护理用药。 2. 熟悉子宫平滑肌抑制药的作用、用途。

第一节 子宫平滑肌兴奋药

子宫平滑肌兴奋药是一类能选择性兴奋子宫平滑肌使子宫平滑肌收缩的药物，临床上常用的有缩宫素、麦角新碱、前列腺素等。它们的作用可因子宫的生理状态、药物种类和剂量的大小而改变，使子宫产生节律性收缩和强直性收缩。

要点提示

催产、引产和产后止血因子宫平滑肌收缩的状态不同，选用的药物和剂量也不同。

缩宫素*（oxytocin，催产素，OXT）

本药属多肽类物质，可从羊、牛、猪的垂体后叶中提取，也可人工合成。一个单位（U）相当于 $2\mu g$ 缩宫素及微量升压素。缩宫素是垂体后叶素的主要成分。该药在消化道易被胰蛋白酶破坏，口服无效。气雾吸入和舌下含服可经鼻腔及口腔黏膜吸收。肌内注射吸收良好，$3 \sim 5min$ 起效，一次给药作用维持时间为 $20 \sim 30min$；静脉注射起效更快，但维持时间更短，必要时静脉滴注给药以维持疗效。大部分经肝破坏，少部分原形经肾排出。

【药理作用】

1. 兴奋子宫 缩宫素可直接兴奋子宫平滑肌，增加其收缩幅度、张力和频率，作用快而短暂。作用强度及性质取决于剂量和子宫的收缩状态。小剂量（$2 \sim 5U$）可引起子宫体产生节律性收缩而子宫颈松弛，能保持节律性、对称性和极性；对妊娠末期的子宫，其收缩性质与正常生理分娩相似，促使胎儿顺利娩出；大剂量（$5 \sim 10U$）可使子宫平滑肌张力持续升高，最终导致强直性收缩，易导致胎儿窒息和子宫破裂，不利于胎儿娩出。子宫平滑肌对缩宫素的反应同时受体内激素水平的影响，孕激素降低子宫平滑肌对缩宫素的敏感性，而雌激素可提高子宫平滑肌对缩宫素的敏感性。妊娠早期，孕激素水平较高，可降低子宫平滑肌对缩宫素的敏感性，使子宫对体内自身分泌的缩宫素不敏感，有利于安胎；而妊娠后期，雌激素水平逐渐升高，子宫平滑肌对缩宫素的敏感性增强，临产时最为敏感，有利于胎儿顺利娩出，故此时只需要小剂量缩宫素即可催产和引产。分娩后子宫平滑肌对缩宫素的敏感性逐渐降低。

2．促进排乳　本药能与乳腺的缩宫素受体结合，兴奋乳腺平滑肌，使乳腺导管收缩，促进排乳，但乳汁分泌总量不增加。

3．其他　大剂量缩宫素可松弛血管平滑肌，使血压下降。缩宫素还有轻度抗利尿作用。

【临床用途】

1．催产和引产　对于产道无障碍、胎位正常、头盆相称而宫缩无力的难产，用小剂量缩宫素静脉滴注催产以促进分娩；对于死胎、过期妊娠或患有心脏病、肺结核等严重疾病须终止妊娠者，用小剂量缩宫素引产。

2．产后止血　如产后24h内阴道出血量超过400ml时，可肌内注射较大剂量缩宫素，迅速引起子宫强直性收缩，压迫子宫肌层内血管而止血；也可用于妇科手术中的宫壁注射止血。因作用不持久，常加用麦角制剂以维持疗效。

3．催乳　在哺乳前2～3min，选用缩宫素滴鼻液，每次3滴或少量喷于一侧或两侧鼻孔内。

考点： 缩宫素用于催产素和产后止血的剂量有何不同？

【不良反应】　较少，少数患者可见恶心、呕吐、心律失常及过敏反应等。催产和引产时剂量过大或滴速过快均可引起子宫强直性收缩，导致胎儿窒息或子宫破裂。

麦角新碱 * （ergometrine）

本药是麦角中的一种生物碱，易溶于水，口服、皮下或肌内注射均易吸收，作用迅速而持久，兴奋子宫的作用显著，为妇产科常用。

【药理作用】　对子宫平滑肌有高度选择性，可使子宫收缩。其作用的强弱与子宫的生理状态和用药剂量有关，妊娠子宫比未孕子宫敏感，临产时及新产后最为敏感；与缩宫素比较，宫缩作用强而持久，小剂量可增加子宫平滑肌收缩频率和强度，剂量稍大收缩加强并延长，可引起子宫平滑肌强直性收缩，子宫体和子宫颈同时产生收缩作用，故对于催产和引产不适用，只能用于产后出血和子宫复原。

【临床用途】

1．子宫出血　月经过多、产后、刮宫术后等多种原因引起的子宫出血。麦角新碱通过使子宫平滑肌强直性收缩，机械性地压迫肌层间的血管而止血。

2．产后子宫复原　若产后子宫复原进展缓慢，容易导致子宫出血或感染。麦角新碱可促进子宫收缩而加速子宫复原。

【不良反应】　注射麦角新碱可致恶心、呕吐、头晕、面色苍白、血压升高等反应。偶见过敏反应，严重者出现呼吸困难、血压下降等。禁用于催产和引产。

前列腺素（prostaglandins，PGs）

本类药物是一类存在于人体中的具有多种生理功能的活性物质。对心血管、呼吸、消化、血液及生殖系统有重要作用。作为子宫兴奋药使用的前列腺素有：地诺前列酮（dinoprostone，PGE_2，前列腺素 E_2）、地诺前列素（dinoprost，$PGF_{2\alpha}$，前列腺素 $F_{2\alpha}$）、硫前列酮（sulprostone）和卡前列素（carboprost，15-甲基前列腺素 $F_{2\alpha}$）等。

该类药物对妊娠各个时期的子宫均有兴奋作用，以临产前的子宫更为敏感。兴奋子宫作用与正常分娩时相似，在使子宫体节律性收缩的同时使子宫颈松弛，促进胎儿娩出。

要点提示

前列腺素类药物用于引产一般应与孕酮受体阻断药米菲司酮等合用，以提高成功率。

用于终止早期或中期妊娠和足月引产，也可用于宫缩无力导致的顽固性产后出血。给药方法有静脉滴注、阴道内、宫腔内或羊膜腔内给药。

本类药物可引起恶心、呕吐、腹痛、腹泻、潮红、头痛及体温升高等不良反应，但并不严重，一般不需处理。地诺前列素能收缩支气管平滑肌并诱发哮喘，地诺前列酮能升高眼压，故青光眼、哮喘及过敏体质的患者不宜使用。

第二节　子宫平滑肌抑制药

子宫平滑肌抑制药又称抗早产药，是一类能减弱子宫收缩力、松弛子宫平滑肌的药物，主要用于防治早产和痛经。临床常用的药物有 β_2 受体激动药、硫酸镁及其他。

利托君（ritodrine，安宝）

口服易吸收，但首关消除明显，生物利用度低（30%），能通过胎盘屏障，经肝代谢后其产物及部分原形随尿排出。本药为选择性 β_2 受体激动药。通过激动子宫平滑肌中的 β_2 受体，抑制子宫平滑肌收缩，使子宫活动减少而延长妊娠期。用于防治早产。一般先采用静脉滴注，取得疗效后，口服给药维持疗效。静脉给药不良反应较为严重，可致恶心、呕吐、心率加快、胸闷、头痛、神经过敏、高血糖、低血钾、过敏性休克等。有严重心血管疾患者及妊娠不足 20 周和分娩进行期的孕妇禁用。糖尿病患者及使用排钾利尿药者慎用。

知识链接

早产是指妊娠不满 37 周分娩，下限设置各国不同，西方国家多采用妊娠满 22～24 周，我国沿用 WHO 20 世纪 60 年代的定义，即妊娠满 28 周至 37 周前胎儿娩出称为早产。此时娩出的新生儿发育尚未完全成熟，体重在 2500g 以下，称"未成熟儿"。其死亡率占新生儿的首位，防止早产是降低死亡率的关键。

第三节　作用于子宫药物的用药护理

一、用药护理程序

用药步骤	用药护理要点
用药前	1．严格掌握适应证和禁忌证：产道异常、胎位不正、头盆不称、前置胎盘、三次以上的经产妇或有剖宫产史者禁用缩宫素；催产和引产禁用麦角新碱；妊娠不足 20 周及分娩时禁用，严重心血管疾病患者及糖尿病患者禁用利托君。 2．用药前应检查和监护子宫收缩的频率、持续时间和强度，孕妇脉搏和血压，胎儿的心率和成熟度等。做好心理护理，减轻患者疼痛焦虑情绪和心理压力，帮助患者分散注意力。 3．合理制订护理程序。

用药步骤	用药护理要点
用药中	1. 严密监测母亲及胎儿的心率、母亲的血压等情况，及时调整滴速或停药。 2. 注意药物的不良反应。
用药后	1. 做好相关护理有助于提高疗效。 2. 针对不良反应，采取相应措施。

二、案例分析

1. 患者，女，27岁。因停经42+4周超预产期住院。入院检查：生命体征平稳，宫口未开，胎膜未破，羊水3.3cm，过期妊娠。入院后静脉滴注缩宫素，出现有规律宫缩，进入产程顺利分娩一男婴。

试分析：①应用缩宫素的依据是什么？②使用缩宫素应注意什么？

2. 患者，女，24岁。怀孕7月，下腹隐痛2h，未破水，未见红，来院就诊。给予利托君静脉滴注治疗，腹痛消失，嘱回家卧床休息。

试分析：利托君的作用是什么？

常用制剂和用法

缩宫素　注射剂：5U/ml、10U/ml。引产或催产：静脉滴注，一次2.5～5U，加入5%葡萄糖注射液500ml稀释后缓慢静脉滴注，从开始每min 8滴开始，最快不超过每min 40滴。滴鼻剂：5U/1ml、10U/1ml。催乳：一次3滴，在哺乳前2～3min滴入一侧或双侧鼻孔。

马来酸麦角新碱　片剂0.2mg、0.5mg。一次0.2～0.5mg，一日2～3次。极量：一次1mg，一日2mg。注射剂：0.2mg/ml、0.5mg/ml。一次0.2～0.5mg，必要时0.5h重复一次，肌内注射。极量：一次0.5mg，一日1mg，肌内注射。

卡前列素　注射剂：1mg/ml、2mg/ml。一次2mg，每8h1次，6次。

盐酸利托君　片剂：10mg。注射剂：50mg/5ml、150mg/10ml。一次150mg，加入5%葡萄糖注射液500ml稀释为0.3mg/ml的溶液，48h内使用完毕。静脉滴注，从开始每min 5滴（0.05mg）开始，逐渐加至有效剂量，保持在15～35滴（0.15～0.35mg）之间，待宫缩停止后持续12～18h；静脉滴注结束前30min，开始口服维持剂量10mg。头24h内为每2h给予10mg，此后每4～6h，10～20mg，每日总剂量不超过120mg。

思考与练习	1. 缩宫素用于催产和引产的理论依据是什么？ 2. 麦角新碱的用途有哪些？能否用于催产、引产？ 3. 说出前列腺素兴奋子宫平滑肌的作用特点及用途。

（范军军）

第二十九章　肾上腺皮质激素类药物

肾上腺皮质激素（adrenocortical hormones）是肾上腺皮质所分泌的激素总称，包括盐皮质激素、糖皮质激素和性激素，因化学结构均属甾体类化合物，故又称甾体激素。通常，肾上腺皮质激素指盐皮质激素、糖皮质激素，其中糖皮质激素最常用。临床多用人工合成品。

知识链接

肾上腺皮质由三层构成，最外层为球状带，分泌盐皮质激素：醛固酮；中层为束状带，分泌糖皮质激素：氢化可的松和可的松；内层为网状带，分泌微量的性激素。

肾上腺皮质激素的分泌与调节：下丘脑合成促皮质素释放激素（CRH），兴奋腺垂体合成并释放促皮质素（ACTH），ACTH刺激肾上腺皮质合成并分泌糖皮质激素以及少量的雄激素和盐皮质激素。糖皮质激素达一定水平后又反馈性抑制CRH和ACTH的分泌，CRH、ACTH与糖皮质激素之间反馈调节控制糖皮质激素的昼夜节律变化；正常情况下糖皮质激素浓度清晨增高，夜间降低。应激情况下（如感染、创伤、休克等）其分泌量最大可达基础值的10倍。

第一节　糖皮质激素类药

糖皮质激素（glucocorticoids，GCS）的基本结构为甾体结构，构效关系密切，改变结构可获得多种人工合成药物，作用时间延长、抗炎作用增强、水盐代谢作用减弱。常用糖皮质激素类药物分类及特点见表29-1。

表 29-1　常用糖皮质激素类药物分类及特点

类别	药物	半衰期 (min)	抗炎等效剂量 (mg)	抗炎作用 (比值)	水盐代谢 (比值)	糖代谢 (比值)
短效	氢化可的松 *（hydrocortisone）	90	20	1.0	1.0	1.0
	可的松（cortisone）	90	25	0.8	0.8	0.8
中效	泼尼松 *（prednisone）	＞200	5	4	0.3	3.5
	泼尼松龙（prednisolone）	＞200	5	5	0.3	4
	曲安西龙（triamcinolone）	＞200	4	5	0	5
长效	地塞米松 *（dexamethasone）	＞300	0.6	25～30	0	30
	倍他米松（betamethasone）	＞300	0.75	30	0	30～35
外用	氟氢可的松（fludrocortisone）	/	4	12	125	12
	氟轻松（fluocinolone）	/	4	40	/	17

【体内过程】

1．吸收　本类药物脂溶性较高，易于跨膜转运；口服、注射均易吸收，也可关节腔内注射、皮肤、黏膜等局部用药，但应注意因吸收而产生全身作用。

2．分布　可分布于全身，肝中含量最高；在血浆中与皮质激素结合蛋白（corticosteroid binding globulin，CBG）结合，肝、肾功能不全时可降低 CBG 含量，影响药物血浆蛋白结合率。

3．代谢　主要经肝代谢，肝药酶活性影响较大，部分品种有肝肠循环，作用时间延长。

4．排泄　代谢产物和少量原形药物由尿排出。本类药物半衰期差异较大，肝、肾功能不全时半衰期明显延长。

 要点提示

可的松和泼尼松需在肝转化为氢化可的松和泼尼松龙后才具有活性。故肝功低下时不宜用可的松和泼尼松。

【药理作用】　本类药物小剂量以生理作用为主，较大剂量时出现以下作用。

1．抗炎作用　糖皮质激素有强大的非特异性抗炎作用，又称为甾体抗炎药。可抑制多种原因引起的炎症反应。在急性炎症或炎症早期，可抑制毛细血管扩张，减轻渗出、水肿，抑制白细胞浸润及吞噬反应，从而改善炎症的红、肿、热、痛等症状；对慢性炎症或在炎症后期，可抑制毛细血管和纤维母细胞的增生，延缓肉芽组织生成，从而防止粘连和瘢痕形成，减轻炎症后遗症。

2．抗免疫作用　对免疫过程的多个环节有抑制作用。较小剂量主要抑制细胞免疫，能抑制巨噬细胞对抗原的吞噬和处理、减少淋巴细胞尤其是 T 淋巴细胞数量、阻断多种细胞因子如 IL-2 的产生；大剂量时也能干扰体液免疫，抑制抗体的生成。

考点： 糖皮质激素有哪些药理作用

3. **抗内毒素作用**　能提高机体对细菌内毒素的耐受能力；减少内热原的释放；还可抑制体温调节中枢，降低对致热原的敏感性，对严重感染具有良好的解热作用。

要点提示

> 糖皮质激素不能中和或破坏内毒素，对细菌外毒素无效。

4. **抗休克作用**　超大剂量时对各种休克具有对抗和缓解作用，特别是感染中毒性休克。其机制除与前述抗炎、抗免疫、抗毒作用有关外，还包括：①直接扩张痉挛状态的血管；②降低血管对缩血管活性物质的敏感性，改善微循环；③稳定溶酶体膜，减少心肌抑制因子的形成等。

5. **其他作用**

（1）血液与造血系统　刺激骨髓造血功能，增加红细胞、中性白细胞和血小板数量，嗜酸性和嗜碱性粒细胞减少；使淋巴组织萎缩，淋巴细胞减少。

（2）中枢神经系统　提高中枢神经系统的兴奋，引起激动、失眠、欣快等反应。

（3）消化系统　促进胃酸和胃蛋白酶的分泌，促进消化和食欲。

（4）影响三大物质代谢　促进糖原合成，抑制机体组织对糖的利用，因而增加肝糖原、肌糖原含量，并升高血糖；促进蛋白质分解，抑制合成，造成负氮平衡。

（5）影响水盐代谢及骨质　产生保钠、排钾、排钙作用。

【临床用途】

1. **严重感染**　治疗严重的细菌性感染，如暴发型流行性脑膜炎、重症伤寒、中毒性肺炎、中毒性菌痢、急性粟粒性肺结核及败血症等，可迅速缓解中毒、衰竭等症状。病毒性感染一般不用，但对严重传染性肝炎、麻疹和乙型脑炎、流行性腮腺炎以及 SARS 等合理应用可收到肯定疗效。

要点提示

> 本类药物在抑制炎症反应、减轻症状的同时，也降低机体的防御、修复功能，有可能导致感染扩散和原有病情恶化，必须同时应用足量有效的抗微生物药，病情恢复需要停药时应先停用激素再停用抗微生物药。

2. **防止某些炎症后遗症**　如脑膜炎、心包炎、风湿性心瓣膜炎、关节炎、睾丸炎等可减轻炎症导致的瘢痕与粘连，减轻炎症后遗症。对眼科疾病如虹膜炎、角膜炎、视网膜炎、视神经炎等，还有防止角膜混浊等。

3. **自身免疫性、器官移植排斥反应和过敏性疾病**

（1）治疗自身免疫性疾病：如风湿热、风湿性及类风湿性关节炎、全身性红斑狼疮、肾病综合征等，可缓解症状，延缓病程，但不能根治。

（2）器官移植排异反应：抑制异体器官移植手术的排异反应，与环孢素 A 等免疫抑制药合用可增强疗效，减少两药的剂量。

（3）治疗过敏性疾病：如荨麻疹、血管神经性水肿、过敏性鼻炎、支气管哮喘等，是治疗银屑病、湿疹、接触性皮炎、剥脱性皮炎等免疫性或过敏性皮肤疾病的首选药物。也用于治疗各种药物过敏反应。

> **考点：** 糖皮质激素用于何种休克较好，应如何使用？

4. 休克　对感染中毒性休克效果最好，配合使用足量、有效的抗微生物药，及早、短期、大剂量使用；过敏性休克宜与肾上腺素合用；对心源性休克和低血容量性休克也有效，必须结合病因治疗。

5. 血液系统疾病　对再生障碍性贫血、粒细胞减少症、血小板减少症、过敏性紫癜等能明显缓解症状，但停药后易复发。对淋巴细胞白血病、恶性淋巴瘤均有较好疗效。

6. 替代疗法　与盐皮质激素联合，用于急、慢性肾上腺皮质功能减退症、腺垂体功能减退症和肾上腺次全切除术后的补充替代疗法。

7. 局部应用　皮肤可用于治疗湿疹、接触性皮炎、银屑病、肛门瘙痒等，常选用氟氢可的松或氟轻松软膏外用制剂，对于严重皮肤病如剥脱性皮炎及天疱疮需全身治疗。

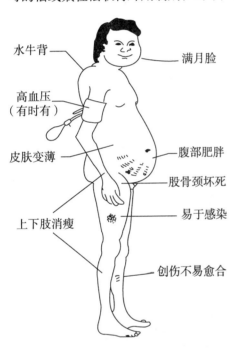

图 29-1　医源性肾上腺皮质亢进综合征表现

水牛背
满月脸
高血压（有时有）
皮肤变薄
腹部肥胖
股骨颈坏死
易于感染
上下肢消瘦
创伤不易愈合

8. 恶性肿瘤　糖皮质激素是控制晚期和转移性乳腺癌的重要药物。泼尼松对前列腺癌术后应用雌激素不能有效控制的患者，症状明显改善。

【不良反应】

1. 医源性肾上腺皮质功能亢进　长期大剂量使用可以引起水、盐、糖、蛋白质及脂肪代谢紊乱，表现为向心型肥胖、多毛、无力、肌肉萎缩、皮肤变薄、骨质疏松、低血钾、水肿、高血压、高血糖、高脂血症等，又称为库欣综合征（Cushing syndrome）（图 29-1），故用药期间宜低盐、低糖、高蛋白饮食，补充钾离子。停药后一般会自行消退。

2. 医源性肾上腺皮质功能不全　长期大剂量使用，由于激素负反馈调节机制，抑制下丘脑及腺垂体分泌促肾上腺皮质激素（ACTH），使肾上腺皮质萎缩，肾上腺皮质功能不全，糖皮质激素分泌减少。患者在应激情况下如出血、感染、寒冷等，出现头晕、恶心、呕吐、低血压、低血糖等症状，称为肾上腺皮质危象。

　要点提示

长期大剂量应用糖皮质激素，当症状控制后，减量太快或突然停药时，因内源性激素补充不足，原来症状会再现或加重，此种现象称为反跳现象。此时需要立即恢复激素用量，待症状控制后再缓慢减量，必要时提前给予促肾上腺素进行治疗。肾上腺皮质功能恢复正常的时间与用药剂量、疗程和个体差异有关，通常需要半年以上。

3．长期大剂量使用，可诱发或加重有关病症，具体表现及严重程度与患者个体差异、疾病史和用药方案等有关。

（1）诱发或加重感染：因其抗免疫作用，使机体抵抗力下降，可诱发感染或使体内潜在的感染灶扩散，特别是有结核病潜在病灶或病毒性、真菌性隐性感染者，应高度重视。必须同时应用足量有效的抗微生物药。

（2）诱发或加重消化性溃疡：因其促进胃酸及胃蛋白酶分泌、抑制胃黏膜再生功能，可诱发或加重胃、十二指肠溃疡，甚至出血、穿孔等。饭后服可减轻症状，严重时给予抗消化性溃疡药治疗。

（3）诱发或加重糖尿病：因升高血糖作用，故糖尿病患者应加强降血糖药物的应用，必要时停药。

（4）诱发或加重高血压和动脉粥样硬化等心血管疾病：与其水钠潴留，升高血容量和升高血清胆固醇含量有关，长期应用较为显著。宜加强抗高血压、抗动脉粥样硬化等的药物治疗。

（5）诱发或加重骨质疏松、肌肉萎缩、伤口愈合延缓等：严重者可发生自发性骨折，甚至股骨头坏死。与其抑制蛋白质合成、增加钙、磷排泄有关；并因抑制生长素分泌造成负氮平衡，可影响儿童生长发育。调整饮食、加强钙及维生素 D 的补充。

（6）诱发或加重精神病和癫痫等：与其中枢兴奋作用有关，一般患者可出现激动、失眠，有精神病史或癫痫病史患者可诱发或加重，可对症治疗。

（7）诱发或加重白内障和青光眼：与其影响糖代谢，升高血糖和水钠潴留，升高眼压等作用等有关。

考点：滥用糖皮质激素会诱发或加重哪些疾病

【禁忌证】 骨折、重度高血压、活动性溃疡病、糖尿病、妊娠、严重精神病和癫痫、活动性消化性溃疡病、创伤修复期、角膜溃疡、青光眼、白内障、孕妇和抗微生物药不能控制的病毒性或真菌性感染如水痘、鹅口疮等。

【给药方法】 糖皮质激素的常用给药方法见表 29-2。

表 29-2　糖皮质激素的主要给药方案

给药方法	适应证	选用药物及方法
大剂量突击疗法	严重感染和休克	氢化可的松等，首次剂量可静脉滴注 200 ～ 300mg，一日量可达 1g 以上，疗程不超过 3 天。
一般剂量长程疗法	自身免疫性疾病、过敏性疾病、恶性淋巴瘤、淋巴细胞性白血病等。	初次口服泼尼松 10 ～ 20mg 或相应剂量的其他皮质激素制剂，每日 3 次，病情好转后，逐渐减量到最小维持量，持续数月。
每日顿服法	同上，可最大幅度地减少对垂体 - 肾上腺皮质轴的负反馈抑制。	泼尼松、泼尼松龙等中效制剂，将一日的总药量在每日早晨 1 次服用。
小剂量替代疗法	腺垂体功能减退症、急、慢性肾上腺功能减退症及肾上腺皮质次全切除术后。	可的松每日 12.5 ～ 25mg，或氢化可的松每日 10 ～ 20mg。

考点：糖皮质激素的不同给药方案分别适用于何种疾病？

第二节　盐皮质激素类药

盐皮质激素由肾上腺皮质球状带细胞分泌，临床使用的盐皮质激素类药物除了肾上腺皮质分泌的醛固酮外，还有去氧皮质酮等。

去氧皮质酮（desoxycorticosterone）

本药是醛固酮前体，具有类似醛固酮的保钠排钾作用，对糖代谢影响较小。主要用于慢性肾上腺皮质功能不全症的替代治疗。

主要不良反应是高血压、水肿、低血钾、充血性心力衰竭等。对肝肾功能不全、妊娠期、黏液性水肿等患者应适当减量。

第三节　促皮质素与皮质激素抑制药

一、促皮质素

促皮质素（corticotrophin，adreno-cortico-tropic-hormone，ACTH）

本药由腺垂体嗜碱细胞合成和分泌，并受下丘脑促皮质素释放激素（CRH）的调节，是维持肾上腺正常形态和功能的重要激素。大剂量糖皮质激素对下丘脑及腺垂体起着负反馈作用，抑制 CRH 及 ACTH 的分泌。

ACTH 口服后在胃内被胃蛋白酶破坏而失效，只能注射给药。ACTH 在正常人的血浆浓度，清晨 8 时为 22pg/ml，晚 10 时为 9.6pg/ml。主要促进糖皮质激素分泌，但只有在皮质功能完好时方能发挥治疗作用。一般在给药后 2h，肾上腺皮质才开始分泌氢化可的松，故不能作为抢救治疗药物使用。

临床用于诊断垂体 - 肾上腺皮质功能水平及长期使用皮质激素的停药前后，以防止发生皮质功能不全。易引起过敏反应，现已少用。

二、皮质激素抑制药

皮质激素抑制剂可代替外科的肾上腺皮质切除术或术后辅助治疗，临床常用的有米托坦和美替拉酮。

米托坦（mitotan）

本药选择性地使肾上腺皮质束状带及网状带细胞萎缩、坏死，但不影响球状带，故醛固酮分泌不受影响。用药后血、尿中氢化可的松及其代谢物迅速减少。主要用于不可切除的肾上腺皮质肿瘤、切除后复发的皮质肿瘤以及皮质肿瘤术后辅助治疗。可有皮疹、厌食、恶心、腹泻、嗜睡、头痛、眩晕、乏力、中枢抑制及运动失调等反应。

美替拉酮（metyrapone）

本药能抑制 11β- 羟化反应，干扰 11- 去氧皮质酮转化为皮质酮及 11- 去氧氢化可的松转化为氢化可的松。临床用于库欣综合征的治疗和鉴别诊断，治疗肾上腺皮质肿瘤和其他能刺激产生 ACTH 的肿瘤。不良反应较少，可有眩晕、消化道反应等。大剂量服用可引起肾上腺皮质功能不全。

第四节　肾上腺皮质激素的用药护理

一、用药护理程序

用药步骤	用药护理要点
用药前	1. 了解病史、用药史及过敏史。 2. 识别高危人群及禁忌证：特别注意妊娠期、哺乳期妇女及老年人。禁用于严重精神病和癫痫病史、骨折、重度高血压、活动性溃疡病、活动性肺结核、新近胃肠吻合术、严重糖尿病、创伤修复期、角膜溃疡、妊娠及抗菌药物不能控制的感染。 3. 了解患者一般状况及症状体征：血压、体重、血糖、血钾、心率的基础水平，以便及时发现异常变化，采取相应措施。 4. 用促肾上腺皮质激素药物前应备好抗过敏药物。 5. 合理制订护理程序，减少不良反应发生。
用药中	1. 院外治疗患者应做好药品保管和使用的介绍，叮嘱患者严格按医嘱服药，不可随意改变剂量或间隔时间，切不可刚一见效即自行停药。定期复诊，以便根据病情调整剂量。 2. 口服时，可于进餐时给药，以减少胃肠道不适；不可作皮下注射给药；肌注时，宜深部注射，如长期注射糖皮质激素类药，应经常更换部位，防止局部肌肉萎缩。 3. 应避免同时接种各类疫苗：如结核菌素试验、过敏反应试验等，皮肤试验结果易呈假阴性，应予以重视。
用药后	1. 库欣综合征出现较明显，一般可以耐受，宜低盐、低糖、高蛋白、富含维生素及钾的饮食，适当补钙以及维生素 D 等。 2. 长期用药者，应监测血压、心率、体温、体重及眼科检查，以及咽痛、低热、乏力、咳嗽、消瘦、腹痛、柏油便等症状，及时报告或指导患者就诊。 3. 本药可干扰多项化验结果，如血常规、血钾、血糖、血脂等，发现异常及时报告医生。 4. 观察皮肤有无紫斑、情绪变化、反酸、咽痛、发热、肌肉痉挛（低钙症状），并监测药物的其他副作用，发现异常及时报告医生。 5. 诱发和加重各种疾病具有一定的隐匿性，应予高度重视，必要时可配伍降压、降血糖药物等。 6. 连续用药不可突然停药，以免诱发或加重病情。

二、用药护理案例分析

1. 患者，男，36 岁。因食用海鲜后全身出现荨麻疹等过敏症状，医生给予地塞米松注射剂 10mg，5% 葡萄糖 NaCl 注射液 1000ml，静脉点滴，每天 1 次，连续 6 天，未见明显好转，第 7 天患者出现咽痛、发热、乏力等症状，经查体温 37℃，白细胞计数为 11.5×10^9/L（正常值为 $4 \sim 10 \times 10^9$/L），其他检查正常。

试分析：①该患者过敏症状治疗效果不好的原因是什么？②该患者新出现症状可能的原因是什么？③如何进一步调整治疗方案，采取哪些护理措施？

2. 患儿，男，10岁。近半个月来发现全身水肿、无力、尿液呈红色。检查：血压160/105mmHg，尿蛋白（+++），尿红细胞（+++）。诊断为肾病综合征。

试分析：①该患者应首选何药治疗？②如使用糖皮质激素应注意什么问题？

3. 患者，女，26岁。因皮肤淤点、淤斑及月经过多疑为慢性特发性血小板减少性紫癜入院。医生首选糖皮质激素治疗。

试分析：①该治疗方案是否正确，为什么？②为提高疗效，还可以配伍什么药？（提示：该患者血小板减少的主要原因是自身免疫反应。）

常用制剂和用法

醋酸氢化可的松　片剂：20mg。一次20mg，一日1～2次。注射剂：125mg/5ml。一次100～200mg，与0.9%氯化钠注射液或5%葡萄糖注射液500ml混合，静滴。眼膏：0.5%。涂入眼睑内，一日2～3次。

醋酸泼尼松　片剂：5mg。替代疗法：一日10～60mg，晨服2/3，午餐后服1/3，在应激状况时，应适量加量，可增至一日80mg，分次服用。自身免疫性疾病：一日40～60mg，病情稳定后可逐渐减量，维持量一日5～10mg。

醋酸泼尼松龙　片剂：5mg。开始一日15～40mg，一日3～4次，维持量一日5～10mg。注射剂：125mg/5ml。一次10～25mg，与5%～10%葡萄糖注射液500ml混合，静滴。

醋酸地塞米松　片剂：0.75mg。一次0.75～3mg，一日2～4次，维持量一日0.5～0.75mg。注射剂：2mg/ml、5mg/ml。一次2～20mg，一日1～2次，与5%葡萄糖注射液500ml混合，静滴。

倍他米松　片剂：0.5mg。开始一日1.5～2mg，一日3～4次。维持量一日0.5～1mg。

去氧皮质酮　注射剂：5mg/ml、10mg/ml。一日2.5～5mg，维持量一日1～2mg，肌内注射。

促皮质素注射剂：25U、50U。一次12.5～25U，一日2次，肌内注射；或一次12.5～25U，一日1次，与5%～10%葡萄糖注射液500ml混合，静滴，于8h内滴完。

美替拉酮　胶囊剂：250mg。用于库欣综合征的鉴别诊断：一次750mg，小儿一次15mg/kg，每4h服一次，共6次。用于库欣综合征的治疗：一次0.2g，一日2次；可根据病情调整用量到一次1g，一日4次。

> **思考与练习**
>
> 1. 糖皮质激素类药物的主要种类有哪些？各有何特点？常用药物有哪些？
> 2. 糖皮质激素类药对代谢有何影响？
> 3. 糖皮质激素类药对血液成分有何影响？
> 4. 说出糖皮质激素类药常用给药方法。
> 5. 长期大量应用糖皮质激素可出现哪些不良反应？应如何防治？
> 6. 长期应用糖皮质激素突然停药有何后果，如何防治？
> 7. 严重感染使用糖皮质激素类药时，为什么需要合用足量有效抗菌药？
> 8. 试述糖皮质激素类药物的用药护理程序。

9. 糖皮质激素类药物的作用与不良反应、禁忌证密切相关，请在下面用横线将其关联性标出（可多选）。

作用	不良反应或禁忌证
蛋白质合成减少，分解增加	诱发或加重感染
血脂升高、脂肪重新分布	诱发或加重骨质疏松
糖利用减少，血糖升高	诱发或加重糖尿病
水钠潴留、血钾降低	诱发或加重消化性溃疡
减少肾脏对钙、磷的吸收	诱发或加重精神病、癫痫
减少肾脏对钙、磷的吸收	诱发或加重精神病、癫痫
抑制炎症反应	诱发或加重白内障、青光眼
抑制细胞免疫作用	诱发或加重高血压、冠心病
抑制体液免疫作用	伤口不易愈合
增进食欲，促进消化功能	满月脸、水牛背、向心性肥胖
中枢兴奋作用	肌肉萎缩

（沈华杰）

第三十章　甲状腺激素类药与抗甲状腺药

<table>
<tr><td>学习目标</td><td>1. 掌握抗甲状腺药的种类、作用、用途、不良反应和用药护理程序。
2. 熟悉碘和碘化物的作用特点、应用。
3. 了解甲状腺激素的主要特点和用药护理程序。</td></tr>
</table>

第一节　甲状腺激素类药

 知识链接

甲状腺激素的合成、贮存、释放与调节：碘为合成甲状腺激素的原料，摄入的碘离子（I⁻）在甲状腺滤泡上皮细胞经过氧化、缩合而生成 T_3 和 T_4，贮存于滤泡腔的胶质中，在蛋白水解酶作用下，释出 T_4、T_3 进入血液，在外周组织中部分 T_4 脱碘转化成 T_3 而发挥作用。垂体分泌的促甲状腺激素（TSH）促进甲状腺激素合成与释放，而 TSH 的分泌又受下丘脑分泌的促甲状腺激素释放激素（TRH）的调节。当血中 T_3、T_4 的浓度增高时，对 TRH 和 TSH 的释放均有负反馈调节作用。

甲状腺素＊（thyroid，T_4）、**三碘甲状腺原氨酸**（triiodothyronine，T_3）

均是甲状腺激素，其中 T_3 吸收快，作用强，T_4 相对作用时间较长，可进入胎盘和乳汁，制剂应避光保存。

【药理作用】

1. 维持生长发育　甲状腺激素是人体正常生长发育所必需激素，促进蛋白质合成、骨骼生长和神经系统发育等，婴幼儿甲状腺功能低下时，生长和智力发育均受影响，可致呆小病（克汀病），成人则引起黏液性水肿。

2. 促进代谢　能促进糖、脂肪、蛋白质分解代谢，增加耗氧，促进产热，提高基础代谢率。

3. 维持神经系统兴奋性　表现为中枢神经兴奋和交感神经兴奋。过量时表现为情绪激动、易怒、失眠等，因提高心血管对儿茶酚胺的敏感性，出现心脏兴奋、血压升高等。

【临床用途】

1. 单纯性甲状腺肿　首先应补碘进行病因治疗。当甲状腺肿大明显时，可给予适量甲状腺激素，作为替代补充以缓解因腺体增生肥大造成的压迫症状。甲亢患者服用抗甲状腺药时，加服 T_4 有利于减轻突眼、甲状腺肿大等症状。本病应以预防为主。

要点提示

婴幼儿缺乏甲状腺素会导致呆小症，而侏儒症是由于缺乏生长激素所致。

2．甲状腺功能减退症

（1）呆小病：本病治疗越早效果越好，应从小剂量开始，有效时应终身治疗。

（2）黏液性水肿：小剂量开始，逐渐加量，一般 2～3 周后症状消退。黏液性水肿昏迷者必须立即静脉注射大剂量甲状腺素，待患者苏醒后改为口服。

【不良反应】　过量可引起甲状腺功能亢进样症状，如心悸、多汗、失眠、手震颤等，老年人和心脏病患者，可诱发心绞痛和心肌梗死，一旦发生应停用甲状腺激素，并可用 β 受体阻断药对抗。

左甲状腺素 *（levothyroxine）

左甲状腺素为人工合成的左旋 T_4 盐类制剂，作用、临床用途、不良反应与天然甲状腺素相同，但口服起效缓慢、作用温和、维持时间长，半衰期为 6～7d。由于具有相当稳定的活性且价格便宜、无过敏性及半衰期长的特点，最适用于甲状腺激素的替代治疗。黏液性水肿昏迷患者可静脉注射，症状改善后改用口服制剂。

碘塞罗宁（liothyronine）

本药为人工合成的 T_3 盐类制剂，口服起效快速、作用强大（约为左甲状腺素的 4 倍）、维持时间短，半衰期 33h。由于其价格高且对心脏毒性较大，不作常规给药，一般用于治疗严重的甲状腺功能减退症。

第二节　抗甲状腺药

甲状腺功能亢进症（hyperthyroidism），简称甲亢，是多种原因导致的以甲状腺素分泌过多，引起以神经、循环、消化等系统兴奋性增高和代谢亢进为主要表现的综合征。一般有手术治疗、药物治疗和放射治疗等方法。

目前常用的抗甲状腺药（antithyroid drugs）主要有硫脲类（thioureas）、碘与碘化物、放射性碘、β 受体阻断剂等。

一、硫脲类

本类药物是最常用抗甲状腺药，可分为两类：①硫氧嘧啶类，如甲硫氧嘧啶（methylthiouracil）、丙硫氧嘧啶 *（propylthiouracil）；②咪唑类，如甲巯咪唑 *（thiamazole，他巴唑）、卡比马唑（carbimazole，甲亢平）等。

【体内过程】　本类药物口服吸收良好，主要分布于甲状腺，可通过胎盘进入乳汁。硫氧嘧啶类作用时间较短，咪唑类因在甲状腺内富集浓度高，故作用时间长，可采用每日 1 次的给药方法。

【药理作用】

1．抑制甲状腺激素的合成　抑制过氧化酶，从而抑制酪氨酸的碘化及其缩合，使甲状腺激素的合成受阻。对已合成的甲状腺激素无对抗作用，亦不能干扰其释放。

2．免疫抑制作用　轻度抑制免疫球蛋白的生成，使血循环中甲状腺刺激性免疫球蛋白

（TSI）下降，对甲亢患者有一定的病因治疗作用。

3．抑制外周组织中 T_4 转化为 T_3　丙硫氧嘧啶能快速抑制外周组织中 T_4 转化为 T_3，降低血清 T_3 浓度。

【临床用途】

1．甲亢的内科治疗　多用于轻症、不宜手术或 ^{131}I 治疗者，开始应用大剂量，一般 2～3 周后起效，1～3 个月基础代谢率恢复正常，此后逐渐减至维持量，疗程在 1～2 年以上。

2．甲亢术前准备　为减少甲状腺次全切除手术患者在麻醉和手术后的并发症，防止术后发生甲状腺危象，术前应先服用本类药物，使甲状腺功能恢复或接近正常，但由于应用药物后刺激甲状腺组织增生、充血、变软，增加手术难度，为减少术中出血，应在术前 2 周配伍大剂量碘剂，使腺体缩小变硬，以利于手术。

3．甲状腺危象的辅助治疗　甲亢患者可因感染、手术、精神刺激等诱因导致甲状腺激素大量释放入血，出现高热、虚脱、心力衰竭、肺水肿、电解质紊乱等症状，严重时可导致死亡。抢救时应以大剂量碘剂为主，同时辅以大剂量硫脲类（常用丙硫氧嘧啶）及其他综合措施。

【不良反应】　因长期使用，不良反应发生相对较多，主要有过敏反应、消化道反应和粒细胞缺乏症。最严重不良反应为粒细胞缺乏症，发生率约 $0.3\% \sim 0.6\%$，一般在用药后 2～3 个月内发生，故用药期间应定期查血象，如白细胞总数明显降低或有发热、咽痛等症状，应立即停药观察，或给予对症治疗。

妊娠期和哺乳期妇女禁用；结节性甲状腺肿合并甲亢及甲状腺癌患者禁用。对本药过敏者禁用。

知识链接

甲状腺危象是甲亢最严重的并发症，严重时可危及生命，故甲状腺危象的预防极其重要。预防措施包括：①尽量避免诱发甲亢危象的各种因素，在精神刺激、感染等应激状况下应及时治疗。②在治疗过程中不要突然中断抗甲状腺药物或骤减剂量，尤其不宜突然停用 β 受体阻断药，否则会引起反跳而诱发甲亢危象。③甲状腺手术前应控制甲亢症状。由于甲状腺危象进展快，死亡率高，一旦确诊，必须立即抢救。常用大剂量的碘剂，并联合应用硫脲类、糖皮质激素、β 受体阻断药等。

二、碘及碘化物

碘化钾（potassium iodide）和**复方碘溶液**（卢戈液 Lugol's solution）在临床最常用。

【作用和用途】　碘剂的作用随剂量不同而有质的差异。

1．小剂量的碘剂　小剂量的碘剂为合成甲状腺素的必要原料，可防治单纯性甲状腺肿。对早期病例疗效较好，晚期病例则肿大不易完全消退。

2．大剂量碘剂　大剂量碘剂通过抑制甲状腺腺泡的蛋白水解酶，减少 T_3、T_4 的释放，产生抗甲状腺作用。还有拮抗 TSH 刺激腺体增生的作用，使腺体缩小、变硬。作用快而强。一般用药 1～2d 起效，10～15d 达最大效应，随后作用逐渐降低。主要用于：①甲亢术前准备，术前 2 周口服复方碘溶液以使甲状腺组织退化、血管减少，腺体缩小变韧，以利于手术进行及减少出血等；②甲状腺危象的治疗，为主要抢救药物，能迅速缓解甲状腺危象症状，但须配合使用硫脲类药物。

考点： 甲亢患者术前准备应选择哪些药物，如何使用

【不良反应】 不良反应多与碘有关。

1. 急性反应（碘过敏）　多在用药后立即出现或几小时后发生，轻者表现为皮疹、发热，呼吸道黏膜刺激症状，严重时可出现全身血管神经性水肿、喉头水肿而危及生命。对碘过敏者禁用。

2. 慢性碘中毒　表现为口腔及咽喉烧灼感和金属异味，唾液分泌增多，眼刺激症状等，服用生理盐水促进碘排泄，可减轻症状，严重者应立即停药，同时给予抗过敏治疗。

3. 诱发甲状腺功能紊乱　长期应用大剂量碘，可引起甲状腺的摄碘能力降低，丧失抗甲状腺作用，甚至诱发甲状腺危象，故不可长期应用；婴幼儿、妊娠期及哺乳妇禁用。

要点提示

孕妇和哺乳期妇女，需要补充适量碘以预防新生儿缺碘，但不宜长期大剂量使用，以免干扰自身和婴幼儿的甲状腺功能。

三、放射性碘（^{131}I）

本药被甲状腺摄取后，可产生 β 和 γ 两种射线。γ 射线（约占 1%）穿透力强，可在体表通过仪器测定，主要用于甲状腺摄碘功能的测定。

β 射线（约占 99%）有效射程在 2mm 内，辐射作用仅限于甲状腺内，破坏甲状腺实质，使腺泡上皮坏死、萎缩，减少甲状腺激素的分泌，可引起类似手术切除部分甲状腺的作用。同时可降低腺泡内淋巴细胞从而减少甲状腺素抗体产生。用于不宜手术或手术后复发及硫脲类无效或过敏的甲亢患者。碘（^{131}I）化钠胶囊和口服溶液制剂等新的放射性治疗产品可用于治疗甲状腺肿瘤。

要点提示

采用放射性碘治疗的患者，其尿液、粪便等排泄物含有 ^{131}I，应合理处置，避免二次放射性污染。

^{131}I 作用时间较长，易产生甲状腺功能减退，应严格掌握适应证及控制剂量。20 岁以下患者、妊娠期及哺乳期的妇女不宜应用。

四、β受体阻断药

本类药物最常用的是普萘洛尔等，通过阻断 β 受体，发挥抗交感神经作用，降低基础代谢率，减轻多汗、手震颤，改善甲亢的心率加快、心肌收缩力增强等交感神经亢进症状，还能抑制 T_4 在外周组织中转化为 T_3。单用作用有限，常与硫脲类配伍用于各类甲亢，也是甲状腺危象辅助用药之一。不能使用其他疗法的甲亢，可单用本类药物控制症状。

第三节　甲状腺激素及抗甲状腺药的用药护理

一、用药护理程序

用药步骤	用药护理要点
用药前	1. 了解病史、用药史及过敏史，用碘剂前应做碘过敏试验，过敏者禁用。 2. 识别高危人群及禁忌证：妊娠期和哺乳妇禁用；结节性甲状腺肿合并甲亢及甲状腺癌患者禁用；肝肾功能不良者慎用。 3. 了解患者一般状况及症状体征：血压、心率、饮食习惯及食量、睡眠、情绪、体重。 4. 监测基础代谢率，定期查血常规、肝功能及血中 T_3、T_4、TSH 水平。 5. 合理制订护理程序，减少不良反应发生。
用药中	1. 叮嘱患者按医嘱规律用药，不可随意改变剂量或间隔时间，切不可突然停药，以免发生甲状腺危象。 2. 监测一般状况：血压、心率、饮食习惯及食量、睡眠、情绪、排便、体重。如心率过慢、饮食量明显减少，应报告医生。 3. 使用碘剂应告诉患者用药过程中可能出现的不适，提高用药的依从性。注意观察患者的呼吸情况，及时发现碘过敏征兆。 4. 用药过程中出现皮肤、巩膜黄染、低热、咽痛等症状应及时报告医生。 5. 如女性用抗甲状腺药期间，应告诫避孕；如已经怀孕或在哺乳期中应提示患者终止妊娠或哺乳，也可由专科医生给予对症措施。 6. 甲状腺激素的应用宜从小剂量开始，做到剂量个体化等，应密切观察甲亢症状。
用药后	1. 定期检查甲状腺功能、基础代谢率、肝功能及血中 T_3、T_4、TSH 水平。 2. 定期查血常规，如发现患者咽喉疼痛、发热，或白细胞低于 $3000/mm^2$，应立即报告医生停药。 3. 发现慢性碘中毒症状，应及时报告医生，积极治疗。 4. 监测甲状腺的大小、硬度及血管杂音的改变。 5. 硫脲类与 β 受体阻断药联合应用时，应注意监测心率和血压。

二、用药护理案例分析

1. 患者，女，35 岁。患甲状腺功能亢进症多年，服用抗甲状腺药治疗症状控制较理想。4 天前因伤口感染引起发热，今天上午突然出现恶心呕吐、心悸、情绪异常，意识错乱，昏迷，急送医院抢救。医生诊断为甲状腺危象。

试分析：甲状腺危象应用何药抢救？

2. 患者，女，29 岁。半年前确诊为甲亢，采取药物治疗方案，口服丙硫氧嘧啶，开始剂量为每日 300mg，每日 3 次，病情控制后逐渐减量，维持量每日 150mg，每日 1 次。近日出现乏力、咽痛、牙龈肿痛、发热等症状，经检查体温 37.1℃，血常规：白细胞计数为 $2.3 \times 10^9/L$（正常值 $4 \sim 10 \times 10^9/L$），中性粒细胞绝对值 $1.0 \times 10^9/L$（正常值 > $1.5 \times 10^9/L$），血红蛋白和血小板正常。

试分析：①患者新出现症状最可能的原因是什么？②如何调整治疗方案，采取的护理措施又是什么？

3. 患者，女，32 岁。2 年前开始常感疲乏无力，失眠，怕热多汗、食欲亢进。之后 2

周又出现低热、体重下降，经医院各项检查诊断为"甲状腺功能亢进症"，经用硫脲类药物治疗，症状渐好转。5 个月后因父母双亡而悲痛万分，次日出现恶心呕吐、烦躁不安、心悸、高热、双眼畏光流泪和出冷汗而急诊入院。入院查体：体温 39.6℃，脉率 110 次 /min，呼吸 24 次 /min。神志清楚、无贫血和黄疸，紧张面容，眼结膜充血水肿，眼球凸出，双睑闭合困难。颈部可触及弥漫性、质地坚韧的甲状腺肿块。两肺未闻及异常，心率 110 次 /min，律齐，无杂音。手指、眼睑、舌震颤存在。胫前轻度水肿，腱反射亢进。食欲强，日排便 2 ~ 3 次。

试分析：①入院时该患者发生了什么情况？亟待解决的问题是什么？②对该患者应该立即用什么药物？如何配合医生进行抢救？③针对患者用药情况，目前应采取哪些主要护理措施？

常用制剂和用法

左甲状腺素　片剂：25μg、50μg、75μg、100μg。开始一次 25 ~ 50ug，一日 1 次，每 2 日递增 25 ug，最大剂量为 150 ~ 300μg，维持量 100 ~ 150μg。

碘塞罗宁　片剂：20μg。开始一次 10 ~ 20μg，一日 1 次，渐增至 80 ~ 100μg，一日 2 ~ 3 次。

丙硫氧嘧啶　片剂：50mg、100mg。开始一日 100 ~ 400mg，一日 3 次。维持量一日 25 ~ 100mg，一日 1 ~ 2 次。

甲巯咪唑　片剂：5mg。开始一日 20 ~ 60mg，一日 3 次。维持量一日 5 ~ 10mg，全疗程 18 ~ 24 个月。

卡比马唑　片剂：5mg。开始一日 15 ~ 30mg，一日 3 次。服用 4 ~ 6 周后如症状改善，改用维持量，一日 2.5 ~ 5mg。

复方碘溶液　溶液剂：含 5% 碘、10% 碘化钾的水溶液。单纯性甲状腺肿：一次 0.1 ~ 0.5ml，一日 1 次，2 周为一疗程，疗程间隔 30 ~ 40 日。甲亢术前准备：一次 3 ~ 10 滴，一日 3 次，用水稀释后服用 2 周。甲状腺危象：首次 2 ~ 4ml，以后每 4h 1 ~ 2ml；或 3 ~ 5ml 加于 10% 葡萄糖注射液 500ml 混合，静滴，危象缓解后停用。

思 考 与 练 习	1. 说出抗甲状腺药的分类及常用代表药。 2. 试述硫脲类药物的临床用途和不良反应。 3. 比较不同剂量碘和碘化物作用和应用有何不同。 4. 用甲状腺激素药期间需要做好哪些护理？ 5. 甲亢手术治疗术前准备为何要加用大剂量的碘？ 6. 试述甲亢患者术前的用药护理应注意哪些事项。

（沈华杰）

第三十一章　降血糖药

知识链接

　　糖尿病是因胰岛素绝对或相对不足以及靶细胞对胰岛素敏感性降低，引起的一种代谢紊乱性疾病。以持续性高血糖和"三多一少"（多饮、多食、多尿、体重减轻）为主要特征。临床常见 1 型糖尿病（胰岛素依赖型糖尿病）与 2 型糖尿病（非胰岛素依赖型糖尿病）两类。糖尿病的并发症多，如酮症酸中毒、非酮症性高渗性昏迷、多发性神经病变、糖尿病肾病、脑血管病、肢体动脉病变、视网膜病变等，严重危害人体健康，影响生活质量，应引起高度重视。糖尿病治疗的目标是合理控制血糖，纠正代谢紊乱，防治急慢性并发症。

　　临床常用的降血糖药有胰岛素和口服降血糖药两类，后者又包括：磺酰脲类、双胍类、胰岛素增敏药、葡萄糖苷酶抑制药等。

第一节　胰岛素类

胰岛素 *（insulin）

属多肽类激素，药用制剂可由猪、牛胰腺中提取，也可通过 DNA 重组技术制得单组分人胰岛素。

【体内过程】　口服易被消化酶破坏，必须注射给药，多采用皮下注射，主要在肝肾灭活。胰岛素血浆半衰期约 10min，在普通胰岛素中加入碱性蛋白质和锌，可获得中、长效胰岛素制剂（表 31-1），缓慢释放、吸收，作用可维持更久，中、长效制剂均为混悬剂，不能静脉注射。

表 31-1 胰岛素常用制剂和特点

分类	药物	注射途径	作用时间（h）		注射时间
			开始	持续	
短效	正规胰岛素	静脉	即刻	0.5 ~ 1	急救时用
		皮下	0.5 ~ 1	5 ~ 7	餐前 0.5h，3 ~ 4 次 / 日
	单组分胰岛素	同上	0.5	8 ~ 9	餐前 20min，3 次 / 日
	诺和灵 R	同上	1 ~ 2	8	餐前 1h，3 次 / 日
	优泌灵 R	同上			
中效	低精蛋白锌胰岛素	皮下	2 ~ 4	18 ~ 24	早餐前 1h，必要时晚餐前加 1 次
	珠蛋白锌胰岛素	皮下	2 ~ 3	12 ~ 18	早餐前 1h，必要时晚餐前加 1 次
	诺和灵 N	皮下	1 ~ 2	24	早餐前或晚餐前 1h，1 次 / 日
	优泌灵 N				
长效	精蛋白锌胰岛素	皮下	4 ~ 6	24 ~ 36	早餐前或晚餐前 1h，1 次 / 日

 知识链接

新型胰岛素：目前，以生物工程技术为支撑的新型胰岛素正不断研制并应用于临床，主要有基因重组人胰岛素、人胰岛素类似物如速效的门冬胰岛素、赖脯胰岛素和超长效的甘精胰岛素等。新型胰岛素制剂也正研制并试用于临床，如口服的己基胰岛素单一聚合体、胰岛素泵、吸入型胰岛素等。

【**药理作用**】 胰岛素主要影响代谢过程：①降低血糖。胰岛素通过促进葡萄糖进入细胞内，加速葡萄糖的氧化和酵解，促进糖原的合成和贮存，抑制糖原的分解及异生，从而减少血糖来源，增加血糖的去路，降低血糖。②对脂肪代谢的影响。促进脂肪合成并抑制其分解，减少游离脂肪酸和酮体的生成；③对蛋白质代谢的影响。促进蛋白质的合成，抑制蛋白质的分解；④促进钾离子转运。激活细胞膜 Na^+-K^+-ATP 酶，促进钾离子进入细胞内，增加细胞内 K^+ 浓度，同时降低血 K^+ 浓度。

【**临床用途**】

1. 糖尿病 胰岛素对各型糖尿病均有效。主要用于：① 1 型糖尿病，需终身使用胰岛素；②饮食疗法与口服降血糖药治疗无效的 2 型糖尿病；③糖尿病并发症，各种急性或严重并发症如酮症酸中毒、非酮症性高渗性昏迷等；④糖尿病合并症如严重感染、妊娠、创伤、手术等各种应激状态时；⑤继发性糖尿病等。胰岛素不能恢复胰岛功能，故对糖尿病无根治作用。

2. 纠正细胞内缺钾 与葡萄糖、氯化钾组成极化液（GIK 液），纠正细胞内缺钾，防治急性心肌梗死时的心律失常。也可用于治疗高钾血症。

3. 其他 小剂量（5 ~ 10U）可用于辅助治疗营养不良、消瘦、顽固性妊娠呕吐，配合高渗葡萄糖溶液也常用于急性酒精中毒等的治疗。

考点：糖尿病患者使用胰岛素最常见的不良反应是什么？如何防治？

【不良反应】

1. 低血糖反应　最常见，因用量过大或患者未按时进食，过度运动等所致。轻者有饥饿感、乏力、出汗、心悸、焦虑、震颤等症状，重者可引起精神情绪紊乱、抽搐、昏迷、惊厥、休克，甚至死亡，是最严重的不良反应。症状轻者可饮糖水或摄食，重症者应立即静脉注射 50% 葡萄糖。特别注意鉴别糖尿病患者是低血糖昏迷、酮症酸中毒性昏迷，还是非酮症型糖尿病昏迷。

2. 过敏反应　以动物来源胰岛素为常见，可出现荨麻疹、血管神经性水肿、紫癜等过敏症状，偶见过敏性休克。用抗组胺药或肾上腺糖皮质激素类药物治疗。

3. 胰岛素抵抗（胰岛素耐受性）　机体对胰岛素的敏感性降低的现象称胰岛素耐受性。可分为急性型和慢性型两种。急性型可由创伤、感染、手术、情绪激动等原因引起，此时需消除诱因，并加大胰岛素用量。慢性型可能与体内产生了抗胰岛素的抗体或胰岛素受体数量下调有关，应采用更换制剂或加用口服降血糖药、合用免疫抑制药等方法处理。

4. 其他　皮下注射部位可能有红肿、硬节、皮下脂肪萎缩等，个别患者长期应用出现体重增加、胰岛素水肿及屈光不正等。

第二节　　口服降血糖药

本类药物通过多种机制发挥降血糖作用，主要适用于 2 型糖尿病。常用药物种类很多，主要包括：磺酰脲类、双胍类、α- 葡萄糖苷酶抑制药、胰岛素增敏药等。

> **考点：** 常用的口服降糖药有哪几种？其代表药是什么？

一、磺酰脲类

本类药物种类较多，常用的药物有：第一代甲苯磺丁脲（tolbutamide，D_{860}，甲糖宁）、氯磺丙脲（chlorpropamide）；第二代格列本脲 *（glyburide，优降糖）、格列喹酮（gliquidone，糖适平）、格列吡嗪 *（glipizide，美必达）、格列美脲 *（glimepiride）等；第三代格列齐特（gliclazide，达美康）等，具有降血糖作用强、改善脂质代谢、抗血小板作用，以及不良反应轻等特点。

【体内过程】　本类药物口服好，血浆蛋白结合率较高，经肝代谢后，由肾排泄。第二代药物的血浆半衰期长，排泄慢，每日只需给药一次，其他药物排泄较快，给药间隔相应缩短。肝、肾功能不良者慎用。

【作用和用途】

1. 降血糖　刺激胰岛 β 细胞释放胰岛素，也能抑制胰高血糖素的分泌，增强靶细胞对胰岛素的敏感性。对正常人和胰岛功能尚存的糖尿病人有效，对 1 型糖尿病及已切除胰腺者无作用。用于胰岛功能尚存且单用饮食控制无效的轻、中度 2 型糖尿病患者，也用于发生胰岛素抵抗的 1 型糖尿病患者。与胰岛素配伍使用效果较好，但应调整剂量。

2. 抗利尿　氯磺丙脲、格列本脲可促进抗利尿激素（ADH）的分泌，并增强其作用而减少尿量。可用于尿崩症，与氢氯噻嗪合用可提高疗效。

3. 对凝血功能的影响　第二代磺酰脲类能降低血小板黏附力，刺激纤溶酶原的合成，恢复纤溶活性，改善微循环。有利于防治糖尿病并发微血管病。

【不良反应】 主要有恶心、腹痛、腹泻等消化道反应，也可发生皮肤瘙痒、药疹等过敏症状。少数患者出现粒细胞减少和胆汁淤积性黄疸及肝损害，应定期检查肝功能和血常规。大剂量使用也会出现低血糖反应，老年糖尿病患者和肝、肾功能不全者易发生持久性的低血糖，第二代药物的低血糖反应较轻。

要点提示

糖皮质激素、噻嗪类利尿药、口服避孕药具有升高血糖作用，巴比妥类等肝药酶诱导剂可加快本类的肝代谢，均对抗本类药物降血糖作用。而其他高血浆蛋白结合率的药物，如保泰松、水杨酸钠、吲哚美辛、双香豆素等，合用可发生竞争性结合置换，使本类药物游离浓度升高，易引起低血糖反应，联合用药时应注意。

二、双胍类

二甲双胍 *（metformin）、苯乙双胍（phenformin）

本类药物是最早发现的口服降糖药。能抑制葡萄糖肠道吸收和体内糖原异生，促进糖的无氧酵解而降低血糖。二甲双胍单独应用或与磺酰脲类联合应用可增加患者对胰岛素的敏感性且不增加体重。但不能促进胰岛 β 细胞释放内源性胰岛素，对胰岛功能完全丧失患者仍然有效，对正常人血糖几无影响。

主要用于饮食控制无效的 2 型糖尿病，特别是肥胖型患者。

本类药物主要有胃肠道反应等，长期应用易引起乳酸血症和酮血症等，尤以苯乙双胍的发生率高，已少用。肾功能不全者禁用。

三、α - 葡萄糖苷酶抑制药

阿卡波糖 *（acarbose）、伏格列波糖（voglibose）

本类药物可抑制小肠上皮的 α- 葡萄糖苷酶，抑制碳水化合物的水解，延缓葡萄糖的吸收而降低血糖，降低餐后高血糖作用尤其明显。

适用于胰岛素依赖型和非胰岛素依赖型糖尿病。常作为 2 型糖尿病的基本药，与磺酰脲类、双胍类合用增强疗效，服药期间同时增加饮食中碳水合化物比例，并限制单糖的摄入量，以提高药物疗效。

不良反应主要是肠鸣、腹胀、腹泻等消化道症状。

四、胰岛素增敏药

本类药物是目前改善胰岛素抵抗和胰岛 β 细胞功能的最有效药物之一，与其他口服降糖药和胰岛素配伍可明显提高治疗效果。

罗格列酮（rosiglitazone）

本药为噻唑烷酮衍生物，能增强肝、肌肉和脂肪组织对胰岛素的敏感性，并促进外周组织对糖的摄取，同时降低血中胰岛素水平，兼有调节血脂、抑制血小板聚集和改善胰岛 β 细胞功能作用。

主要用于发生胰岛素抵抗的 1 型糖尿病和 2 型糖尿病治疗，一般应与磺酰脲类或二甲双胍配伍使用。

本药常见的不良反应是体重增加和水肿，与胰岛素配伍时更明显，尚有嗜睡、消化道反应、肌肉和骨骼痛等。少数患者出现肝毒性，尤以曲格列酮明显。

同类药物还有吡格列酮（pioglitazone）、曲格列酮（troglitazone）、西格列酮（ciglitazone）、恩格列酮（englitazone）等，故又称列酮类药物。

五、其他口服降血糖药

瑞格列奈（repaglinide）和那格列奈（nateglinide）

本类药物是非磺酰脲类促胰岛素分泌药，能根据进餐时血糖变化而促进胰岛素生理性释放，故称餐时血糖调节药。

主要用于治疗 2 型糖尿病，尤其是对磺酰脲类过敏或不耐受的患者更为适用，因本药大部分经胆汁排泄，对糖尿病肾病患者也更为适用。

常见不良反应有较轻微短暂的低血糖反应、腹泻等。偶有皮肤变态反应、轻度和暂时性肝酶指标升高。

 要点提示

口服降糖药与患者胰岛分泌功能有关；合理配伍胰岛素会减缓病程，减少并发症。

第三节　降血糖药的用药护理

一、用药护理程序

用药步骤	用药护理要点
用药前	1. 了解病史、用药史及过敏史。 2. 识别高危人群及禁忌证：伴妊娠或哺乳期的妇女应停口服降血糖药；肝、肾功能不良者，糖尿病酮症酸中毒者禁用双胍类。 3. 了解患者一般状况及症状体征：血压、心率、饮食量、体重。 4. 监测血糖、尿糖、血脂水平等。 5. 告知患者及其家属低血糖症状及应急措施：应嘱咐患者随身携带食品，以便出现低血糖反应时立即食用。 6. 合理制订护理程序，减少不良反应发生。
用药中	1. 嘱患者按医嘱规律用药，不可随意改变剂量或间隔时间，以免出现高血糖或低血糖昏迷。 2. 正确选择给药方法：以皮下注射为主，静脉注射用于酮症酸中毒等。 3. 合理选择部位，以前臂外侧、大腿和腹部皮下为宜，有计划更换部位，避免脂肪萎缩或局部感染。 4. 指导患者自行注射胰岛素的正确方法：抽取药液要准确，避免过度振摇，产生气泡等，使用专用注射器较好，做皮下注射时应抽回血，切不可误入血管内。 5. 密切观察患者反应，是否有出汗、心率加快、饥饿等现象，老年人低血糖反应多不典型，可迅速昏迷，应警觉，一旦出现低血糖反应，应立即抢救。 6. 对重度糖尿病昏迷的患者应注意鉴别低血糖昏迷、酮症酸中毒性昏迷，还是非酮症型糖尿病昏迷。 7. 如出现胰岛素过敏反应，应立即停药，并报告医生给予抗过敏治疗。

续表

用药步骤	用药护理要点
用药后	1. 指导其科学合理饮食、控制体重、适当锻炼。 2. 向患者及家属介绍胰岛素制剂的剂量计算方法，进餐与给药时间确定方法，低血糖反应时自救应急措施等。 3. 指导患者保存胰岛素制剂的方法、胰岛素应低温保存，不可冷冻或受热，避免从冰箱内取出胰岛素后立即注射，冷的胰岛素可降低吸收率，而且可引起脂肪萎缩，应于注射前半小时从冰箱内取出待用，注意制剂有效期及性状改变。 4. 指导患者自测血糖、尿糖，根据每日尿糖或血糖水平、体重制订剂量个体化方案，调整至餐前尿糖 + ～ ± 为度。 5. 长期应用胰岛素的患者，可采用更换胰岛素制剂和选用新型胰岛素制剂等措施，避免发生胰岛素抵抗。

二、用药护理案例分析

1. 患者，女，18 岁。4 年前诊断为 1 型糖尿病，采用常规胰岛素治疗方案，2 天前因外出旅游未能按时注射胰岛素，也未能很好控制饮食，今日感觉疲乏无力、口渴、多饮，尿量明显增加，并伴有食欲减退、恶心呕吐等症状，3h 前出现头昏、嗜睡、呼气烂苹果味而入院，经查确诊为糖尿病酮症酸中毒。

试分析：①该患者发生酮症酸中毒的诱因有哪些？②如何指导患者正确使用胰岛素？

2. 患者，女，30 岁。1 型糖尿病 4 年余，一直使用胰岛素治疗。近两日出现恶心、呕吐、不能正常进食，今晨突然发生昏迷，测得即刻血糖为 3.4mmol/L。考虑为低血糖昏迷。

试分析：该患者此时应采取的紧急措施有哪些？

3. 患者，男，21 岁。近 2 周来多饮、多尿，食欲减退，精神差，软弱无力。今晨被发现神志不清而就诊。查：血压 80/60mmHg，血糖 38.1mmol/l，尿酮 ±。

试分析：此病例应选择何药抢救？说明用药的理论依据？给药途径及用药注意事项。

常用制剂和用法

胰岛素　注射剂：400U/10ml、800U/10ml。中型糖尿病患者一日 5 ～ 10U，重型糖尿病患者一日 40U 以上，饭前半小时皮下注射，一日 3 ～ 4 次，必要时可做静脉注射。

甲苯磺丁脲　片剂：0.5g。第 1 日一次 1g，一日 3 次；第 2 日起一次 0.5g，一日 3 次，饭前服，病情好转后改为维持量，一次 0.5g，一日 2 次。

格列本脲　片剂：2.5mg。开始每日早餐后服 2.5mg，渐增量，但每日不超过 15mg，待增至一日 10mg 时，分早、晚两次服，见效后逐渐减量至一日 2.5 ～ 5mg。

格列喹酮　胶囊剂：15mg。开始每日 15mg，早餐前 30min 服用，渐增至每日 45 ～ 60mg，一日 2 ～ 3 次。

格列齐特　片剂：80mg。开始一日 20 ～ 40mg，一日 2 次，连服 2 ～ 3 周，以后根据血糖和尿糖调整用量，一日 80 ～ 240mg。

二甲双胍　片剂：0.25g。一次 0.25 ～ 0.5g，一日 3 次，饭后服，以后根据血糖和尿糖调整用量。

阿卡波糖　片剂：50mg、100mg。一次 50mg，一日 3 次，以后根据血糖和尿糖调整用量。最大剂量为一次 100mg，一日 3 次。

罗格列酮　片剂：2mg、4mg、8mg。一次 2 ~ 4mg，一日 2 次。

瑞格列奈　片剂：0.5mg、1mg、2mg。开始一次 0.5mg，渐增至一次 4mg，一日 3 次，餐前服。

思考与练习	1. 叙述胰岛素制剂的分类、代表药及其给药途径。
	2. 胰岛素的不良反应有哪些？如何防治？
	3. 说出口服降血糖药的分类及代表药。
	4. 试述降血糖药的用药监护程序。
	5. 比较几种口服降血糖药的特点及用药注意事项。

（沈华杰）

第三十二章　性激素类药与抗生育药

学习目标

1. 熟悉雌激素、孕激素的作用、应用、不良反应及用药护理程序。
2. 了解抗生育药、促性腺激素类药、雄激素和性激素拮抗药的作用特点和应用。

知识链接

性激素的分泌与调节：性激素的产生和分泌受下丘脑和腺垂体调节。下丘脑分泌促性腺激素释放激素（gonadotropin releasing hormone，GnRH），促使腺垂体分泌促性腺激素（gonadotropin），包括促卵泡素（follicle stimulating hormone，FSH）和黄体生成素（luteinizing hormone，LH）。在成年女性，FSH 促进卵巢的卵泡生长发育，并在 FSH 和 LH 的共同作用下，促使成熟的卵泡分泌雌激素和孕激素。同时体内性激素水平对下丘脑、腺垂体的分泌功能呈现正或负反馈的调节作用。排卵前血中雌激素水平较高，可直接或通过下丘脑促进腺垂体分泌 LH，导致排卵，此称正反馈。在月经周期的分泌期，血中雌激素、孕激素水平较高，通过负反馈减少 GnRH、FSH、LH 的分泌，从而抑制排卵，此称"长反馈"，当 FSH、LH 的水平高时，也可减少 GnRH 的分泌，此称"短反馈"。抗生育药主要依据负反馈机制而设计。在成年男性，FSH 能促进睾丸中精子生成，LH 能促进睾丸间质细胞分泌雄激素，雄激素又能作用下丘脑－垂体，反馈调节 GnRH 的分泌。

性激素由性腺分泌，包括雌激素（estrogens）、孕激素（progestogens）和雄激素（androgens）。临床使用的多为人工合成品及其衍生物，大多数也属于甾体化合物。抗生育药大多属于性激素类药物制剂。

要点提示

性激素中天然来源的品种大多性质不稳定，应用不方便，而人工合成的品种其药动学性能有很大改进，作用时间长，给药方法多样，已取代天然来源的性激素。

第一节　雌激素类与抗雌激素类药

一、雌激素类药

卵巢分泌的天然雌激素主要是**雌二醇**（**estradiol，E_2**），人工合成雌激素衍生物主要有甾体类的**炔雌醇**（ethinylestradiol）、**炔雌醚**（quinestrol）、**尼尔雌醇**＊（nilestriol）和非甾体类的**己烯雌酚**＊（diethylstilbestrol，乙蔗酚）等。

【体内过程】 天然雌激素口服生物利用度低，一般需要注射给药，人工合成雌激素口服效果较好，采用长效制剂肌注给药可维持较长时间。

【药理作用】

1. 生殖系统作用 表现为：①促进女性性器官及副性征的发育、成熟：促进子宫内膜增生，增强子宫平滑肌对缩宫素的敏感性，在孕激素的协同下，形成月经周期，促进乳腺导管发育；②大剂量抑制腺垂体分泌促性腺激素，对女性可抑制排卵和乳汁分泌，对男性可减少睾酮的分泌；③直接抗雄激素作用。

2. 影响代谢 轻度水钠潴留作用，使血压升高；增加骨质钙的沉积，加速骨骺闭合；大剂量能升高高密度脂蛋白，降低血清胆固醇；还可使糖耐量降低。

3. 其他 抑制血管平滑肌的异常增殖、促进血液凝固、保持皮肤弹性、促进神经递质如乙酰胆碱和多巴胺等的合成、促进神经细胞的生长和分化等。

【临床用途】

1. 替代治疗 卵巢功能不全和闭经、双侧卵巢切除术后、老年性阴道炎、女阴干枯症等可用雌激素作补充治疗。与孕激素合用可产生人工月经周期。

2. 功能性子宫出血 促进子宫内膜增生，有利于创面修复而止血，可配伍孕激素，以调整月经周期。

3. 更年期综合征和老年性骨质疏松症 用雌激素抑制促性腺激素的分泌可使其症状减轻。与雄激素联合，预防骨质疏松的作用加强。

> **考点：**雌激素可用于治疗哪些恶性肿瘤？

4. 治疗癌症 可用于与雌激素有关的癌症，如①晚期乳腺癌：绝经 5 年以上的乳腺癌可用，但禁用于绝经期以前的乳腺癌患者。②前列腺癌：大剂量雌激素抑制垂体促性腺激素的分泌，可使睾丸萎缩、雄激素分泌减少及直接拮抗雄激素的作用，可明显改善前列腺癌症状。

5. 乳房胀痛和回乳 妇女停止授乳后，用大剂量雌激素可抑制乳汁分泌缓解胀痛。

6. 其他 青春期痤疮是由于雄激素分泌过多所致，严重者可用雌激素治疗。与孕激素合用组成女性避孕药。

【不良反应】 常见为恶心、食欲不振、乳房胀痛，从小剂量开始，可减轻反应。久用可引起子宫内膜过度增生、子宫出血、胆汁淤积性黄疸等，可增加子宫内膜癌、乳腺癌的发病率，子宫内膜癌和乳腺癌者禁用。

二、抗雌激素类药

本类药物主要有**氯米芬**（clomiphene）、**他莫昔芬**（tamoxifen）等，通过阻断雌激素受体，发挥抗雌激素作用，还可以对抗雌二醇对内分泌的抑制性调节，促进促性腺激素的释放，诱发排卵。主要用于治疗**功能性不孕症、功能性子宫出血、月经不调、晚期乳腺癌**等。大量持续服用可引起卵巢肿大，卵巢囊肿患者禁用。

第二节　　孕激素类与抗孕激素类药

一、孕激素类药

卵巢分泌的天然孕激素（progestins）为**黄体酮**＊（progesterone，**又称孕酮**）。常用的人工合成孕激素有两类：① 17α- 羟孕酮类，如**甲羟孕酮**＊（medroxyprogesterone）、**甲地孕酮**（megestrol）等；② 19- 去甲睾酮类，如**炔诺酮**（norethisterone）和**炔诺孕酮**（norgestrel）等。

【体内过程】　黄体酮口服被迅速破坏，需注射给药。人工合成品口服、注射均易吸收，肝代谢相对较慢，作用时间较长，作用更强。

【药理作用】

1. 生殖系统作用　表现为：①促进子宫内膜增生：在雌激素作用的基础上，使子宫内膜由增生期转变为分泌期，有利于受精卵的着床和胚胎发育。②抑制子宫收缩：降低子宫对缩宫素的敏感性，有保胎作用。③促进乳腺腺泡发育：为泌乳做好准备。④避孕作用：大剂量能反馈抑制垂体黄体生成素的分泌，抑制排卵；且可使子宫颈口闭合，黏液变稠，精子不易穿透，均有利于避孕。

2. 利尿作用　竞争性对抗醛固酮，产生保钾排钠作用而利尿。

3. 升高体温　轻度升高体温，使月经周期的黄体相基础体温略升高。

【临床用途】　主要用于治疗功能性子宫出血、先兆性流产和习惯性流产；还用于对抗子宫痉挛性收缩，缓解痛经；单独应用或与雌激素合用于避孕；对子宫内膜腺癌、前列腺癌等有一定疗效。

【不良反应】　主要有类早孕反应恶心、呕吐、头晕、头痛、抑郁、乳房胀痛等症状。长期应用可引起子宫内膜萎缩、月经减少，并发阴道真菌感染等。如在妊娠头四个月服用孕激素类药，可引起胎儿畸形（肢体不全，心脏缺陷，女性婴儿男性化），一旦怀疑妊娠应立即停用孕激素。

二、抗孕激素类药

本类药主要为孕酮受体阻断药，如米非司酮（mifepristone）和 3β- 羟甾脱氢酶（3β-SDH）抑制药，如达那唑（danazol）、曲洛司坦（trilostane）等。

本类药口服有效，生物利用度高，血浆蛋白结合率高，半衰期长。能阻断孕酮受体，拮抗黄体酮对子宫内膜的作用，导致内膜脱落和月经出现，发挥抗着床作用。还可抑制垂体促性腺激素的合成、分泌并抑制排卵。另外，还具有抗皮质激素活性及较弱的雄激素活性。主要用于抗早孕、房事后避孕的紧急处理和诱导分娩。不良反应少，偶有腹痛、恶心、呕吐和皮疹等。

第三节　雄激素类与抗雄激素类药

一、雄激素类药

天然雄激素**睾酮**（testosterone）主要由睾丸间质细胞分泌，肾上腺皮质、卵巢、胎盘也分泌少量。人工合成的睾酮衍生物主要是**甲睾酮**＊（methyltestosterone，**甲基睾酮**）、**丙酸睾**

酮*（testosterone propionate）、十一酸睾酮（testosterone undecanoate）等。

【体内过程】 睾酮口服生物利用度很低，应采取注射给药，其酯化物口服吸收较好，采用皮下植入剂作用可达6周以上，甲睾酮亦可舌下给药。

【作用和用途】

1. 生殖系统 表现为：①促进男性性器官及副性征的发育、成熟；②大剂量抑制腺垂体分泌促性腺激素，对男性可减少睾酮的分泌，对女性可减少雌激素的分泌；③直接对抗雌激素作用。

2. 提高机体造血功能 促进肾分泌促红细胞生成素，刺激骨髓造血功能，使红细胞和血红蛋白增加。

3. 同化作用 能促进蛋白质合成、减少蛋白质分解，降低氮质血症；促进免疫球蛋白合成，增强机体免疫功能。

4. 影响代谢 增加肾小管对水、钠重吸收及钙、磷的重吸收作用，后者利于骨质形成；也可影响脂代谢和糖代谢。

主要用于男性性腺功能减退症、无睾症、隐睾症；也用于治疗妇科疾病如功能性子宫出血、晚期乳癌的姑息治疗等、老年性骨质疏松症及小儿再生障碍性贫血等。

【不良反应】 可引起男性性腺萎缩、性欲低下、女性男性化等。长期应用引起肝损害，出现胆汁淤积性肝炎等，以人工合成品更为多见，一旦发生应及时停药；重度高血压患者慎用，前列腺癌患者、孕妇及哺乳期妇女禁用。

> **知识链接**
>
> 同化激素（anabolic hormone）是人工合成的睾酮衍生物，主要有苯丙酸诺龙（nandrolone，phenylpropionate）、司坦唑醇（stanozolol，康力龙）、去氢甲睾酮（metandienone，美雄酮）等。
>
> 本类药物雄激素作用较弱，蛋白同化作用很强，能促进钙磷沉积，促进骨组织生长。作用时间长，肌注可维持1～2周。临床主要用于慢性消耗性疾病、手术前后、骨折不易愈合和骨质疏松症、严重烧伤、儿童发育不良、再生障碍性贫血等。也可用于糖皮质激素引起的负氮平衡，用药时应同时增加食物中蛋白成分。不良反应较少，女性用药后有轻度的男性化作用。长期使用后可引起肝功能障碍、黄疸、水钠潴留。肝功能不全者慎用，前列腺癌患者及孕妇禁用。本类药物为国际奥委会规定的违禁药物之一。

二、抗雄激素类药

包括雄激素合成抑制药、雄激素受体阻断药、5a-还原酶抑制药等。

环丙孕酮（cyproterone，环甲氯地孕酮）

本药可阻断雄激素受体，也有较强的孕激素作用，反馈性抑制下丘脑和垂体功能，使睾酮分泌减少，产生抗雄激素作用。用于严重男性功能亢进、女性多毛症、痤疮、青春期早熟、雄激素依赖性脱发及前列腺癌等。肝病、恶病质或消瘦者禁用。严重慢性抑郁、未发育青年人、有血栓史患者禁用。

第四节　促性腺激素类药

一、人绒毛膜促性腺激素

药用人绒毛膜促性腺激素 *（HhCG）

系从孕妇尿中提取，具有 FSH 和 LH 的功能。当卵泡发育到接近成熟时给 HhCG，可诱发排卵，并维持黄体功能；促进雄激素转化为雌激素，同时刺激孕酮形成；还可促进性腺发育，对男性能刺激睾丸间质细胞，增加雄性激素的分泌。临床用于诱发排卵，对垂体联合缺陷的男性患者的治疗有重要意义。注射前需做过敏试验。

二、促性腺激素释放素

本类药物有戈那瑞林（gonadorelin）、普罗瑞林（protirelin）、亮丙瑞林（leuprorelin）、戈舍瑞林（goserelin）、阿拉瑞林（alarelin）等，属肽类化合物，由人工合成。能刺激腺垂体合成和释放促性腺激素（FSH 和 LH），对女性可促进雌激素的分泌，有助于卵泡的发育和成熟；对男性可促进雄激素的分泌，有助于精子的产生。

临床主要用作促排卵药以治疗下丘脑性闭经所致不育、原发性卵巢功能不足，特别是对氯米芬无效的患者；治疗促性腺激素分泌不足所致性腺功能低下的闭经和不育症、多滤泡卵巢的不育症。还用于男性性器官发育不全、小儿隐睾症等。

不良反应有恶心、月经过多、阴道干燥、面部潮红和性欲丧失等。注射部位有疼痛、皮疹等，偶有过敏反应。连续使用可致促性腺激素释放素受体下调，从而减少性激素的分泌。

第五节　抗生育药

生殖是复杂的生理过程，包括精子和卵子的生成、成熟、排放、受精、着床以及胚胎发育等多个环节。抗生育药（contraceptive）是一些能够阻碍受孕和终止妊娠的药物。目前常用的抗生育药有以下四类，大多是甾体类女性避孕药。

一、主要抑制排卵的避孕药

由不同类型的雌激素和孕激素配伍组成，为目前常用的口服避孕药。可分为短效、长效口服避孕药及长效注射避孕药。常用制剂的组成与用法见表 32-1。

【作用和用途】　大剂量的孕激素和雌激素对下丘脑 - 垂体系统产生负反馈作用，卵泡不能发育成熟，因而抑制排卵。用药期间避孕效果明显，停药后，卵巢排卵功能可很快恢复，故可长期用药。

【不良反应】　长期使用不良反应发生率较高。①类早孕反应，主要有食欲减退、恶心、乏力、头晕、乳胀等，2～3 个月后可减轻或消失，也可口服维生素 B_6、山莨菪碱等缓解症状；②子宫不规则出血、闭经，不规则出血多见于开始的服药周期，也可发生在漏服药物后，多为雌激素不足以维持内膜的完整性所致，可建议每晚增服避孕药；闭经多见于原月经史不正常者，如连续 2 个月以上，应停避孕药，改用雌激素替代治疗或加用促排卵药物等；③其他反应，出现凝血功能亢进、色素沉着、乳汁减少等，心脏、肝功能不全者慎用。

表 32-1　几种常用避孕药制剂的种类及用法比较

制剂类别与名称	组成与含量	用法
短效口服避孕药		
复方炔诺酮片（口服避孕药片Ⅰ号）	炔诺酮 0.625mg 炔雌醇 35μg	在月经第 5 天开始，每晚服药 1 片，连服 22 天，停药 2～4 天后出现撤退性出血，形成人工月经周期，如有漏服应在 24 小时内补服。
复方甲地孕酮片（口服避孕药片Ⅱ号）	甲地孕酮 1mg 炔雌醇 35μg	
长效口服避孕片		
复方炔诺孕酮乙片（长效避孕片）	炔诺孕酮 12mg 炔雌醇 3mg	在月经第 5 天开始，每次 1 片，首两次间隔 20 天，以后每月 1 次。
长效避孕针		
复方己酸孕酮注射液（避孕针Ⅰ号）	己酸孕酮 250mg 戊酸雌二醇 5mg	在月经第 5 天深部肌注 2 支，以后每 28 天或月经第 11～12 天注射 1 次，每次 1 支。
探亲避孕药		服用时间不受月经周期限制，同居当晚或事后服用，连续服用 14 天，每天 1 片，尤其适用于短期探亲夫妇，故又称探亲避孕药。
甲地孕酮片（探亲Ⅰ号）	甲地孕酮 2mg	
炔诺酮片（探亲避孕片）	炔诺酮 5mg	
双炔失碳酯（53 号避孕片）	双炔失碳酯 7.5mg	

要点提示

使用抑制排卵药物避孕的妇女，如果发生漏服，可在 48h 内采用事后避孕药或抗早孕药物等补救，待形成人工月经后，重新按月经周期用药。

二、主要阻碍受精的避孕药

本类药物主要有两类：①孕激素类药植入剂型或避孕环，如 D- 炔诺孕酮埋植剂、D- 炔诺孕酮避孕环等，通过植入皮下或放置于阴道后穹窿处，缓慢释放孕激素，增加宫颈黏液稠度，使精子不宜穿透，同时可抑制排卵和子宫内膜发育，发挥多种避孕作用。②杀精子外用剂型，如壬苯醇醚和烷苯醇醚等，由阴道给药，药物溶解后发挥杀精作用而避孕。副作用小，很少有全身反应。

三、主要干扰孕卵着床的避孕药

本类药物主要是大剂量的孕激素，能增加宫颈黏液稠度，阻止精子穿透；影响子宫内膜发育和正常功能，阻碍孕卵的着床。心功能不全，高血压、急慢性肝炎、子宫肌瘤、乳腺癌患者禁用。常用制剂的组成与用法见表 32-1。

四、主要影响精子的避孕药

棉酚（gossypol）是从棉籽油中提取的多元酚类化合物，为男用口服避孕药。可选择性抑制生精上皮，使精子数量减少，直至无精。有乏力、食欲减退和肝功能减退等。起效慢，且停药后多在 3 个月后精子才能恢复正常，故不作为常规避孕药使用。

其他男用避孕药还有孕激素 - 雄激素复合剂、GnRH 类似物 - 雄激素合剂、环丙氯地孕酮等。

第六节　性激素类药与抗生育药的用药护理

一、用药护理程序

用药步骤	用药护理要点
用药前	1．了解病史、用药史及过敏史。
	2．识别高危人群及禁忌证：特别注意妊娠期、哺乳期妇女。未确诊的阴道出血，活动性血栓性静脉炎或血栓栓塞病，肝功能不良者禁用女性激素；有子宫内膜炎、高血压、妊娠期慎用雌激素；子宫内膜癌和乳腺癌者禁用雌激素。妊娠早期禁用孕激素；重度高血压、心力衰竭、肾炎、肾病综合征患者应慎用雄激素；孕妇、哺乳期妇女及前列腺癌患者禁用雄激素。
	3．了解患者一般状况及症状体征：血压、心率、体重、血糖、血脂、血钾的基础水平，有无水肿等，以便及时发现异常变化，采取相应措施。
	4．注射人绒毛膜促性腺激素前需做过敏试验，并备好抗过敏药物。
	5．合理制订护理程序，减少不良反应发生。
用药中	1．补充外源性性激素时，因干扰自身性激素的分泌，导致内分泌紊乱，故需在医生的指导下合理用药，不可滥用。
	2．应用性激素时应告知患者可能出现的副作用，可逐渐增加剂量，以减轻不良反应，当出现胃肠道反应时，可给维生素 B_6 等对抗。
	3．指导患者合理选择抗生育药剂型，推广长效注射剂型，应注意凝胶剂为口服制剂，不可外用于乳房、外阴和阴道黏膜。
	4．注射药物时宜深注，不论水剂还是油迹均有刺激性，需每次更换注射部位。
	5．夫妇若拟半年或一年后再生育，可选短效口服避孕药；每晚服 1 片，不间断地连续服用 22 天。若两地分居探亲，可选探亲避孕药，但不可连续应用超过半个月。选择任何一种避孕药都必须严格按要求，科学、规律用药。
用药后	1．注射药物必须避光存放，如有结晶，可加温再溶解以便抽吸。
	2．定期检查肝功能，出现黄疸应立即停药。
	3．定期检查视力。
	4．用女性激素时，应密切观察女性阴道出血情况，定期检查子宫、乳房等。

二、用药护理案例分析

1．患者，女，46 岁。近期月经紊乱，潮热，出汗，情绪低落，记忆力减退。诊断为：围绝经期综合征。给予雌激素替代治疗，同时给予钙和维生素 D。

试分析：①医生给予雌激素的同时给予钙和维生素 D 有何道理？②若患者长期用雌激素治疗，是否应密切观察有无子宫出血，为什么？

2. 患者，女，58 岁。已绝经，为预防骨质疏松症长期补充雌激素，近日出现子宫出血，医师为其开取了炔诺酮，每次口服 6mg，每 12h 一次，连续 5 天后改为每天一次，用 20 天。

试分析：①子宫出血的原因；②分析用炔诺酮药物的目的和机制。

常用制剂和用法

己烯雌酚　片剂：1mg、5mg。一次 0.5 ~ 5mg，一日 3 次。注射剂：3mg/ml、5mg/ml。肌内注射，一次 1 ~ 5mg，每周 2 ~ 3 次。

尼尔雌醇　片剂：1mg、2mg、5mg。一次 5mg，一日 3 次。症状改善后，维持量为一次 1 ~ 2mg，每月 2 次，3 个月为一疗程。

氯米芬　片剂或胶囊剂：50mg。一次 50mg，一日 1 次，连服 5 天。

黄体酮　注射剂：10mg/ml、20mg/ml。先兆流产或习惯性流产：一次 10 ~ 20mg，一日 1 次，肌内注射，一直用到妊娠第 4 个月。

甲羟孕酮　片剂：2mg、4mg、10mg。剂量及疗程视病情而定。

米非司酮　片剂：25mg、200mg。抗早孕：一次 25mg，一日 2 次，连服三天。服药后禁食 2h。

甲睾酮　片剂：5mg、10mg。一次 5 ~ 10mg，一日 2 次，每月总量不超过 300mg。

丙酸睾酮　注射剂：10mg/ml、25mg/ml、50mg/ml。一次 25 ~ 100mg，一周 2 ~ 3 次，肌内注射。

绒毛膜促性腺激素　注射剂 500U/ 支、1000U/ 支、2000U/ 支、5000U/ 支。肌内注射，剂量及疗程视病情而定。

思考与练习	1. 性激素除了对生殖系统产生作用外，还有哪些作用？
	2. 比较雌激素和孕激素临床用途有何不同？请叙述其用药护理程序。
	3. 治疗功能性子宫出血时，可选用哪些药物？

（沈华杰）

第三十三章 抗微生物药概述

对病原微生物具有抑制和杀灭作用的药物称为抗微生物药（antimicrobial drugs）。一般包括抗生素、化学合成的抗微生物药和消毒防腐药。本章主要介绍 β- 内酰胺类、大环内酯类、氨基糖苷类等常用抗生素，喹诺酮类、磺胺类等常用化学合成抗微生物药物，以及抗结核、抗真菌、抗病毒药物的作用和用途、不良反应、用药护理等内容。

抗微生物药主要用于治疗由病原微生物引起的各种感染性疾病，它和抗寄生虫药、抗恶性肿瘤药统称为化学治疗药物。合理应用抗微生物药治疗感染性疾病，必须充分考虑机体、药物、病原体三者的相互作用关系（图33-1），理想的抗微生物药应具备强大的抑制或杀灭作用，良好的体内过程，不良反应少而轻，耐药性低，并能够促进机体防御功能的恢复。

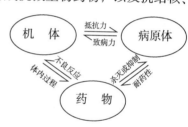

图33-1 机体、药物、病原体相互作用关系

 要点提示

抗微生物药能抑制或杀灭病原微生物，同时保护机体的免疫防御功能；用药不当可对机体产生不良反应或使病原微生物产生耐药性。感染性疾病的罹患与康复是病原微生物与机体相互作用、相互斗争的过程，当机体免疫防御功能占优势地位时，就能够战胜病原微生物，使其不致病。

一、基本概念

1. **抗生素（antibiotics）** 微生物（细菌、放线菌、真菌等）在新陈代谢过程中产生的，具有抑制或杀灭病原体或其他生理、药理活性的一类药物。目前许多抗生素采用微生物发酵法获得母核，然后用化学合成法加以修饰改造的办法进行生产，这类药物叫做半合成抗生素。

2. **化疗指数（chemotherapeutic index，CI）** 用本类药物动物实验的 LD_{50}/ED_{50} 或 LD_5/ED_{95} 的比值表示。一般化疗指数越大，药物的治疗效果越好，对机体的毒性越小，临床用途价值越大。

3. **抗菌谱**（antibacterial spectrum）　指抗微生物药杀灭或抑制病原微生物的范围，是临床选择抗微生物药的重要依据。药物也可以据此分为广谱抗生素和窄谱抗生素。

> **考点：** 什么是抗菌谱，最小抑菌浓度，最小杀菌浓度，其临床意义是什么？

4. **抗菌活性**（antibacterial activity）　指抗微生物药抑制或杀灭病原微生物的能力。抗微生物药抑制培养基中敏感菌生长繁殖的最小药物浓度，称为最小抑菌浓度（minimal inhibitory concentration，MIC）；杀灭培养基中敏感菌的最小药物浓度，称为最小杀菌浓度（minimal bactericidal concentration，MBC）。按此标准，习惯上可将抗微生物药分为抑菌药（bacteriostatic drugs）和杀菌药（bactericidal drugs）。

5. **耐药性**（bacterial resistance）　也称抗药性，一般是指病原体与药物多次接触后对药物的敏感性下降甚至消失的现象。几种药物之间还经常存在交叉耐药性和部分交叉耐药性等现象。

6. **抗菌后效应**（post-antibiotic effects，PAE）　指细菌与抗菌药物短时间接触，药物被清除后的一定时间范围内，细菌的生长繁殖仍受到持续抑制，不能恢复正常生长的现象，称为抗菌后效应或抗生素后效应，一般抑制细菌蛋白质合成的药物，因使细菌的核糖体或功能酶长时间失活而出现此效应。

二、抗微生物药的作用机制

抗微生物药的作用机制非常复杂，主要有：①抑制细胞壁的合成或破坏其结构；②影响细胞膜结构及其功能；③影响细胞的核酸合成与代谢；④抑制核糖体，干扰蛋白质的合成；⑤干扰叶酸等重要物质代谢等。常用抗微生物药物的抗菌作用靶点见图33-2。

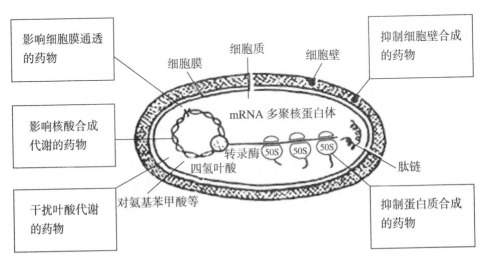

图33-2　细菌结构与抗微生物药作用示意图

三、病原微生物的耐药性

在药物和病原微生物的相互作用中，病原微生物通过获得或表达耐药性来对抗药物的抑制或杀灭作用，耐药性与不合理使用抗微生物药密切相关，是抗感染药物治疗失败的首要原因，一旦发生耐药性，只能增大剂量或更换新药来维持治疗，同时增加了不良反应和医药费用支出。

病原微生物产生耐药性的主要机制有：①产生灭活抗微生物药的酶，可以降解或改变药物结构，使之失去抗菌活性，这是最主要的耐药机制，如具有耐药性的金黄色葡萄球菌可以产生 β- 内酰胺酶（β-lactamase）或称青霉素酶，专门破坏 β- 内酰胺类抗生素中的青霉素；②改变药物作用的靶位结构或结合活性中心，使药物不能够与其结合，从而失去作用；③产生针对抗微生物药转运的通透障碍，耐药菌的细胞壁、细胞膜通透性发生变化，有关通道或转运蛋白发生变化，抗微生物药不容易进入菌体内部；④改变受到抗微生物药干扰的代谢途径，如细菌改变了原有叶酸代谢途径，对磺胺类药物产生耐药性等。

抗微生物药在感染性疾病治疗和护理中占有重要地位，合理使用抗微生物药，预防、延缓和对抗病原微生物的耐药性，主要依据于卫生部制定并颁布实施的《抗微生物药临床合理应用指导方案》。护理人员承担着预防院内感染的重任，更要重视合理使用抗微生物药，按照有关规程，做好预防院内感染的各项措施，协助医生有计划的、策略性更换抗微生物药，合理选用新的抗微生物药。

知识链接

"超级细菌"是对所有抗生素有耐药性的细菌的形象比喻。此类细菌多容易引起皮肤和组织感染，会造成脓疮和毒疮，甚至肌肉坏死。由于抗生素的滥用，加剧了细菌耐药性的产生，这类病菌对常规抗微生物药物普遍耐药，一般预后较差。治疗这类"超级细菌"已经成为现代医学面临的一个难题。

思 考 与 练 习	1. 在使用抗微生物药治疗感染性疾病时，如何处理好药物、病原体和机体三者关系，提高治疗效果？ 2. 患者，男，1年前曾患急性扁桃体炎，经采用青霉素钠，80万单位，每日2次，肌注的治疗方案，1周后痊愈，近日，因感冒扁桃体炎复发，并有发热症状，采取原治疗方案未见明显效果，请分析本次治疗效果不好的原因可能有哪些？

（康传亮）

第三十四章 抗生素

学习目标

1. 掌握青霉素等代表药的抗菌谱、作用和用途、不良反应和用药护理原则。
2. 熟悉抗生素的分类和各种常用抗生素的主要特点。
3. 了解其他抗生素的主要特点。
4. 学会抗生素用药护理的基本原则、步骤和要求。

第一节 β- 内酰胺类抗生素

β- 内酰胺类抗生素（β-lactam antibiotics）是最常用的抗生素，具有抗菌活性强、毒性低、应用广等优点，包括青霉素类、头孢菌素类和其他 β- 内酰胺类三大类。本类药物因其结构中具有 β- 内酰胺环而得名，这也是其抗菌活性中心，它主要抑制细菌的肽聚合糖（黏肽）合成酶（又称转肽酶）的活性，使其细胞壁肽聚糖合成异常，造成细胞壁缺损，发挥抗菌作用，属繁殖期杀菌药。耐药细菌通过产生 β- 内酰胺酶，破坏 β- 内酰胺环而产生耐药性。

要点提示

细菌细胞壁的重要成分肽聚糖（黏肽）是由其膜上的肽聚糖合成酶合成的，由于该酶是青霉素等 β- 内酰胺类抗生素的作用靶位，故也称为青霉素结合蛋白（PBPs）；不同细菌的 PBPs 不同，对本类药物的敏感性也不同。

一、青霉素类

本类药物按其来源可分为天然青霉素和半合成青霉素，其基本化学结构均为 6- 氨基青霉烷酸（6-APA）及侧链组成。

知识链接

青霉素又称青霉素 G，曾译名：盘尼西林。是从青霉菌培养液中提制的具有抗菌活性的药物，是人类发现的第一个抗生素。1928 年英国细菌学家弗莱明在实验中发现了青霉素，1941 年前后英国牛津大学病理学家霍华德·弗洛里与生物化学家钱恩实现对青霉素的分离与纯化，并发现其对感染性疾病的疗效，弗莱明、弗洛里、钱恩三人共同获得 1945 年诺贝尔奖。

青霉素 G*（penicillin G，苄青霉素）

本药是天然青霉素的主要成分，青霉素是弱酸性药物，主要用其钠盐，固态室温下稳定，水溶液稳定性差，放置 24h 大部分降解失效，且降解产物有抗原性，应现用现配。

考点：青霉素注射剂为何现用现配？

【体内过程】

1．口服易被胃酸和消化酶破坏，一般采用肌内注射或静脉滴注。肌注吸收快而完全，吸收后广泛分布于各组织中，主要在细胞外液，但不易透过血脑屏障。当脑膜有炎症时药物透入会增多，大剂量使用可达到有效抗菌浓度。

2．青霉素绝大部分以原形形式从肾小管分泌排泄，其 $t_{1/2}$ 为 0.5 ~ 1h，但因抗菌后效应等原因，有效作用时间可维持 4 ~ 6h，故一般感染每日注射两次即可。亦可采用油溶剂或混悬剂，肌注后在注射部位缓慢溶解吸收，延长作用时间。如普鲁卡因青霉素（procaine benzylpenicillin）、苄星青霉素（benzathine benzylpenicillin）。一次注射可维持 24h 至 15d 不等，但血药浓度很低，仅限于轻症或预防感染使用。

【作用和用途】

1．对多数革兰阳性细菌和革兰阴性球菌有效。包括：溶血性链球菌、肺炎链球菌、草绿色链球菌、多数表皮葡萄球菌、淋病奈瑟菌、脑膜炎奈瑟菌等。

2．对革兰阳性杆菌有效。包括：破伤风梭菌、白喉棒状杆菌、炭疽芽胞杆菌等。

3．对各种螺旋体以及放线菌也非常敏感。

4．对阿米巴原虫、真菌、立克次体、病毒无效。

青霉素对 β- 内酰胺酶不稳定，产生该酶的金黄色葡萄球菌等细菌对青霉素耐药。

青霉素为繁殖期杀菌药，对静止期细菌作用弱或无作用；对革兰阳性细菌作用强，对革兰阴性细菌作用弱；对人体、真菌的细胞无损伤作用。

要点提示

细菌合成肽聚糖发生在繁殖期，且革兰阳性细菌细胞壁肽聚糖含量高，胞内渗透压也高；因此青霉素对繁殖期细菌以及革兰阳性细菌作用强。

临床上主要用于：①敏感的革兰阳性细菌感染，如溶血性链球菌引起的扁桃体炎、蜂窝组织炎、咽炎、丹毒、败血症等，草绿色链球菌引起的心内膜炎，肺炎链球菌引起的肺炎、中耳炎等，与抗毒素合用于治疗破伤风和白喉等，多列为首选药；②部分革兰阴性球菌感染，如脑膜炎奈瑟菌引起的流行性脑膜炎等；③螺旋体感染，如钩端螺旋体病、梅毒等，亦作为首选药；④放线菌感染，如局部肉芽组织肿、器官脓肿等；⑤青霉素长效制剂还用于预防感染性心内膜炎等。

【不良反应】 本药安全性较高，但仍需注意其不良反应。主要有：①过敏反应：发生率高达 20%，轻者表现为荨麻疹、药热、血管神经性水肿等，严重者出现过敏性休克，表现为胸闷、气短、呼吸困难、发绀、脉搏细软、四肢湿冷、面色苍白、血压下降、昏迷、惊厥等，如抢救不及时，可因呼吸和循环衰竭而危及生命；②赫氏反应（herxheimer reaction）：患者多在给药后数小时内出现的寒战、发热、肌痛、咽痛以及原有症状加重的现象；③其他反应，肌注部位可出现红肿、疼痛、硬块等，大剂量静脉滴注或鞘内注射，可引起腱反射亢进、抽搐、昏迷等神经系统反应，称之为青霉素脑病。

知识链接

赫氏反应是梅毒、钩端螺旋体病患者初次使用青霉素时，由于螺旋体对青霉素高度敏感，被杀死后释放出大量异种蛋白质，引起机体发生的急性变态反应。晚期心血管或神经梅毒的患者，可能危及生命。一般可采用对螺旋体作用弱的大环内酯类药物进行预治疗，同时给以糖皮质激素。

【用药护理】

1. 用药前　①药物的水溶液极易水解，酸、碱和金属离子加速水解，降解产物可增加过敏概率，应现用现配，避免不必要的配伍，配制溶液的最适 pH 为 5～7.5，一般采用 0.9%的氯化钠注射液稀释；②肌注刺激性较大，要经常更换给药部位，鞘内注射应注意给药速度；③做好过敏反应的预防，首先询问过敏史，评估患者是否属于过敏体质，了解交叉过敏现象，凡初次使用，停药间隔在 24h 以上，更换批号者都需要做皮肤过敏试验（皮试），皮试阳性者禁止使用；④避免局部使用青霉素，低血糖状态避免注射青霉素。

要点提示

青霉素的常用效价单位（U）计量，1mg 青霉素钠盐和钾盐分别相当于 1667U 和1589U，大剂量或长期使用要计算钠和钾的输入量，监测血清电解质浓度。

2. 用药中　由于青霉素皮试存在假阴性现象，重点做好过敏性休克的防治，主要包括：①熟悉过敏性休克抢救程序，常备抢救器械和药物；②给药后应留视患者 30min，无不适症状后方可离开，提前向患者及家属说明过敏性休克发生的先兆和症状，以及急救措施；③发生休克时，应立即停药，就地抢救，皮下或肌注 0.1% 肾上腺素 0.5～1ml，无改善者可重复给药，也可静脉或心内注射，同时配伍地塞米松、苯海拉明、间羟胺等药物，辅以人工呼吸、气管插管和吸氧等支持措施。

要点提示

青霉素过敏反应的防治措施可以概括为：一问、二试，三观察，四抢救。

3. 用药后　进行护理评价，主要是疗效评估。青霉素属于窄谱抗生素，对于敏感菌所致的感染疗效很好，而且安全经济，属于治疗此类感染的国家基本药物，对于革兰阴性杆菌感染和混合型细菌感染疗效较差，部分细菌如金葡菌、淋病奈瑟菌等高度耐药。一旦治疗效果不佳，应及时更换药物。

知识链接

> 青霉素与半合成青霉素和头孢菌素类存在部分交叉耐药性，青霉素与静止期杀菌药如氨基糖苷类抗生素合用具有协同作用，与静止期抑菌药（是迅速抑制蛋白质合成而使细菌处于静止状态）如大环内酯类抗生素合用呈现拮抗作用，治疗厌氧菌感染多与甲硝唑等药物合用，以提高疗效。

半合成青霉素（semi-synthetic penicillin）

本药是通过对天然青霉素母核（6-APA）进行结构改造而获得的一类抗生素。在一定程度上克服了青霉素 G 抗菌谱窄、不耐酸、不耐酶、易发生过敏性休克的不足，半合成青霉素一般可分为耐酸、耐酶、广谱、抗革兰阴性细菌等不同品种，其作用特点、临床用途、不良反应及注意事项见表 34-1。

表 34-1 常用半合成青霉素的分类与特点

类别	常用药物	作用特点和临床用途	不良反应和注意事项
耐酸	青霉素 V（penicillin V）	可口服。抗菌谱与青霉素相似，抗菌活性略低。主要用于敏感菌引起的轻度感染和预防风湿热复发	消化道反应，宜空腹或餐后 1h 给药
耐酶	苯唑西林 *（oxacillin）	可口服，对产生 β- 内酰胺酶的金黄色葡萄球菌有效，主要用于上述耐药菌引起的感染	同上
广谱	氨苄西林 *（ampicillin）	可口服，广谱，不耐酶，对革兰阳性和阴性细菌均有效，尤其对伤寒、副伤寒作用明显	皮疹、药热等，与青霉素有交叉过敏反应
	阿莫西林 *（amoxycillin）	与氨苄西林类似，吸收和分布更好，临床评价更高	同上
抗铜绿假单胞菌	哌拉西林 *（piperacillin）	可口服，不耐酶，用于铜绿假单胞菌感染、厌氧菌感染和敏感菌引起的败血症	药热多见，个别出现血清转氨酶升高等
抗革兰阴性菌	美西林（mecillinam）	仅对革兰阴性菌作用强，主要用于敏感菌引起的尿路感染及败血症	过敏反应，局部刺激等

二、头孢菌素类

头孢菌素类（cephalosporins）抗生素是 7- 氨基头孢烷酸（7-ACA）的衍生物，其结构中含有与青霉素相同的 β- 内酰胺环。

【药理作用】 抗菌机制与青霉素相同，为繁殖期杀菌药。与青霉素存在部分交叉耐药。头孢菌素类品种繁多，习惯上将其分为四代产品，常用药物作用特点见表 34-2。

【临床用途】 ①第一代头孢菌素类用于革兰阳性细菌引起的轻、中度感染；②第二代药物用于敏感菌引起的多种组织感染；③第三代药物主要用于革兰阴性细菌重度感染，以及革兰阴性菌、革兰阳性菌和厌氧菌的混合感染；④第四代药物主要用于对第三代头孢菌素耐药的细菌感染和其他药物难以控制的严重感染。

【不良反应】 本类药物毒性较低，不良反应较轻，主要有过敏反应，如皮疹、药热，偶见过敏性休克，并与青霉素有不完全交叉过敏反应；也可有消化道反应，如恶心、呕吐、腹泻、腹痛等；用药期间或用药后 5 ~ 7d 内，饮酒后出现"双硫醒（双硫仑）"反应；另外，第一代药物有肾毒性，第三代、第四代药物长期应用可能引起二重感染。

 知识链接

双硫醒样反应，又称双硫仑或戒酒硫样反应，是在应用某些药物（如头孢菌素类）治疗期间，饮酒或应用含乙醇药物引起的急性反应，患者在饮酒后即刻就可发生，对酒精敏感者尤为突出。这是因为酒精在体内的代谢需要乙醇脱氢酶的参与，而某些药物（如头孢哌酮钠）抑制了乙醇脱氢酶的活性，导致酒精在体内堆积而引起酒精中毒症状。如出现面部潮红、腹痛、恶心、呕吐、头痛、头晕、嗜睡、胸闷、心悸、视物模糊等反应，甚至出现血压下降、呼吸困难、意识模糊、休克等严重症状。其症状轻重与饮酒量成正比。

发生双硫醒反应应给予大量维生素C，也可使用抗组胺类药物，如苯海拉明，非那根，并采用氧气吸入，输液，纠正水、电解质紊乱等措施，具体参考抢救酒精中毒的有关内容。

考点：常用的头孢菌素类抗生素有几代，分别有何特点？

【用药护理】
①用药前，问询用药史和过敏史，评估过敏体质，了解医嘱选择药物的依据和种类特点，青霉素过敏者慎用，严格按规定进行皮试；②用药中，因皮试有"假阴性"现象，应密切观察患者反应，一旦发生过敏甚至过敏性休克，处置方法同青霉素；要告诫患者用药期间禁酒，介绍"双硫醒"反应的症状和防治措施；③用药后，进行护理评价，一般给药 2 ~ 3d 后感染症状未有明显改善者，应建议配合药敏试验修正给药方案，同时注意检查肾功能，避免长期应用。

表 34-2　常用头孢菌素类药物作用特点

常用药物	作用特点
第一代 头孢唑林 * （cefazolin） 头孢氨苄 * （cefalexin） 头孢拉定 * （cefradine）	①对革兰阳性细菌作用强，对革兰阴性细菌作用弱。②对铜绿假单胞菌和厌氧菌无效。③对青霉素酶稳定，对革兰阴性细菌产生的 β- 内酰胺酶不稳定。④有不同程度的肾毒性。⑤除头孢唑啉外，其他药物均可口服
第二代 头孢呋辛 * （cefuroxime） 头孢孟多（cefamandole）	①对革兰阳性细菌的作用不如第一代，对革兰阴性细菌作用明显增强，对奈瑟菌属及厌氧菌有效，对铜绿假单胞菌无效。②对多种 β- 内酰胺酶较稳定；③肾毒性较第一代低

续表

常用药物	作用特点
第三代 头孢曲松 * （ceftriaxone） 头孢他啶 * （ceftazidime） 头孢哌酮（cefoperazone）	①抗菌谱较广，对革兰阳性细菌的抗菌作用不如第一代和第二代，对革兰阴性杆菌作用则更强；②对消化性链球菌、铜绿假单胞菌、厌氧菌等均有抗菌作用；③组织穿透力强，分布较广，在脑脊液中能达到有效药物浓度；④几乎无肾毒性
第四代 头孢匹罗（cefpirome） 头孢吡肟（cefepime） 头孢利定（cefalome）	①抗菌谱更广，对革兰阴性细菌的作用优于第三代，抗葡萄球菌和铜绿假单胞菌的作用更强，对第三代头孢菌素耐药菌株、多数厌氧菌有抗菌活性；②对 β- 内酰胺酶高度稳定

三、其他 β- 内酰胺类抗生素

本类药物包括碳青霉烯类、头孢霉素类、氧头孢烯类、单环 β- 内酰胺类和 β- 内酰胺酶抑制剂等。

亚胺培南（imipenem）

本药属于碳青霉烯类抗生素，临床用途的是亚胺培南与肾脱氢肽酶抑制药西司他丁 1：1 配伍的复方制剂。

本类药物抗菌活性强，抗菌谱广，对革兰阳性细菌、革兰阴性细菌作用较强，对 β- 内酰胺酶高度稳定，较少出现交叉耐药性。主要用于敏感菌引起多种组织严重感染，以及心内膜炎、败血症的预防和治疗。不良反应轻微，多为消化道反应，也可有过敏反应，过敏体质者禁用或慎用。哺乳期妇女应用时需停乳。

氨曲南（aztreonam）

本药属于单环 β- 内酰胺类抗生素，口服不吸收，肌注后分布广，各组织液中有效浓度较高。对需氧革兰阴性菌包括铜绿假单胞菌有较强作用，对 β- 内酰胺酶稳定性高，临床主要用于敏感菌所致的呼吸道、泌尿道、腹腔、盆腔、皮肤软组织感染以及败血症、脑膜炎等，不良反应少而轻，有青霉素过敏史及过敏体质者慎用。

β- 内酰胺酶抑制剂（β-lactamase inhibitors）

本药主要有克拉维酸、舒巴坦和他唑巴坦等，它们的抗菌作用均很弱，因可抑制耐药菌产生的 β- 内酰胺酶的活性，与 β- 内酰胺类抗生素组成复方制剂，可明显降低此类抗生素的耐药性。主要用于敏感菌或产酶菌引起的各种感染，也可与大环内酯类抗生素合用治疗社区获得性肺炎。

常用的复方制剂有：阿莫西林 + 克拉维酸 *，氨苄西林 + 舒巴坦，哌拉西林 + 他唑巴坦，替卡西林 + 克拉维酸，头孢哌酮 + 舒巴坦，头孢噻肟 + 舒巴坦等。

第二节 大环内酯类抗生素

大环内酯类（macrolides）抗生素是一类含有多元内酯环的碱性抗生素，主要有红霉素、阿奇霉素、罗红霉素、克拉霉素、吉他霉素、麦迪霉素、乙酰螺旋霉素等；本类药物抑制细菌蛋白质合成，属静止期抑菌药，临床上主要用于革兰阳性细菌感染，对部分革兰阴性细菌、支原体、衣原体感染也有较好疗效。

红霉素 *（erythromycin）

本药脂溶性较高，酸性条件下易被破坏，碱性条件下抗菌活性增强，常采用肠溶片，其半合成品种如琥乙红霉素（ethylsuccinate），稳定性和生物利用度更好，有效血药浓度更高。

【作用和用途】

1. 抗菌谱与青霉素相似而略广，对革兰阳性细菌、衣原体、螺旋体、立克次体、放线菌等作用较强，对革兰阴性细菌如脑膜炎奈瑟菌、淋病奈瑟菌、军团菌、百日咳鲍特菌、流感嗜血杆菌也有较强作用。细菌对本药易产生快速耐药性，与其他大环内酯类抗生素有部分交叉耐药现象。

2. 临床用于敏感菌引起的呼吸道、皮肤、软组织、胆道、泌尿生殖系统的感染，对小儿支原体肺炎效果很好，还是军团菌病、白喉、百日咳等疾病的首选药物之一。

【不良反应】 不良反应较轻，主要有消化道反应，表现有腹痛、恶心、腹泻等，严重者难以耐受，静脉给药也可以出现。长期或大剂量使用可出现一定的肝毒性和耳毒性，前者以转氨酶升高，胆汁淤积型黄疸等为主，后者主要表现为耳蜗神经损伤，也可影响前庭功能。

考点：大环内酯类抗生素临床用途与青霉素有何不同？

【用药护理】

1. 用药前 要注意红霉素肠溶片需整片吞服，不宜破碎，也不宜同时饮用酸性饮料等。小儿应选择小儿制剂为宜。其乳糖酸盐注射剂不可直接用 0.9% 氯化钠注射液溶解；否则可发生凝固，一般采用注射用水溶解稀释后，加入各种电解质溶液中使用；pH 较低的液体如葡萄糖注射液，应按每 100ml 液体加入 1ml 4% 碳酸氢钠溶液的比例调整液体的 pH。静脉滴注时可发生血栓性静脉炎，应予注意。

2. 用药中 针对消化道反应加强护理措施，这是影响患者用药的主要原因之一。另外本药是肝药酶抑制剂，可使茶碱类、卡马西平、三唑仑等药物在体内代谢减慢，血药浓度容易达到中毒水平，如必须配伍使用，注意给药速度，密切观察患者是否出现中毒反应，及时报告医生。

3. 用药后 护理评价要注意部分交叉过敏现象，提示合理使用大环内酯类药物，与青霉素类配伍有药理性拮抗现象，与四环素类合用增加肝毒性，长期大剂量应用者，应建议及时检查肝功能和听力。

阿奇霉素 *（azithromycin）

本药对酸稳定性较强，口服吸收良好，分布广，半衰期长达 68～76h，有效血药浓度维持时间是本类中最长的药物之一。抗菌谱类似红霉素，对革兰阳性细菌和革兰阴性细菌均有效，其中对大肠埃希菌、梭状芽胞杆菌、流感嗜血杆菌、军团菌、淋病奈瑟菌等的抗菌作用强于红霉素，对链球菌、金黄色葡萄球菌等的作用相当或略低于红霉素，另外对弓形体和梅毒螺旋体有较强作用。主要用于敏感菌引起的呼吸道、皮肤、软组织、泌尿生殖道感染等，也是治疗社区获得性肺炎的首选药物之一。一般感染采取每日一次口服给药，严重感染采取静脉滴注。

本药不良反应较轻，主要是消化道反应，如呕吐、腹痛、腹泻等，部分人有肝功能改变，少数患者可出现皮疹、粒细胞减少等过敏症状。对大环内酯类药物过敏者禁用，肝功能不全、孕乳妇慎用。

要点提示

阿奇霉素是目前大环内酯类抗生素中临床评价最高的药物之一，这是因为其良好的药动学特点，且耐药性相对较小。

罗红霉素（roxithromycin）

本药对酸稳定，生物利用度高，分布广，半衰期较长，抗菌谱与红霉素相似，对革兰阳性细菌、军团菌、支原体、衣原体等有较强的抑制作用。主要用于敏感菌引起的呼吸道、泌尿生殖道、皮肤、软组织及身体其他部位的感染。不良反应主要有恶心、腹痛、腹泻、皮疹、皮肤瘙痒、头晕等，严重者需停药。

克拉霉素 *（clarithromycin，甲红霉素）

本药口服吸收迅速完全，但首过消除明显，生物利用度仅55%。分布广泛，血浆 $t_{1/2}$ 为3.5～4.9h。对革兰阳性细菌、军团菌、肺炎支原体的作用为本类药物中最强，临床主要用于呼吸道、泌尿生殖系统及皮肤软组织的感染。胃肠反应发生率较红霉素低。

第三节　氨基糖苷类抗生素

氨基糖苷类（aminoglycosides）抗生素是由氨基糖和苷元两部分组成的大分子碱性化合物，水溶性较高，性质较稳定，是治疗革兰阴性细菌感染的主要药物。本类药物主要包括链霉素、庆大霉素、阿米卡星、卡那霉素、妥布霉素、新霉素、小诺米星等。上述药物的共同特点见表34-3。

知识链接

药源性耳聋是耳毒性药物使用不当所引起的听力损害，是后天耳聋的主要原因之一。在我国7岁以下的耳聋患儿中，约占30%～40%。耳毒性药物包括氨基糖苷类、万古霉素类、强效利尿剂等，其中最严重的是氨基糖苷类抗生素。药源性耳聋的治疗较困难，听力下降通常是不可逆转的，目前主要是通过佩戴助听器进行听力康复。

表34-3　氨基糖苷类抗生素的共同特点

药物性质	共同特点
体内过程	胃肠道吸收少，肌内注射吸收快而完全。体内不代谢，大部分以原形经肾排泄，易分布在肾皮质和内耳等组织中并发生蓄积，与β-内酰胺类合用不能混合于同一容器，以免造成药物失活
抗菌作用	抑制细菌的蛋白质合成，属静止杀菌药。对革兰阴性杆菌作用强大，对革兰阴性球菌、革兰阳性细菌作用较弱，部分品种对铜绿假单胞菌、结核分枝杆菌等有效，对厌氧菌无效。在碱性环境中抗菌活性强，抗菌后效应持续时间长，细菌可产生钝化酶或改变靶位点结构而产生耐药性，本类药物中存在部分交叉耐药性
不良反应	①肾毒性，表现为蛋白尿、管型尿、血尿等，严重者可导致无尿、氮质血症和肾衰竭。②耳毒性，主要是前庭功能障碍，如眩晕、恶心、平衡障碍、共济失调等；耳蜗神经损害，如耳鸣、听力减退、耳聋等，前者停药后多可恢复，后者是药物性耳聋的主要诱因。③神经肌肉阻滞作用，大剂量给药发生肌无力、呼吸困难等症状。本类药物间有交叉过敏反应

链霉素（streptomycin）

本药是最早使用的氨基糖苷类抗生素，目前临床主要用于：①结核病联合化疗，多与利福平、异烟肼合用；②鼠疫和兔咬热（兔热病）（土拉菌病）等传染病的首选药物，应和四环素、磺胺嘧啶（SD）等合用；③与青霉素配伍治疗草绿色链球菌、溶血性链球菌、粪链球菌等引起的心内膜炎等。因本药耐药性比较固定而且多见，一般不用于其他感染的治疗。

本药易引起过敏反应，偶见过敏性休克，死亡率高于青霉素，抢救时除采取常规措施和药物外，还要静脉滴注钙剂。耳毒性较多见，前庭功能损害早于耳蜗神经损伤，神经肌肉阻滞也常发生，本药水溶液不稳定，降解更容易发生上述毒性。有过敏史者、孕妇、新生儿禁用，儿童以及重度脱水、重症肌无力、听神经损害、肾功能减退患者慎用。

知识链接

庆大霉素［Gentamicin，又名正泰霉素（gentamycin）］系从放线菌科单孢子属发酵培养液中提得，是目前常用的氨基糖苷类抗生素。它开始研制于1967年，在1969年底研制成功，适逢中国共产党第九次代表大会召开，故取名"庆大霉素"。

庆大霉素 *（gentamicin）

本药为目前临床较常用的氨基糖苷类抗生素之一。

【作用和用途】 抗菌谱较广，对革兰阴性杆菌包括大肠埃希菌、铜绿假单胞菌、变形杆菌属、克雷伯杆菌属、沙雷菌属、沙门菌属、志贺菌属均有强大作用，对革兰阴性球菌、革兰阳性细菌作用略差，对耐青霉素的金黄色葡萄球菌也有较好作用，属静止期杀菌剂。主要用于革兰阴性杆菌引起的各类感染如呼吸道、消化道、泌尿道、腹腔感染，以及骨髓炎、败血症、脑膜炎等，也可用于铜绿假单胞菌引起的局部或系统感染，口服用于肠道手术前准备、预防术后或肠道感染。与青霉素合用具有一定的协同作用。

【不良反应和用药护理】

1. 耳毒性以前庭功能损伤最为明显，出现眩晕、共济失调等症状，肾毒性也较多见，一般为可逆性肾功能异常，长期大剂量使用可发生肾衰竭，个别可发展为尿毒症。偶有过敏反应，甚至过敏性休克。

2. 本药有注射剂和口服制剂两种规格，应根据医嘱正确选用，与青霉素配伍时应避免同一容器混合注射。注意观察耳毒性和肾毒性指征，提示医生避免配伍使用能掩盖耳毒性的药物如抗组胺药，以及同样具有耳毒性的药物如呋塞米等，并及时进行相关检查。

阿米卡星 *（amikacin，丁胺卡那霉素）

本药是半合成的氨基糖苷类抗生素，也是其中抗菌谱最广的药物，对肠道革兰阴性细菌、铜绿假单胞菌产生的钝化酶较稳定，主要用于对庆大霉素等产生耐药性的革兰阴性杆菌感染，以及铜绿假单胞菌引起的严重感染，特别是与第三代β-内酰胺类合用治疗上述细菌导致的严重感染效果更好，耐药性发生率更低。也可以作为结核病的二线治疗药物。不良反应类似于庆大霉素，耳毒性略强，肾毒性略弱。

其他常用的氨基糖苷类抗生素见表34-4。

表 34-4　其他常用的氨基糖苷类抗生素和大观霉素的特点及应用

药物名称	主要特点和临床用途
妥布霉素（tobramycin）	作用类似庆大霉素，对铜绿假单胞菌作用强，主要用于对庆大霉素耐药的铜绿假单胞菌感染
小诺米星（micronomicin，小诺霉素）	作用类似于庆大霉素，作用略弱，耐药性较少，为氨基糖苷类药物耐药菌感染的替换药物
卡那霉素（kanamycin）	作用类似于链霉素，耐药性多见，毒性较大，仅作为二线抗结核药
大观霉素（spectinomycin）	属于氨基环醇类抗生素，作用与氨基糖苷类相似，对淋病奈瑟菌有强大杀灭作用，用于治疗对青霉素耐药或青霉素过敏的淋病

第四节　其他常用的抗生素

其他常用的抗生素可按其抗菌谱大致分为抗革兰阳性细菌抗生素如林可霉素类、万古霉素类等，抗革兰阴性细菌抗生素如多黏菌素类等，以及对革兰阳性细菌、革兰阴性细菌、支原体、衣原体、螺旋体等均有效的广谱抗生素如四环素类和氯霉素。

一、林可霉素类

林可霉素类（lincomycins）包括**林可霉素（lincomycin，洁霉素）**和**克林霉素*（clindamycin，氯洁霉素）**，两者抗菌谱相同，但后者口服吸收效果更好，抗菌作用较强，毒性较小，更为常用。两药间存在完全交叉耐药性。

【作用和用途】

1. 本类药物吸收后穿透性好，尤其在骨关节药物浓度高。通过抑制细菌蛋白质合成发挥抗菌作用，抗菌谱类似于红霉素而略窄，对各类厌氧菌抑制作用强大，对革兰阳性球菌如金黄色葡萄球菌有较强的作用，对部分革兰阴性需氧菌、人型支原体、沙眼衣原体均有一定的抑制作用。

2. 主要用于厌氧菌引起的多种感染，对耐药的金黄色葡萄球菌引起的急、慢性骨髓炎为首选药，也可用于厌氧菌和需氧菌引起的混合感染如盆腔炎、腹膜炎等。

【不良反应】

1. 消化道反应如恶心、呕吐、舌炎等；过敏反应如皮疹、多形红斑等。

2. 肝功能损害如黄疸、血清转氨酶增高等。

3. 造血系统损害如白细胞减少、血小板减少等；神经系统反应如眩晕、耳鸣等。一般停药后可恢复。

4. 长期使用可发生二重感染（肠道正常菌群失调），出现伪膜性肠炎等。

【用药护理】　应注意本类药物其作用位点与大环内酯类相同而发生竞争性拮抗，不宜与其合用，静脉给药过快可致低血压、心脏骤停等，应注意给药速度。经常作为青霉素过敏患者使用的替换药物，但自身也有过敏现象，不良反应发生率较高，应予以重视。如长期使用本类药物，应注意观察有无肠道感染症状，积极防治二重感染。

知识链接

2006年8月8日，哈尔滨女童刘某因感冒注射克林霉素磷酸酯葡萄糖注射液（商品名：欣弗）不幸死亡，随后多个省市陆续出现该药不良反应，导致多人死亡，被称为欣弗事件。经国家药监局等有关部门调查主要原因是该药生产企业未按GMP标准执行灭菌工艺，擅自降低灭菌温度，缩短灭菌时间，影响了灭菌效果导致严重的药害事故。

二、万古霉素类

万古霉素类（vancomycins）

属于糖肽类抗生素，主要包括万古霉素（vancomycin）、去甲万古霉素（norvancomycin）和替考拉宁（teicoplanin）等，抗菌机制和抗菌谱相同，体内过程、作用强度和不良反应有所差异。替考拉宁脂溶性最高，半衰期最长，有效血药浓度低，毒性相对较小，可肌内注射，万古霉素半衰期短，有效血药浓度较高。

【作用和用途】 抑制细菌细胞壁的合成，为繁殖期速效杀菌药。对革兰阳性细菌作用强，对多种耐药细菌如耐青霉素或甲氧西林的金黄色葡萄球菌、表皮葡萄球菌、多重耐药的肠球菌仍有抗菌作用。革兰阴性细菌中除奈瑟菌属外，其他革兰阴性细菌均不敏感。

主要用于革兰阳性球菌引起的严重感染和对其他药物耐药的革兰阳性细菌感染，如败血症、心内膜炎、呼吸道、泌尿道感染等，也可口服治疗伪膜性肠炎等肠道感染。

【不良反应】 较重且多见，限制了其应用。

1. 肾损害　轻者表现为蛋白尿和管型尿，重者表现为血尿、少尿、氮质血症，甚至肾衰竭。

2. 耳毒性　可出现耳鸣，听力下降，严重者可发生不可逆的耳聋。

3. 过敏反应　可出现皮肤潮红、瘙痒、荨麻疹、寒战、发热、血压下降、心动过速等症状，严重者皮肤极度潮红，出现红斑，称为"红人综合征"。

4. 其他反应　口服可引起恶心、呕吐、口腔异味（金属异味感）和眩晕等，注射给药可有局部疼痛、组织坏死和血栓性静脉炎。

要点提示

使用万古霉素要做好不良反应的防治，提前告知患者给药后可能出现的反应，提高用药依从性。静脉给药速度过快，不良反应会加重，必要时采用肾上腺素、抗组胺药和糖皮质激素等抢救治疗。注意观察肾脏和听力损害情况，进行有关项目的检查。

三、多黏菌素类和磷霉素

多黏菌素类（polymycins）

本类属于多肽类抗生素，主要包括多黏菌素B（polymyxin B）、多黏菌素E（polymyxin E，黏菌素，colistin）等。

本类药物通过破坏细菌细胞膜的结构和功能发挥作用，属于对静止期和繁殖期细菌均有效的杀菌剂。抗菌谱窄，对部分革兰阴性细菌，特别是铜绿假单胞菌作用强，不易产生耐药性。主要用于对其他药物耐药的铜绿假单胞菌感染，也可用于敏感革兰阴性杆菌引起的严重感染。局部给药可用于敏感的革兰阴性杆菌引起的皮肤、软组织感染等。

不良反应较多而且严重。主要有局部刺激性、过敏反应、肾毒性、肝毒性、神经肌肉接头阻滞等，以肾毒性最为严重，可引起肾衰竭，用药护理时应予以注意。

磷霉素 *（fosfomycin）

本药可抑制细菌细胞壁合成，抗菌谱较广，对革兰阳性细菌、革兰阴性细菌以及铜绿假单胞菌均有较强作用，因化学结构特殊，与其他抗生素无交叉耐药性，对多种耐药细菌包括耐甲氧西林的金黄色葡萄球菌也有抗菌作用，与 β- 内酰胺类、氨基糖苷类配伍可发挥协同作用，并能延缓耐药性发生。一般口服用于敏感细菌引起的泌尿道、消化道、皮肤软组织感染，败血症、脑膜炎等严重感染需静脉给药，并配伍其他抗菌药物。

不良反应少而轻，主要是过敏反应和消化道反应等。

> **考点：** 对青霉素过敏的革兰阳性细菌感染可以选用哪些抗生素？

四、四环素类

四环素类（tetracyclines）为酸碱两性化合物，酸性环境下较稳定，包括天然和半合成两类，前者主要有**四环素（tetracycline）**、**土霉素（tetramycin）**、**金霉素（chlortetracycline）**等，后者有**多西环素（doxycycline，强力霉素，脱氧土霉素）**、**美他环素（methacycline，甲烯土霉素）**、**米诺环素（minocycline，二甲胺四环素）**等。半合成类相比天然四环素其生物利用度更好，抗菌活性更强，耐药性少等优点，临床评价更高。

本类药物口服受食物、药物和消化功能的影响较大，生物利用度差异较大，影响实际疗效。通过抑制细菌蛋白质合成对多种病原微生物有抑制作用，包括革兰阳性细菌、革兰阴性细菌、支原体、衣原体、立克次体、螺旋体、放线菌等，但对前两类细菌的作用弱于 β- 内酰胺类和氨基糖苷类，对沙门菌属、结核分枝杆菌、铜绿假单胞菌、真菌、病毒等无效。本类药物耐药性多见。

目前主要用于斑疹伤寒、恙虫病、回归热、支原体肺炎、沙眼、淋巴肉芽肿、布氏杆菌病等传染性疾病的治疗，可作为首选药物，半合成四环素类也可用于敏感细菌引起的呼吸道、胆道、生殖泌尿道的感染。

本类药物不良反应较多，尤以天然四环素类更为明显，主要包括：①消化道反应，口服直接刺激胃肠道引起恶心、呕吐、腹泻、腹胀等；②二重感染，长期大剂量使用出现菌群失调现象，发生白色念珠菌等感染；③对牙齿骨骼的影响，可沉积于牙齿和骨骼中，造成牙齿黄染，形成"四环素牙"，抑制骨发育等，孕妇、哺乳妇、8 岁以下儿童慎用；④其他反应，主要有过敏反应、肝毒性、肾毒性和中枢神经系统症状等，一般停药后可以恢复。

要点提示

使用四环素类药物，应指导患者不能与含有多价阳离子的食物或药物合用，如牛奶、钙盐、铁剂、抗酸剂等，解释可能发生的不良反应，注意观察口腔黏膜及消化道有无二重感染发生等。

五、氯霉素类

氯霉素（chloramphenicol）

本药脂溶性高，分布广，是进入脑组织药物浓度最高的抗生素。通过抑制细菌蛋白质合成发挥抗菌作用，对多种病原微生物都有作用，作用强度与四环素类相似，对流感嗜血杆菌、伤寒沙门菌作用最强，主要可用于伤寒、副伤寒和立克次体、衣原体感染等，也可用于β-内酰胺类治疗无效的脑膜炎等。局部用于敏感细菌或其他微生物引起的眼部感染。

不良反应较严重，限制其应用。主要有：①骨髓抑制，长期或大剂量使用损伤骨髓造血功能，引起贫血、血象异常等症状，一般是可逆性的；个别患者不可逆地导致再生障碍性贫血，发生率低，但死亡率高；②灰婴综合征，新生儿或早产儿药物消除差，用药剂量过大，导致氯霉素蓄积中毒，表现为呕吐、呼吸困难、血压下降、代谢性酸中毒、皮肤发绀，最终引起呼吸和循环衰竭；③其他反应，可引起二重感染、过敏反应，偶见视神经炎、视力障碍和中毒性精神病等。

要点提示

使用氯霉素，应重点做好不良反应监控，定期检查血象，及时观察患者是否出现贫血、出血、咽痛、低热、疲乏等症状，及时报告采取有效措施。

第五节　抗生素的用药护理

一、用药护理程序

用药步骤	用药护理要点
用药前	1. 根据给药方案制订护理程序，根据病原学检查和药物敏感试验结果确定药物，无病原学诊断的感染性疾病则可采用经验性用药。 2. 根据规定的给药方法、剂量、剂型、疗程进行准备药物，严格执行药物配制规范，合理选择给药部位。 3. 对于有皮试要求的药物，必须进行皮试，注意交叉过敏现象。 4. 应向患者提前告知比较明确的不良反应，提高用药依从性。
用药中	1. 一般采用口服和注射两种给药方法，要合理选用，并向患者解释。 2. 经常采用联合用药，要注意配伍禁忌。 3. 利用抗菌后效应，适当增加单次给药剂量，延长给药间隔，减少给药次数。
用药后	1. 做好护理评价和健康教育。如果抗菌谱选择正确，发热、疲乏等症状会较快得到改善。 2. 耐药性是影响药物疗效的主要原因，而交叉耐药性则是更换药物首先考虑的因素，应根据上述因素积极向医生提出改进建议，协助完善给药方案。 3. 进行合理用药和健康教育是用药后护理的重要内容，对于出院转为家庭治疗或即将痊愈的患者尤为重要。

二、用药护理案例分析

1．患者，女，16 岁。因车祸导致左前肢撕裂性外伤，经清创、缝合后，需要抗感染治疗。医嘱如下：

Rp.

青霉素注射剂　400 万 U×12

用法：800 万 U i.m b.i.d. C.T.（–）

试分析：给药时有何注意事项？判断药物过敏的主要表现有哪些？一旦出现，如何处理？

2．患者，男，7 岁。发热，咳嗽、咳痰 3 天，入院后经诊断为支气管炎。医嘱如下：

Rp.

0.9% 生理盐水 250ml

青霉素 G 钾 80 万 U

用法：静脉滴注每日 2 次 青霉素皮试（　）

请问如果你是当班护士，应当如何正确执行以上医嘱。

3．患者，男，28 岁。肺部感染。静脉注射头孢他啶治疗，给药 10min 后，病人出现了突然胸闷、气促、面色苍白或发绀、嗜睡、肢体湿冷、意识丧失、脉搏细速。

试分析该患者出现此类症状的原因，怎样进行护理？

4．患者，男，24 岁。因发热咳嗽入院。该患者自诉因受凉 3h 后，觉寒战、乏力并咳嗽 1h，为刺激性干咳，无痰，自测体温 38.6℃，遂入院。查体：肺部呼吸音稍低，上肺叶可闻及少许哮鸣音。诊断：支原体肺炎。医生下达以下医嘱：

Rp.

罗红霉素 150mg×12

用法：300mg 饭后口服 2 次 / 日

试分析：此病例的用药护理的要点是什么？

5．患者，男，42 岁。行全麻手术后，因导尿管使用不慎，导致泌尿系损伤。为预防感染，予以常规剂量肌注庆大霉素抗感染治疗，10min 后，发现其心率减慢、呼吸困难，四肢无力，口唇麻木。

试分析：患者出现此类症状的原因是什么？应进一步如何护理？

常用制剂和用法

青霉素钾或钠　粉针剂：20 万 U、40 万 U、80 万 U、100 万 U。一次 40 万～80 万 U，一日 1～2 次，肌内注射或静脉滴注。

普鲁卡因青霉素　粉针剂：40 万 U、80 万 U。一次 40 万 U，一日 1 次，肌内注射。

苄星青霉素 粉针剂：30 万 U、60 万 U、120 万 U。一次 60 万～120 万 U，肌内注射。

青霉素 V 钾 片剂：250mg、500mg。一次 125～500mg，一日 3～4 次。干糖浆剂：125mg/ml、250mg/ml。一次 250mg，一日 2～3 次。

苯唑西林钠　粉针剂：0.5g、1.0g。一次 0.5～0.1g，一日 4～6 次，肌内注射或静脉滴注。

氯唑西林钠　注射剂：0.5g。成人一次 250 ～ 500mg，一日 2 ～ 4 次，肌内注射。

氨苄西林钠　注射剂：0.5g、1.0g。一次 0.25 ～ 1.0g，一日 4 次，肌内注射或静脉滴注。

阿莫西林钠　胶囊剂：0.125g、0.25 g。一次 0.5 ～ 1.0g，一日 3 ～ 4 次。

哌拉西林钠　粉针剂：0.5g、1.0g。成人一次 4 ～ 6g，一日 4 次，静脉滴注。

头孢氨苄　片剂：0.125g、0.25 g。一次 0.25 ～ 0.5g，一日 4 次。

头孢唑林钠　粉针剂：0.5g。一次 0.5 ～ 2g，一日 2 ～ 4 次，肌内注射或静脉滴注。

头孢拉定　胶囊剂：0.125g、0.25g。一次 0.25 ～ 0.5g，一日 3 ～ 4 次。

头孢呋辛钠　粉针剂：0.75g、1.5g。一次 0.75 ～ 1.5g，一日 3 次。肌内注射或静脉滴注。

头孢克洛　胶囊剂：0.25g。一次 0.25 ～ 0.5g，一日 4 次。

头孢曲松钠　粉针剂：1g。一次 0.5 ～ 1g，一日 2 ～ 4 次。肌内注射或静脉滴注。

头孢哌酮钠　粉针剂：1g。一次 1 ～ 2g，一日 2 次。肌内注射或静脉滴注。

头孢他啶　粉针剂：1g。一次 0.5 ～ 2g，一日 3 次。肌内注射或静脉滴注。

头孢克肟　胶囊剂：50mg、100mg。一次 0.2 ～ 0.4g，一日 1 ～ 2 次。

氨曲南　粉针剂：0.5g、1g。一次 0.5 ～ 2g，一日 2 ～ 4 次。肌内注射或静脉滴注。

链霉素　粉针剂：0.75g，75 万 U；1g，100 万 U；2g，200 万 U。1 天 1 ～ 2 次，1 次 0.5 ～ 0.75g，肌内注射。儿童 1 天 2 次，1 次 7.5 ～ 15mg/kg，肌内注射。

卡那霉素　注射剂：20.5g，50 万 U。粉针剂：0.5g，50 万 U；1g，100 万 U。滴眼剂：40mg。1 天 3 次，0.5g/ 次，肌内注射或静脉滴注。儿童，1 天 2 次，每次 7.5 ～ 12.5mg/kg，肌内注射或静脉滴注。

庆大霉素　注射剂：20mg，2 万 U；40mg，4 万 U；80mg，8 万 U。片剂：40mg，4 万 U。滴眼剂：4 万，8ml。每天 2 ～ 3 次，80mg/ 次，肌内注射或静脉滴注。儿童，每天 3 次，2.0 ～ 2.5mg/kg/ 次，肌内注射或静脉滴注。

阿米卡星　注射剂：0.2g，2 万 U。每天 2 次，每次 250mg，肌内注射或静脉滴注。

四环素　片剂：0.125g；0.25g。注射剂 0.125g；0.25g；0.5g。每天 3 ～ 4 次，每次 0.5g，口服。8 岁以上儿童，每天 3 ～ 4 次，每次 1.0 ～ 10mg/kg，口服。每天 1 ～ 2 次，每次 1.0g，静脉滴注。

红霉素　片剂：0.1g，10 万 U；0.125g，12.5 万 U；0.25g，25 万 U。粉针剂：0.25g，25 万 U；0.3g，30 万 U。每天 3 ～ 4 次，每次 0.25g ～ 0.5g，口服。儿童每天 3 ～ 4 次，每次 10 ～ 12mg/kg，口服。

琥乙红霉素　片剂：0.1g；0.125g。每天 3 ～ 4 次，每次 0.1g ～ 0.125g，口服。

罗红霉素　片剂：150mg。每天 2 次，每次 150mg，口服。

阿奇霉素　胶囊剂：250mg。粉针剂：0.125g。每天一次，每次 0.5g，口服。每天一次，每次 0.5g，静脉滴注。

林可霉素　片剂（胶囊剂）：0.25g；0.5g。注射剂：0.2g；0.6g。每天 3 ～ 4 次，每次 0.25g ～ 0.5g，口服。每天一次，每次 0.5g，肌内注射或静脉滴注。

克林霉素　胶囊剂：75mg；150mg。注射剂：150mg；300mg。每天 3 ～ 4 次，每次 0.15g ～ 0.3g，口服。儿童，每天 3 ～ 4 次，每次 3 ～ 5mg/kg，口服。每天 2 ～ 4 次，每次 0.3g，肌内注射或静脉滴注。儿童，每天 2 次，每次 4 ～ 6mg/kg，肌内注射或静脉滴注。

万古霉素　注射剂：0.5g。每天 2 ～ 3 次，每次 0.5 ～ 1g，静脉滴注。

思
考
与
练
习

1. 请写出下列感染性疾病的首选药物。

①梅毒_____，②破伤风_____+抗毒血清，③军团菌病_____，

④鼠疫_____+_____，⑤斑疹伤寒_____，⑥伤寒、副伤

寒_____。

2. 请写出下列各药最典型的不良反应。

①青霉素_____，②头孢唑林_____，③庆大霉素_____和_____，

④红霉素_____，⑤万古霉素_____，⑥多黏菌素_____，⑦四环

素_____，⑧氯霉素_____。

3. 患者女，29岁。患风湿性心瓣膜病3年，3天前因感冒出现发烧症状，

自服感冒药无效，体温持续38℃，并出现呼吸困难、缺氧、发绀等症状

入院，经检查疑似感染性心内膜炎，经细菌血培养试验，两次均提示为草

绿色链球菌感染，超声心动图亦发现典型心内膜炎表现（赘生物、脓肿

等），故可确诊。随拟定药物治疗方案如下：

①青霉素G　320万U　每6h 1次　皮试后，静脉滴注

②阿米卡星　0.2g　每日3次　肌内注射

同时给予支持措施，患者给药2天后体温基本恢复正常，5天后临床症状

基本消失。

试分析：

（1）草绿色链球菌导致的感染性心内膜炎为何采取青霉素与阿米卡星合用

的治疗方案？如患者对青霉素过敏可以换用什么药物？

（2）应采取哪些护理措施来防治青霉素和阿米卡星的主要不良反应？

（3）患者出院后，为防止感染性心内膜炎复发可采取哪些预防措施？

4. 请写出符合下列要求的药物名称。

（1）主要用于革兰阴性细菌感染的抗生素：

（2）主要用于革兰阳性细菌感染的抗生素：

（3）抑制蛋白质合成的抗生素：

（4）可以口服治疗全身感染的抗生素：

（5）可用于铜绿假单胞菌感染的抗生素：

（6）可用于支原体、衣原体感染的抗生素：

（7）可用于结核分枝杆菌感染的抗生素：

（8）可用于对青霉素耐药金黄色葡萄球菌感染的抗生素：

（9）可用于青霉素过敏的革兰阳性细菌感染的抗生素：

（10）具有耳毒性的抗生素：

（11）具有肾毒性的抗生素：

（12）可引起二重感染的抗生素：

（康传亮）

第三十五章　人工合成的抗菌药

学习目标	1. 掌握喹诺酮类药物的抗菌作用、临床用途、不良反应及用药护理。
	2. 熟悉磺胺类药物的抗菌作用、临床用途、不良反应及用药护理。
	3. 熟悉甲氧苄啶的主要特点和用药护理。
	4. 了解硝基呋喃类等药物的主要特点。

第一节　喹诺酮类

一、概述

喹诺酮类（quinolones）是一类人工合成的抗菌药，可分为四代。第一代喹诺酮类代表药物萘啶酸目前临床已淘汰；第二代喹诺酮类代表药物吡哌酸（pipemidic acid，PPA）对革兰阴性细菌作用较强，血药浓度低，尿中药物浓度高，耐药性较多，仅用于敏感菌所致的泌尿道感染和肠道感染，现也少用。第三代为在喹诺酮基本结构上加入氟原子的药物，统称为氟喹诺酮类，常用的有诺氟沙星、氧氟沙星、环丙沙星、洛美沙星、左氧氟沙星、培氟沙星、司氟沙星等，该代口服吸收好、分布广、广谱、高效，目前广泛应用。第四代产品为新氟喹诺酮类，如莫西沙星、加替沙星等。不仅口服吸收好、分布广、$t_{1/2}$ 延长，抗菌谱也进一步扩大、抗菌活性更加提高，对绝大多数敏感菌所致感染的疗效已达到或超过 β- 内酰胺类抗生素。本节仅介绍氟喹诺酮类药物。

 知识链接

喹诺酮类药物的共同特点

1. 抗菌谱广，抗菌活性强：对需氧及厌氧菌、铜绿假单胞菌，结核杆菌，支原体，衣原体，肺炎军团菌和弯曲菌等有效。

2. 药代动力学特性良好：①口服吸收好，既有口服制剂又有注射制剂，血药浓度高；②半衰期相对长；③血浆蛋白结合率低，表观分布容积值较大；④分布广泛，组织药物浓度高（可分布到组织、细胞内）。

3. 临床用途广泛：广泛用于泌尿生殖、胃肠道和呼吸道感染，也可用于皮肤及软组织，骨和关节感染，对耐青霉素、头孢菌素及四环素的细菌也有效。

4. 不良反应相对轻而且少，比较特殊的是光感性皮炎，幼年软组织损害及关节痛。

5. 与其他抗菌药物间无交叉耐药性。

【体内过程】 氟喹诺酮类口服吸收良好，多数药物的生物利用度超过80%。食物中的 Ca^{2+}、Mg^{2+}、Fe^{2+} 可降低药物的生物利用度。全身分布广，多数药物以肝、肾两种方式消除。

【药理作用】 氟喹诺酮类属于广谱杀菌药，尤其对革兰阴性细菌如大肠埃希菌、伤寒沙门菌、流感嗜血杆菌及淋病奈瑟菌等均有强大的杀菌作用。对革兰阳性球菌如金黄色葡萄球菌、肺炎链球菌、溶血性链球菌也有较强的抗菌作用，但弱于对革兰阴性细菌的作用。某些药物对铜绿假单胞菌、分枝杆菌属、支原体、衣原体及厌氧菌也有抑制作用。第四代药物特别是提高了对厌氧菌的抗菌活性。

【作用机制和耐药性】 喹诺酮类药物主要通过抑制 DNA 回旋酶及拓扑异构酶 IV，使 DNA 合成受阻而导致细菌死亡。DNA 回旋酶是革兰阴性菌作用靶点，拓扑异构酶 IV 是革兰阳性菌作用靶点。喹诺酮类药物的抗菌作用还存在其他机制，如造成 DNA 错误复制，导致细菌死亡；抑制细菌 RNA 及蛋白质合成及抗菌后效应等。

由于喹诺酮类药物的广泛临床用途，耐药菌株呈增长趋势。常见的耐药菌有金黄色葡萄球菌、肠球菌、大肠埃希菌和铜绿假单胞菌等。本类药物间有交叉耐药，但该类药物与其他类抗菌药之间无明显交叉耐药性。细菌耐药性的产生，主要是由于细菌 DNA 螺旋酶基因突变，即喹诺酮类药物作用靶位的构象发生改变，这与细菌高浓度耐药有关，另外细菌细胞膜通透性的改变，致使细菌对药物摄入减少，或者耐药菌株对药物具有外排功能等，与低浓度耐药有关。

【临床用途】 氟喹诺酮类药适用于敏感菌所致的泌尿生殖系统、呼吸系统、消化道、皮肤软组织、骨髓和骨关节等部位的感染。也可替代 β- 内酰胺类抗生素用于全身感染。可替代氯霉素用于伤寒治疗首选。尚可替代大环内酯类用于支原体或衣原体肺炎以及嗜肺军团菌所致的军团病。

【不良反应】 发生率较低，约为 3% ~ 5%，能被大多数患者所耐受。

1．消化道反应 主要是恶心、呕吐、腹痛、腹泻等症状。一般不严重，患者可耐受。

2．中枢神经系统反应 少数人可出现头痛、头晕、焦虑、烦躁、失眠甚至精神异常、惊厥等。这是由于喹诺酮类具有脂溶性，透过血脑屏障，阻断 GABA 与受体结合所致。

3．软骨损害 可能引起软骨损害（动物实验证实）；儿童长期用药后，可出现关节病和水肿。

4．过敏反应 表现为药疹、血管神经性水肿、皮肤瘙痒等。少数患者出现光敏性皮炎，以洛美沙星、司帕沙星和氟罗沙星最常见。用药期间应避免阳光直射。

5．其他反应 主要包括：心脏毒性，罕见但后果严重。表现为 Q-T 间期延长、室颤等。以及肝、肾损害，跟腱炎等。

要点提示

喹诺酮类药物相对比较安全，但要注意有关不良反应，不宜常规用于 18 岁以下未成年人及有精神病或癫痫病史者。禁用于对本类药物过敏者以及孕妇和乳母。有神经系统病史，癫痫病史者慎用，配伍维生素 B_1 和 B_{12} 可部分对抗其中枢神经系统症状。与茶碱、咖啡因、华法林合用，或者肾功能减退时，应注意调整剂量。

二、常用喹诺酮类药物

诺氟沙星 *（norfloxacin，氟哌酸）

本药是第一个氟喹诺酮类药物，对革兰阳性细菌和革兰阴性细菌作用较强。但对结核杆菌、军团菌、支原体、衣原体无效。口服生物利用度低，吸收后大约 33% 原型从肾排泄，30% 原型从胆汁排泄，上述器官药物浓度均明显高于血药浓度。主要用于肠道、尿路感染，亦可用于呼吸道、皮肤软组织、眼科感染，目前已较少使用。

环丙沙星 *（ciprofloxacin）

本药是体外抗菌活性最强的氟喹诺酮类药物。对革兰阴性细菌杆菌最强：如大肠埃希菌、志贺菌、流感杆菌、伤寒杆菌、铜绿假单孢菌等均有较好疗效，对球菌属里的产酶淋病奈瑟菌、耐药金黄色葡萄球菌，以及军团菌、结核杆菌作用也较强。对耐氨基糖苷类细菌，第三代头孢的菌株感染也有效。本药对厌氧菌无效。

临床主要用于全身系统性感染，如消化道、泌尿道、呼吸道、骨关节及皮肤软组织感染。不良反应相对少而轻，静脉注射对局部血管有刺激性。

氧氟沙星（ofloxacin，氟嗪酸）

本药口服吸收完全，血药浓度高而持久，体内分布广，胆汁中浓度是血中浓度的 7 倍，尿液浓度也较高。对革兰阳性细菌、革兰阴性细菌作用优于诺氟沙星，对结核分枝杆菌、衣原体、部分厌氧菌有效。用于敏感菌所致的呼吸道、胆道、泌尿生殖道、皮肤软组织等处的感染。主要不良反应是胃肠反应。

左氧氟沙星 *（levofloxacin）

本药为氧氟沙星的左旋异构体。抗菌谱同氧氟沙星，作用强，为氧氟沙星（消旋体）的 2 倍。口服生物利用度接近 100%。对多重耐药金葡菌（MRSA）、表皮葡萄球菌、链球菌和肠球菌的抗菌活性强于环丙沙星；对铜绿假单胞菌活性低于环丙沙星。对衣原体、支原体、厌氧菌及军团菌也有杀灭作用。是目前最为常用的氟喹诺酮类药物之一，不良反应少而轻。

> **考点：** 左氧氟沙星主要用于何种类型的感染

洛美沙星（lomefloxacin）

本药口服生物利用度接近 98%，$t_{1/2}$ 较长，有明显的 PAE，药物 70% 以上原形从肾排泄，治疗泌尿道感染可按每日一次给药就可达到良好治疗效果。对革兰阴性细菌、链球菌、肠球菌的抗菌活性与氧氟沙星相近，对多数厌氧菌的活性低于氧氟沙星。不良反应类似于其他药物，易发生光敏反应和肌腱损害等。

氟罗沙星（fleroxacin）

本药生物利用度高达 100%，$t_{1/2}$ 长，可每日给药一次。对革兰阳性细菌、革兰阴性细菌、厌氧菌、支原体、衣原体和分枝杆菌都有强大的抗菌活性，药物大部分以原形由肾排泄，少量在肝代谢。易引起中枢神经系统反应、胃肠道反应和光敏反应；与布洛芬等合用可诱发痉挛。

司帕沙星（sparfloxacin）

本药是第四代氟喹诺酮类药物，80% ~ 90% 生物利用度，肝肠循环明显，50% 经粪便排泄。长效，穿透能力极强，对革兰阴性细菌、军团菌抗菌活性与环丙沙星相近；对革兰阳性细菌、厌氧菌、结核分枝杆菌、支原体、衣原体抗菌活性强于环丙沙星、氧氟沙星。对耐青霉素、头孢菌素的链球菌、耐异烟肼、利福平的结核杆菌有效。易出现心脏毒性、神经系统反应和光敏反应。

莫西沙星（moxifloxacin）

本药属于第四代喹诺酮类，口服生物利用度约 90%，$t_{1/2}$ 12 ~ 15h。抗菌谱广，抗菌活性比环丙沙星、氧氟沙星、左氧氟沙星和司帕沙星强。主要用于敏感细菌引起的呼吸道、泌尿生殖道和皮肤软组织等处的感染。不良反应少，最常见的是胃肠反应，目前尚未发现光敏反应和心脏毒性等严重反应。

第二节　磺胺类药物

一、概述

本类药物是最早的人工合成抗菌药，首次用于临床的是百浪多息（prontosil，1935）。随着低毒高效的新抗菌药的出现，磺胺类药物应用逐渐减少，但对某些感染性疾病如流行性脑脊髓膜炎（流脑）仍列为首选。

【药物分类】

1. 用于全身感染的磺胺（口服易吸收），一般包括三类。

短效（$t_{1/2} < 10h$）：磺胺异噁唑（SIZ）、磺胺二甲嘧啶（SM2）。

中效（$t_{1/2}$ 为 10～24 h）：磺胺嘧啶（SD）、磺胺甲噁唑（SMZ）。

长效（$t_{1/2} > 24h$）：磺胺多辛（SDM）、磺胺间甲氧嘧啶（SMM）。

2. 用于肠道感染的磺胺，主要是口服难吸收的磺胺类药物，如柳氮磺吡啶（SASP）等，用于溃疡性结肠炎的治疗。

3. 局部外用的磺胺，主要是磺胺米隆（SML）、磺胺醋酰（SA）、磺胺嘧啶银（SD-Ag）等用于皮肤黏膜感染、沙眼、烧伤等治疗。

【体内过程】 用于全身感染的药物口服易吸收，体内分布广，血浆蛋白结合率为25%～95%，血浆蛋白结合率低的药物易通过血脑屏障。主要在肝内代谢，从肾排泄。尿中原形药物浓度高者适宜于泌尿道感染。

【药理作用】 抗菌谱广，对大多数革兰阳性菌和阴性菌均有抑制作用，以 A 群链球菌、肺炎链球菌、脑膜炎奈瑟菌、淋病奈瑟菌、鼠疫耶尔森菌、诺卡菌属最为敏感；对志贺菌属、大肠埃希菌、变形杆菌属、布鲁菌属和沙门菌属有良好抑菌效果；对沙眼衣原体、卡氏肺孢子虫，弓形虫滋养体等有抑制作用；此外，磺胺米隆和磺胺嘧啶银对铜绿假单胞菌也有抑制作用。本类药物对病毒、支原体、螺旋体、立克次体无效。

【作用机制和耐药性】 细菌以二氢蝶啶、对氨基苯甲酸（PABA）、谷氨酸等为原料，在二氢叶酸合成酶催化下生成二氢叶酸，再在二氢叶酸还原酶催化下还原为四氢叶酸。四氢叶酸作为一碳基团转移酶的辅酶参与嘧啶核苷酸和嘌呤的合成。磺胺药的结构与 PABA 相似，竞争性抑制二氢叶酸合成酶，阻碍细菌二氢叶酸的合成，从而产生抑菌作用。PABA 与二氢叶酸合成酶的亲和力比磺胺药强，使用磺胺药时应首剂加倍。脓液或坏死组织中含有大量 PABA，局麻药普鲁卡因在体内也能水解产生 PABA，它们均可减弱磺胺药的抗菌作用。

细菌对磺胺类药物产生耐药性的原因：①PABA 产生大大增加，削弱了磺胺药的竞争性抑菌作用而发生耐药；②细菌二氢叶酸合成酶发生改变，与磺胺药亲和力下降；③细菌细胞膜通透性降低；④细菌改变代谢途径；⑤细菌灭活药物能力增强。各磺胺药之间有交叉耐药性。

【不良反应】

1. 肾损害　在酸性尿中易形成结晶，刺激肾，致结晶尿、血尿、管型尿，以 SD 多见。

要点提示

磺胺药物在用药期间应多饮水或同服 $NaHCO_3$ 碱化尿液；定期查尿常规；老年人、肾功能不全者慎用。

2．过敏反应　皮疹、固定性药疹、药热等。用药前应询问过敏史，磺胺类药物之间有交叉过敏现象，有过敏史者禁用。

3．血液系统反应　粒细胞减少，血小板减少，再生障碍性贫血，对葡萄糖 -6- 磷酸脱氢酶缺陷者，可致溶血性贫血。用药期间应定期检查血常规。

4．消化系统反应　恶心、呕吐，饭后服或同服碳酸氢钠可减轻。

5．神经系统反应　头晕、乏力、新生儿胆红素脑病等症状；驾驶员、高空作业者及新生儿不宜使用。

二、常用磺胺类药物

磺胺嘧啶 *（sulfadiazine，SD）

本药口服易吸收，蛋白结合率低，易透过血脑屏障，在脑脊液中的药物浓度可达血药浓度的 80%。是治疗流行性脑脊髓膜炎（流脑）的首选药，对诺卡菌属引起的肺部感染、脑膜炎、脑脓肿也首选。与乙胺嘧啶合用治疗弓形虫病。肾毒性多见。

磺胺甲噁唑 *（sulfamethoxazole，SMZ，新诺明）

本药口服易吸收，血脑屏障透过率低于 SD，仍可用于流脑预防。尿中浓度也高。抗菌谱广，作用强，对大多数革兰阴性菌和阳性菌均有抑制作用，另外放线菌、诺卡菌属、衣原体、弓形虫对其亦敏感。主要与甲氧苄啶合用组成复方新诺明治疗敏感菌引起的泌尿、消化、呼吸系统的感染。变态反应较常见，也可造成肾损害。

柳氮磺吡啶 *（sulfasalazine，SASP）

本药口服难吸收，在肠道内分解为磺胺吡啶和 5- 氨基水杨酸，前者抗菌作用弱，后者具有抗炎和免疫抑制作用。主要用于急、慢性溃疡性结肠炎。少量吸收易出现恶心、呕吐及过敏反应。

磺胺米隆（sulfamylon，SML）

本药外用，渗透性好，抗菌活性不受脓液和坏死组织影响。抗菌谱广，对铜绿假单胞菌、金黄色葡萄球菌、破伤风梭菌均有效。可迅速渗入创面和焦痂，用于烧伤或大面积创伤后创面感染。用药局部可出现疼痛、灼烧感。

磺胺嘧啶银（sulfadiazine silver，SD-Ag）

本药可抑制大多数细菌和真菌，尤其对铜绿假单胞菌作用强于 SML，银盐尚具有收敛作用。抗菌作用仍不受脓液 PABA 影响。主要用于烧伤及烫伤的创面感染，可促进创面干燥、结痂及愈合。有局部一过性刺激性疼痛。

磺胺醋酰（sulfacetamide，SA）

本药 pH 呈中性，穿透力强，几乎无刺激性。用于眼科感染性疾病，如沙眼、角膜炎、结膜等。

第三节 其他合成类抗菌药

一、甲氧苄啶（trimethoprim，TMP）

本药又名磺胺增效剂。口服吸收迅速、完全，体内分布广泛，脑脊液中的药物浓度较高。半衰期与 SMZ 相近，主要以原形由肾排泄。抗菌谱与磺胺类药相似，是广谱抑菌药。TMP 单用易产生耐药性，常与磺胺类药物合用有增效作用。

抗菌机制是通过抑制二氢叶酸还原酶，使二氢叶酸不能还原为四氢叶酸，阻止细菌核酸的合成。与磺胺药合用，可双重阻断细菌叶酸代谢，抗菌作用因此增强数倍至数十倍，甚至呈现杀菌作用，并能减少耐药菌株的产生。本药主要与 SMZ、SD 等合用于敏感菌所致的呼吸道、泌尿道、皮肤软组织及肠道感染。

大剂量或长期应用可引起粒细胞减少、血小板减少、巨幼红细胞性贫血等，应注意检查血象，必要时用甲酰四氢叶酸钙治疗。动物实验可致畸，孕妇禁用。

二、硝基呋喃类药物

本类药物抗菌谱广，对革兰阳性细菌、革兰阴性细菌均有杀菌作用。在酸性环境中，抗菌作用增强。不易产生耐药性，与其他抗菌药无交叉耐药性。但本类药物毒性较大。常用药物有呋喃妥因、呋喃唑酮和呋喃西林。

> **考点：**复方新诺明是由什么药物组成，有何优势？

呋喃妥因 *（nitrofurantoin，呋喃坦啶）

本药口服吸收完全，但血药浓度较低，以原形（40%）由尿液排出。主要用于泌尿系统感染。不良反应较少，主要是消化道反应，长期大量应用或肾功能不全者可引起严重的外周神经炎。

呋喃唑酮（furazolidone，痢特灵）和呋喃西林（furacilin）

呋喃唑酮口服吸收较少，主要用于肠道感染，也适用于胃和十二指肠溃疡的幽门螺杆菌感染。呋喃西林毒性较大，限用于皮肤科、耳鼻咽喉科局部抗感染治疗以及膀胱冲洗等。

三、硝基咪唑类药物

本类药物对革兰阳性细菌、革兰阴性细菌厌氧菌有抗菌作用，常用药物有**甲硝唑 ***（metronidazole）、**替硝唑 ***（tinidazole），主要用于厌氧菌的感染，此外可用于阿米巴病和滴虫病，详见抗寄生虫药物章节。

第四节　人工合成抗菌药的用药护理

一、用药护理程序

用药步骤	用药护理要点
用药前	1. 了解病史、用药史，明确用药目的。 2. 做好心理护理，帮助患者分析感染原因，以防止再感染。 3. 合理制订护理程序。喹诺酮类输注前，应提醒患者适当进食，以减少胃肠道反应。 4. 严格掌握适应证及禁忌证，指导患者认识过敏反应，及时报告医生。
用药中	1. 注意过敏反应，胃肠反应等不良反应。 2. 喹诺酮类药物宜空腹服用，服后多饮水；静滴时，注意滴速不可过快，应经常更换注射部位，留置针不宜超过1周；可能有光敏反应，用药期间避免紫外线直射。 3. 磺胺类口服时应首剂加倍，为减轻肾毒性，每日饮水量不少于2000ml；注射用磺胺嘧啶钠刺激性强，宜深部肌注并远离神经；静注液浓度应小于5%，静滴浓度约1%。
用药后	1. 做好相关护理有助于提高疗效。 2. 喹诺酮类药物喹诺酮类长期应用，监测肝、肾功能。 3. 磺胺类用药超过一周，监测肾功能；久用时查血常规。

二、用药护理案例分析

1. 患者，男，43岁。呼吸道感染，医生为患者开了复方新诺明和碳酸氢钠。

试分析：①医生的用药是否合理？为什么？②护士应如何指导患者减轻药物的不良反应？

2. 患者，女，39岁。因下呼吸道感染，医生给患者用氟罗沙星注射液0.2g，每日2次，静脉滴注。患者在输注氟罗沙星时出现了恶心、呕吐，腹痛。

试分析：①护士此时该如何处理？②护士应如何指导患者减轻药物的不良反应？

常用制剂和用法

诺氟沙星　片（胶囊）剂：0.1g。一次0.1～0.2g，一日3～4次。

环丙沙星　片（胶囊）剂：0.25g、0.5g、0.75g。一日0.25～0.5g，一日2次。注射剂：0.1g、0.2g。一次0.1～0.2g溶于0.9%氯化钠注射液或5%葡萄糖注射液中静滴，静滴时间不少于30min，一日2次。

氧氟沙星　胶囊剂：0.2g、0.4g。一次0.4g，一日1次。

氟罗沙星　片剂：0.1g。一日0.2～0.3g，一日1次。

磺胺嘧啶　片剂：0.5g。一次1g，一日2g。治疗流行性脑脊髓膜炎，一次1g，一日4g。注射剂：0.4g、1g。一次1～1.5g，一日3～4.5g。

复方新诺明　片剂：每片含SMZ0.4g，TMP0.08g。一次2片，一日2次，首剂2～4片。

思考与练习

1. 试述氟喹诺酮类药物的共同特点。
2. 氟喹诺酮类药物的不良反应有哪些？如何护理？
3. 试述磺胺类药与 TMP 合用的理论依据。
4. 简述磺胺类常见的不良反应及防治措施。

（梁　岚）

第三十六章　抗结核病药

第一节　常用抗结核病药

抗结核病药是指能抑制或杀灭结核分枝杆菌的药物。临床常将疗效好、毒性较小的异烟肼、利福平、乙胺丁醇、吡嗪酰胺、链霉素等列为一线药。而将疗效差、毒性大的对氨基水杨酸、丙硫异烟胺等列为二线药。

考点： 治疗结核病的一线药物有哪些？

知识链接

结核病是一种严重危害健康的慢性传染病，是由结核分枝杆菌（Mycobacte-rium tuberculosis）引起的慢性感染性疾病，可累及全身多器官系统，以肺结核最常见，也可以发生在肝、肾、脑、淋巴结等器官。主要通过呼吸道飞沫传播、人感染结核病与吸入结核菌的数量、菌株致病力、人体的抵抗力等有关。目前全球约有20亿人被感染，每年新增病例约800～1000万，该病每年死亡人数约为200～300万。我国结核病年发病人数约为130万，因病死亡人数每年达13万，超过其他传染病死亡人数的总和。

异烟肼 *（isoniazid，雷米封）

本药口服吸收迅速、完全，分布广泛，易透过血脑屏障和细胞膜，并能渗透到浆膜腔、纤维化或干酪样病灶中；主要在肝内乙酰化代谢失活，有快、慢两种代谢类型，代谢产物及小部分原形药物经肾排泄。

【药理作用】具有疗效高、毒性小、口服方便、价格低廉等优点。对结核分枝杆菌具有高度的选择性，低浓度抑菌，高浓度杀菌，尤其对繁殖期细菌作用明显，但对其他细菌几乎无效。单用易耐药，但与其他抗结核药间无交叉耐药性。

【临床用途】用于治疗各种类型的结核病，为增强疗效、延缓耐药性的产生，除预防和治疗早期轻症肺结核可单用外，常需与其他一线抗结核药联合应用。对急性粟粒性结核和结核性脑膜炎则需增大剂量，必要时采用静脉滴注。

【不良反应】

1. 神经系统反应　治疗量可见头痛、头晕等。长期或大剂量应用可引起周围神经炎和中枢神经系统症状，表现为四肢麻木、刺痛、震颤以及兴奋、失眠甚至惊厥、精神错乱等。服用维生素 B_6 可治疗上述不良反应。癫痫及精神病患者慎用。

2．肝毒性 多为暂时性转氨酶升高，极少数人可发生黄疸，严重者可致肝细胞坏死。50 岁以上、快代谢型和嗜酒患者较多见。

3．其他 偶见皮疹、药热、粒细胞和血小板减少等。因可抑制乙醇代谢，故用药期间不宜饮酒。

利福平＊（rifampicin，RFP、甲哌利福霉素）

本药口服吸收快而完全，但与食物、对氨基水杨酸等同服可减少其吸收，故需空腹服用。体内广泛分布，穿透力强，可进入细胞、脑脊液、痰液、结核空洞内。主要在肝内代谢，代谢产物呈橘红色，可经尿、粪、泪液、痰和汗液排泄。

【药理作用】 为广谱抗微生物药，对结核分枝杆菌、麻风杆菌和多数革兰阳性球菌尤其是耐药金葡菌有强大抗菌作用，对部分革兰阴性菌如大肠埃希菌、变形菌、流感嗜血杆菌及沙眼衣原体也有效。抗结核作用与异烟肼相当，且对繁殖期、静止期均有效。单用易耐药，与其他抗结核药之间无交叉耐药性。

利福平通过抑制细菌依赖 DNA 的 RNA 多聚酶，阻碍 mRNA 的生成，从而呈现抗菌作用。

【临床用途】 主要与异烟肼等其他抗结核药合用于各种结核病及重症患者；也可用于耐药金葡菌及其他敏感菌引起的感染、沙眼和麻风病等。

【不良反应】

1．胃肠反应 恶心、呕吐、腹痛、腹泻等较常见。

2．肝损害 为主要不良反应，原有肝病或与异烟肼合用时较易发生。表现为黄疸、转氨酶升高、肝大等。

3．其他 偶见皮疹、药热、血小板和白细胞减少等过敏反应及溶血性贫血等。对动物有致畸作用，妊娠早期慎用。

乙胺丁醇＊（ethambutol）

本药口服吸收良好，分布广泛。对胞内外结核分枝杆菌均有较强的抗菌作用，但对其他细菌无效。单用可缓慢产生耐药性，与其他抗结核药间无交叉耐药性。常与异烟肼、利福平等合用治疗各种结核病。大剂量可导致球后视神经炎，表现为视力下降、视野缩小、红绿色盲，是一种剂量依赖性及可逆性病变，及时停药可恢复。

链霉素＊（streptomycin）

链霉素是第一个有效的抗结核病药。抗结核分枝杆菌作用和穿透力均较异烟肼和利福平弱。单用易产生耐药性，长期用药耳毒性发生率高，与其他抗结核病药联合应用可延缓耐药性产生和降低耳毒性。主要用于结核病急性期联合用药。

 要点提示

结核病患者如使用链霉素，应提前 3 天做听力及前庭功能检查，用药期间定期检查，一旦有耳鸣、耳聋或眩晕等症状，立即停药，及时应用解救药物，主要有：10% 葡萄糖酸钙 20ml 静注，每日 1 次，并可加入维生素 C、氢化可的松静滴，同时配伍扩张血管药、营养神经药物治疗。

吡嗪酰胺（pyrazinamide）

本药口服吸收良好，分布广泛，可进入细胞内和脑脊液中。在酸性环境中对结核分枝杆菌有较强的抑制或杀灭作用，有较好的抗菌后效应。单独应用易产生耐药性，和其他抗结核药之间无交叉耐药现象。临床上多与异烟肼、利福平、链霉素联合用于多种结核病的短程化疗或耐药菌株所致的结核病。

吡嗪酰胺的不良反应较多，长期大剂量使用可产生肝毒性，表现为肝大、黄疸、氨基转移酶增高甚至肝坏死等。吡嗪酰胺能减少尿酸排泄，可诱发痛风。肝功能不良者慎用。

对氨基水杨酸钠 *（sodium para-aminosalicylate）

本药属二线抗结核病药。本药仅对细胞外结核分枝杆菌有抑制作用。耐药性产生较缓慢，无交叉耐药现象，且可延缓其他抗结核病药物耐药性的产生。主要与其他抗结核病药物合用，延迟各药耐药性的发生。不良反应有消化道反应、过敏反应等。

第二节　临床用药原则

结核病具有病程长，不易治愈，结核分枝杆菌易产生耐药性，易复发等特点。近年来结核病的发病率又有所回升。其原因除与老年人、各种免疫缺陷患者增多外，很大程度上与不正规或未彻底治疗以及抗结核药物耐药性增加有关。为提高治愈率，延缓结核分枝杆菌耐药性的产生，在使用中应注意以下原则。

1. 早期用药　结核病早期，病灶处于渗出阶段，血液循环较为丰富，给药后病灶中药物浓度高，病灶中结核分枝杆菌生长旺盛，对抗结核药物敏感，此时用药疗效较好。

2. 联合用药　临床常将两种或三种抗结核药联合应用以增强疗效、降低毒性、延缓耐药性的产生。初治病例大多用利福平与异烟肼联用，若病灶广泛、病情严重者，则采用三联或四联用药。

3. 适量用药　抗结核药物应用时，药物剂量需适当。剂量不足，难以有效地抑制结核杆菌的生长繁殖，且易诱导耐药性的产生，最终导致抗结核治疗失败。若剂量过大，则易发生严重不良反应，影响治疗的进行，同样影响抗结核治疗效果。

4. 规律用药　足够的疗程和剂量是保证疗效和防止复发的关键。目前广泛采用6个月短期强化疗法。即：前2个月给予异烟肼、利福平与吡嗪酰胺联合治疗，病情严重则可四联（乙胺丁醇或链霉素），迅速控制病情，后4个月给予两种抗结核药如异烟肼和利福平等联用巩固治疗。

第三节　抗结核病药的用药护理

一、用药护理程序

用药步骤	用药护理要点
用药前	1. 熟悉并理解结核病治疗的基本原则。 2. 掌握联合化疗方案的药物组成和特点，正确的服用方法。 3. 告知患者药物可能出现的不良反应。

续表

用药步骤	用药护理要点
用药中	1. 告知患者抗结核治疗疗程较长。 2. 指导患者正确对待治疗中出现的不良反应，增强患者信心。 3. 积极采取有效措施处理出现的不良反应。 4. 指导患者合理饮食，增加营养。
用药后	1. 做好疗效评价和护理评价。 2. 协助医生分析评价疗效差的病例。

二、用药护理案例分析

1. 患者，男，24岁。以"咳嗽，胸痛一周"为主诉入院。入院后，X线胸片示：右侧胸膜炎。实验室检查红细胞沉降率增快。诊断为：右侧结核性胸膜炎。

试分析：①该患者如何制订治疗方案？②该患者如何护理？

2. 患者，女，35岁。"咳嗽、吐痰"一月余为主诉入院。患者一月前受凉后出现咳嗽、吐痰，自行按"感冒"治疗，无效。入院后经检查，诊断为：左肺肺结核。遂给予异烟肼＋利福平＋链霉素＋吡嗪酰胺四联正规治疗，一月后，患者出现头晕、耳鸣。

试分析：①该患者为什么出现头晕、耳鸣？②如何处理？

常用制剂和用法

异烟肼　片剂，一次5mg/kg，极量：一日0.3g，顿服。儿童一次10～20mg/kg，顿服。注射剂，用于重症患者不能口服者，一日0.3～0.6g，静脉滴注。

利福平　片（胶囊）剂，一日0.2～0.3g，顿服。

乙胺丁醇　片剂，一次15mg/kg，顿服；13岁以下不宜应用本药，13岁以上用量与成人相同。

吡嗪酰胺　片（胶囊）剂，一次0.25～0.5g，一日3次。

思考与练习	1. 抗结核药中哪些是一线药物，哪些是二线药物。 2. 简述常用抗结核药临床用途、不良反应及用药护理要点。

（鲁福德）

第三十七章 抗真菌药

真菌感染一般分为浅表真菌感染和深部真菌感染。浅表真菌病通常是由各种癣菌引起，主要侵犯皮肤、毛发、指（趾）甲等，引起各种癣症，发病率高，危险性小。深部真菌感染主要由念珠菌、隐球菌等引起，主要侵犯内脏器官和深部组织，发病率低，但危险性大，常危及生命。

知识链接

真菌属于真核细胞生物，具有细胞壁，不含叶绿素，属异养型生物，以寄生或腐生方式生存，真菌包括：酵母、霉菌和蕈（蘑菇）三类，除新型隐球菌外，致病性真菌几乎都是霉菌。根据侵犯人体的部位，真菌感染性疾病包括：浅表真菌病、皮肤真菌病、皮下组织真菌病和系统性真菌病；前二者合称为浅部真菌病，后二者又称为深部真菌病。

第一节 抗浅部真菌药

克霉唑（clotrimazole）

又名三苯甲咪唑，为人工合成的咪唑类抗真菌药。抗真菌作用与两性霉素 B 相似。口服吸收差，仅局部用于治疗浅表真菌病或皮肤黏膜的念珠菌感染，如体癣、手足癣及阴道炎等，对头癣无效。

特比萘芬（terbinafine）

为合成的烯丙胺类抗真菌药，作为二线药使用。选择性高、杀菌作用强、抗菌谱广、毒性低等特点。对各种浅表真菌如表皮癣菌属、小孢子菌属、毛癣菌属等作用强，对白色念珠菌作用稍差。可应用于体癣、股癣、手足癣及甲癣的治疗。不良反应较少，有胃肠反应、头痛等，也可出现荨麻疹及一过性氨基转移酶升高。

要点提示

治疗浅部真菌感染如足癣、手癣、股癣等，要坚持长期、规范用药，并注意感染部位的清洁、干燥，一般不要使用具有止痒作用的糖皮质激素类药物，因其不具有抗菌作用，同时抑制免疫功能，可能使真菌感染加剧。

第二节　　抗深部真菌药

两性霉素 B（amphotericin B）

本药是多烯类抗真菌抗生素，具有嗜脂性和嗜水性两种特性。

【体内过程】　口服、肌内注射均难吸收，需静脉给药。生物利用度仅为 5%，不易透过血脑屏障，主要在肝内代谢，药物在体内消除缓慢。

【抗菌作用】　两性霉素 B 为广谱抗真菌药，对多种深部真菌如新型隐球菌、球孢子菌、白色念珠菌及荚膜组织胞浆菌等有强大抑制作用，高浓度时有杀菌作用。抗真菌机制为选择性与真菌细胞膜上的麦角固醇结合，增加膜的通透性，导致胞内重要物质外漏，真菌死亡。细菌的细胞膜不含麦角固醇，故对细菌无效。

【临床用途】　本药目前仍是治疗深部真菌感染的首选药。主要用于各种真菌性肺炎、脑膜炎、心内膜炎等。治疗真菌性脑膜炎除静脉给药外，还需鞘内注射给药，疗效较好。口服仅用于肠道真菌感染。局部应用可治疗皮肤、指甲及黏膜等浅部真菌感染。

【不良反应】　毒性大，不良反应多。静脉滴注时可出现寒战、高热、头痛、恶心、呕吐，有时可有血压下降、眩晕等。肾毒性呈剂量依赖型，几乎见于所有患者，表现为尿中可见红细胞、白细胞、蛋白，血中尿素氮及肌酸酐升高。血液系统毒性反应可发生红细胞性贫血，血小板减少等。心血管系统反应，静脉滴注过快可引起心动过速、心室颤动或心脏骤停。神经系统毒性，鞘内注射可引起严重头痛、发热、颈项强直、下肢疼痛等。有排钾作用，可致低血钾。用药期间应注意监测血钾、血常规、尿常规、心电图、肝肾功能等。

制霉菌素 *（nystatin）

本药为广谱抗真菌抗生素，对白色念珠菌的抗菌活性最强，对隐球菌、滴虫有抑制作用。对皮肤癣菌无作用。口服不吸收，用于防治消化道念珠菌感染。局部用药对口腔、皮肤、阴道念珠菌病有效。静脉给药毒性过大，故不用于全身感染。较大剂量口服时，可有恶心、呕吐、腹泻等。局部用药刺激性小，阴道用药可见白带增多。

氟胞嘧啶（flucytosine）

本药口服吸收良好，分布广泛，可透过血脑屏障。对隐球菌、念珠菌和拟酵母菌等抗菌活性高，主要用于念珠菌和隐球菌感染，单用易产生耐药性，与两素合用可产生协同效应。不良反应较少，主要为胃肠道反应，表现为恶心、呕吐、腹泻等。有骨髓抑制作用，导致白细胞、血小板减少。孕妇禁用。

第三节　抗浅部、深部真菌药

酮康唑（ketoconazole）

本药属咪唑类广谱抗真菌药，吸收后可渗透至皮肤的角质层，对深部真菌有强大抗菌活性。常用于治疗多种浅表和深部真菌感染，效果相当于或优于两性霉素 B。也可用于真菌性败血症、肺炎等。对免疫功能低下和真菌性脑膜炎患者效果不佳。

不良反应多见，主要是胃肠道反应、肝损伤、性激素代谢紊乱、皮疹等。现本药主要供外用。

氟康唑 *（fluconazole）

本药属三唑类抗真菌药，具有广谱、高效、低毒的特点。对白色念珠菌、新型隐球菌、皮炎芽生菌、荚膜组织胞浆菌及多种皮肤癣菌抗菌作用均较明显。体内抗菌活性强度是酮康唑的 10 ～ 20 倍，口服和静脉给药均有效。

考点： 氟康唑主要有哪些临床用途，应采用何种给药方法

主要用于治疗各种念珠菌、新型隐球菌引起的脑膜炎及艾滋病患者口腔、消化道念珠菌感染。还可用来治疗各种皮肤癣、甲癣。也可用来预防器官移植、白血病、白细胞减少等患者出现的真菌感染。本药毒性较低，常见有胃肠道反应，偶见脱发、一过性的尿素氮、肌酸酐及转氨酶升高。禁用于哺乳期妇女与儿童，慎用于妊娠期妇女。

伊曲康唑（itraconzole）

本药属三唑类衍生物，广谱抗真菌药。主要应用于深部真菌感染，对孢子菌、芽生菌、组织胞浆菌、曲霉菌、隐球菌感染均有明显疗效。也可用于浅表真菌感染，如体癣、股癣、手足癣、指甲（趾）癣等。不良反应较轻，主要表现为胃肠道反应、头痛、皮肤瘙痒等，偶见一过性转氨酶升高。

第四节　抗真菌药的用药护理

一、用药护理程序

用药步骤	用药护理要点
用药前	1. 了解用药目的，区分真菌感染的类型。 2. 掌握患者身体状况，深部真菌感染者多有恶病质，应做好评估。 3. 了解用药史，浅部真菌感染大多有反复用药时，应注意合理选择。
用药中	1. 深部真菌感染需要全身给药，药物不良反应重，注意给药时的滴注速度、时间间隔和配制要求等。 2. 治疗深部真菌感染的用药期间，应密切监测心电图、肝肾功能，以及血象、电解质变化情况。 3. 两性霉素静脉给药时避免药液外漏，可加入肝素或间隔给药，以减少局部血栓性静脉炎的发生。
用药后	1. 浅部真菌感染不宜根除，深部真菌感染预后较差，应合理制订疗效观察和评价目标。 2. 注意毒性大的药物的急救与处理：两性霉素 B 过量，可给予碳酸氢钠碱化尿液，加快药物排泄。酮康唑、氟康唑过量，无特效解毒药，只可对症治疗。

二、用药护理案例分析

1. 患者，男，52 岁。接受肿瘤化疗 2 个疗程，两周前出现尿频、尿急现象，尿液混浊不清，未引起重视，一日前突发高热，T 39.5℃，经尿常规示真菌性尿。

试分析：①该患者应该选择何种抗真菌药？②该患者如何护理？

2. 患者，女，21 岁。学生，平时出汗较多，后发现颈背部有皮癣，奇痒难忍，自行到药店购买某种止痒软膏涂抹。连用三天后颈背部皮癣消失，遂停药。一周后，发现头颈部皮癣又重新出现，而且面积比原来增大了许多，经阅读该软膏说明书，该药为复方地塞米松软膏。

试分析：①该学生头颈部皮癣为何重新出现且增大？②她该选择何药？

常用制剂和用法

两性霉素 B　注射剂，静脉滴注，每次 1～5mg，3～4次/天。

克霉唑　锭剂，含服，每次 0.5～1.0g，3次/天。霜剂，外用，2次/天，涂于患处。

酮康唑　片剂，口服，每次 0.1～0.2g，2次/天；儿童 3.3～6.6mg/次，顿服或分2次服用。

咪康唑　注射剂，静脉滴注，每次 0.2～0.4g，3次/天；1岁以上儿童，儿童每次 20～30mg/kg，2次/天，每次量不超过 15mg/kg。

伊曲康唑　胶囊剂，口服，每次 0.1～0.2g，顿服。

特比萘芬　片（胶囊）剂，口服，每次 0.25g，顿服。软膏剂，外用，2次/天，涂于患处。

<table>
<tr><td rowspan="7">思
考
与
练
习</td><td>1. 简述常用抗真菌药的临床用途、不良反应及用药护理要点。</td></tr>
<tr><td>2. 填写以下真菌感染的常用药物</td></tr>
<tr><td>①足癣 _____ ；</td></tr>
<tr><td>②甲癣（灰指甲）_____ ；</td></tr>
<tr><td>③鹅口疮（白色念珠菌感染）_____ ；</td></tr>
<tr><td>④真菌性尿道炎 _____ ；</td></tr>
<tr><td>⑤真菌性败白症 _____ ；</td></tr>
</table>

（鲁福德）

第三十八章 抗病毒药

病毒是必须寄生在宿主细胞内，利用宿主细胞进行复制和繁殖的微生物。抗病毒药物对宿主正常细胞的选择性差，而且病毒易变异产生耐药性。因此，抗病毒的药物治疗常不能取得满意的疗效。抗病毒药多是通过干扰或抑制病毒的增殖过程（吸附、穿入、脱壳、复制、组装、释放等）来发挥作用的。

第一节 常用的抗病毒药

利巴韦林*（ribavirin，病毒唑）

本药是广谱抗病毒药，对各种流行性感冒病毒、流行性出血热病毒、麻疹病毒、呼吸道合胞病毒、拉萨热病毒、甲型及乙型肝炎病毒、乙型脑炎病毒、带状疱疹病毒均有抑制作用。主要用于敏感病毒所致的感染性疾病。不良反应较轻微，少数病人出现腹泻、白细胞减少、可逆性贫血等。动物实验有致畸作用，孕妇忌用。

阿昔洛韦*（aciclovir，无环鸟苷）

本药是广谱高效的抗病毒药。是目前对Ⅰ型和Ⅱ型单纯疱疹病毒最有效的药物之一，对其他疱疹病毒也有抑制作用，对乙型肝炎病毒也有效。疱疹病毒感染的细胞内药物浓度是正常细胞的 40～100 倍。主要用于治疗各种疱疹病毒感染，是单纯疱疹病毒感染的首选药。不良反应较少，外用局部用可有刺激症状；口服可出现消化道反应，皮疹、头痛等；静注可引起静脉炎、肾功能减退及神经毒性等。

要点提示

带状疱疹是由单纯疱疹病毒感染引起的，阿昔洛韦是单纯疱疹病毒感染的首选药。为减少不良反应，用药后需大量饮水，减少对肾的损害。

阿糖腺苷（vidarabine，Ara-A）

本药是广谱抗病毒药，对疱疹病毒、痘病毒有明显的抑制作用。对阿昔洛韦耐药的病毒仍有效。不良反应主要有神经系统反应和消化道反应，大剂量对造血系统有轻度抑制。

干扰素（interferon，IFN）

本药是病毒诱导机体细胞产生的具有抗病毒效应的糖蛋白物质，干扰素有三种分为

IFN-α、IFN-β、IFN-γ。目前采用基因工程生产的干扰素以供使用。口服不吸收，可经局部滴鼻、滴眼、皮下或肌注给药。

具有抗病毒繁殖、抗细胞分裂增殖和免疫调节三大作用，对多种病毒有非特异性抑制作用，可用于治疗病毒性肝炎、上呼吸道感染、病毒性心肌炎、流行性腮腺炎、乙型脑炎及人乳头状病毒引起的慢性宫颈炎等。

不良反应主要是首次用药一周左右可出现发热、畏寒、乏力、头痛、肌痛等类流感样症状，连续用药后多可以自行缓解，偶有骨髓抑制、肝毒性等。

> **考点：** 干扰素给药后最常见的不良反应是什么？

聚肌胞（poly inosinic）

本药为干扰素诱导剂，能诱导产生内源性干扰素，有类似干扰素的作用，故有广谱抗病毒和免疫调节功能。用于病毒感染性疾病和肿瘤的辅助治疗。不良反应较多，易出现口干、头晕、头痛、恶心、肌痛、关节炎、发冷等。

奥司他韦（oseltamivir，奥塞米韦）

本药是目前治疗流行性感冒的最常用药物之一，也是抗禽流感甲型 H_1N_1 病毒最有效的药物之一。口服生物利用度高。可分布于感染的所有重要部位，包括中耳和鼻窦。口服后经肝和肠道酯酶迅速催化转化为活性代谢物奥司他韦羧酸，奥司他韦羧酸的构型与神经氨酸的过渡态相似，能够竞争性地与流感病毒神经氨酸酶的活性位点结合，是强效的特异性流感病毒神经氨酸酶抑制药，主要通过干扰病毒从被感染的宿主细胞中释放，减少甲型或乙型流感病毒的传播。

本药作用有高度特异性，对其他病毒、细菌或人类的神经氨酸酶几乎没有抑制作用。本药不抑制机体对流感病毒感染的免疫反应，不能改善流感的卡他症状。临床主要用于由流感 A 型病毒和流感 B 型病毒引起的流感，一般对感染不超过 2 天、无并发症的急性患者疗效较好。不良反应以胃肠反应最常见。

第二节　抗人类免疫缺陷病毒药

人类免疫缺陷病毒（HIV）特异性破坏表面有 CD_4 分子的 T 淋巴细胞，最终导致 CD_4 淋巴细胞减少，引起获得性免疫缺陷综合征（艾滋病）。目前应用的抗 HIV 药物主要有反转录酶抑制药和蛋白酶抑制药两类，前者又分为核苷类和非核苷类，各类药物之间无交叉耐药性。HIV 对药物易产生耐药性，治疗艾滋病常采用多种类药物联合应用（如鸡尾酒疗法，高效抗反转录病毒疗法）。

一、反转录酶抑制药

1. 核苷类反转录酶抑制药（NRTI）　NRTI 是第一类临床抗 HIV 的药物。进入宿主细胞首先转化成活性的三磷酸代谢物，竞争性地抑制天然核苷与反转录酶结合而抑制反转录酶，并能插入 DNA，从而抑制 HIV 的复制。该类药物包括**齐多夫定（zidovudine，AZT，ZDV）**、**去羟肌苷（didanosine，ddI）**、**拉米夫定（lamivudine，3TC）**、**扎西他滨（zalcitabine，ddc）**、**司他夫定（stavudine，d4T）**、**阿巴卡韦（abacavir，ABC）**等。

齐多夫定是世界上第一个获得美国 FDA 批准生产的抗艾滋病药品，因其疗效确切，是治疗艾滋病的主要药物。不良反应以骨髓抑制最常见。在用药期间要进行定期查血，嘱咐病人在使用牙刷、牙签时要防止出血。大剂量可出现精神、神经症状等。

拉米夫定对 HIV 的作用同齐多夫定，目前已取代齐多夫定成为 NRTI 的代表药物，对乙型肝炎病毒（HBV）作用强大，是目前治疗 HBV 感染最有效的药物之一。长期应用可减轻或阻止进化为肝硬化和肝癌。主要以原形经肾排泄，肾功能不良者应减少剂量。不良反应主要为头痛、失眠、胃肠道反应等。

2．非核苷类反转录酶抑制药（NNRTI） NNRTI 直接结合到反转录酶并破坏催化点从而抑制反转录酶。该类药物包括奈韦拉平（nevirapine）、地拉韦啶（delavirdine）、依法韦伦（efavirenz）等。

二、蛋白酶抑制药（PIs）

本类药物可阻止病毒的前体蛋白裂解，导致未成熟的非感染性病毒堆积，进而产生抗病毒作用。该类药物包括**沙奎那韦（saquinavir）、英地那韦（indinavir）、利托那韦（ritonavir）、奈非那韦（nelfinavir）、安普那韦（amprenavir）**等。本类药物常与反转录酶抑制药配伍，组成联合化疗方案，大大减少病毒耐药性的发生，可以达到较理想的治疗效果。

知识链接

我国对 HIV 感染者实行的免费抗病毒药物治疗方案有两套：①齐多夫定＋去羟肌苷＋奈韦拉平；②司他夫定＋去羟肌苷＋奈韦拉平，出现耐药者应酌情更换拉米夫定或蛋白酶抑制药。

第三节 抗病毒药用药护理

一、用药护理程序

见表 38-1。

表 38-1 用药护理程序

用药步骤	用药护理要点
用药前	1．了解病史、用药史，明确用药目的。 2．做好心理护理，解除对治疗的疑虑，增强治疗信心。 3．合理制订护理程序。病毒感染有传染性，注意疾病的预防和患者的隔离。 4．要求患者坚持按时用药。
用药中	1．静注抗病毒药时要选择较大血管，定期更换注射部位，防止静脉炎。 2．口服抗病毒药应在就餐时服用，减少胃肠反应。 3．阿糖腺苷静滴时，定时摇动输液瓶，防止发生沉淀；对水肿患者尤其脑水肿患者，滴速＜ 30 滴 /min。
用药后	1．做好相关护理有助于提高疗效。 2．阿昔洛韦用药后注意口腔卫生，预防牙龈增生；大量饮水，减少肾损害。 3．外用药使用一周无效者应再次就医。

二、用药护理案例分析

1．患者，女，42岁。近10天来食欲不振、恶心、呕吐、厌油、乏力、尿黄来院就诊。医生诊断为急性乙型病毒性肝炎，并为患者保肝对症治疗。药物中有干扰素肌注。

试分析：①干扰素用在此患者的目的是什么？②干扰素用药的护理要点。

2．患者，男，75岁。额部疼痛3天来诊，见左侧额部有带状水疱，左额部、眼睑水肿，眼睑皮疹少许。医生给患者用阿昔洛韦0.25g，每日2次，静脉滴注。

试分析：①阿昔洛韦用在此患者的目的是什么？②阿昔洛韦用药的护理要点。

常用制剂和用法

利巴韦林　　片剂：0.1g、0.2g。一日0.8～1g，分3～4次服用。注射剂：0.1g/1ml。一日10～15mg/kg，分2次肌注或静滴。滴眼剂：0.1%。一日数次。滴鼻剂：0.5%。每小时1次。

阿昔洛韦　　片（胶囊）剂：0.2g。一次0.2g，4h1次，或1日1g，分5次服。注射剂：0.5g。一次5mg/kg，加入液体中。1h滴完，每8h1次，连续7天。滴眼剂：0.1%。眼膏剂：3%。霜剂和软膏剂：3%。局部应用。

阿糖腺苷　　注射剂：1g。一日10～15mg/kg，用5%葡萄糖注射液配成0.04%浓度缓慢静滴。眼膏剂：3%。局部应用。

干扰素　　注射剂：1mg、2mg。一次1～2mg，隔2～3日1次，肌内注射。

聚肌胞　　注射剂：100万U、300万U。一次100万～300万U，一日1次，肌内注射。

奥司他韦　　胶囊剂：75mg。一次75mg，一日2次，连用5天。

齐多夫定　　片剂：0.1g。一次0.2g，4h1次。注射剂：50mg。一次50～200mg，一日3次，静滴。

拉米夫定　　片剂：0.1g。一次0.1g，一日1次。

思考与练习	1．试述阿昔洛韦的临床用途。
	2．简述干扰素的作用及不良反应。
	3．说出哪些药物可用于流行性感冒的防治。

（梁　岚）

第三十九章　抗寄生虫药

第一节　抗疟药

一、疟原虫的生活史

疟原虫生活史可分为有性生殖和无性生殖两个阶段。各种抗疟药通过影响疟原虫生活史的不同发育阶段而发挥其抗疟效果。

（一）有性生殖阶段（在雌性按蚊体内进行）

雌雄配子体在蚊体内的发育和繁殖包括配子生殖和孢子增殖两个阶段。

（二）无性生殖阶段（在人体内进行）

1. 原发性红细胞外期　受疟原虫感染的按蚊叮咬人体，子孢子体随其唾液注入人体血液，侵入肝实质细胞，进行裂殖，经6～12日成熟，形成大量裂殖子，逸出肝细胞并进入红细胞。此期发生在进入红细胞之前，并不发生临床症状，是疟疾的潜伏期。

2. 继发性红细胞外期　一部分子孢子进入肝细胞后缓慢或暂不发育，称休眠子。休眠子经4～6个月后陆续增殖分裂，成为继发性红外期，是疟疾复发的根源。已知恶性疟原虫和三日疟原虫无此期。

3. 红细胞内期　进入红细胞的裂殖子发育成滋养体，再变为裂殖体，最后裂殖体成熟释放出大量裂殖子而重新侵入其他红细胞，重复其裂殖增殖。大量裂殖子逸出红细胞时引起疟疾症状发作。

红细胞内的裂殖增殖，经3～5代后，由于人体内情况对裂殖子增殖不利，于是部分红细胞内的裂殖子分化为雌雄配子体。当按蚊吸血时，它们即进入蚊体进行有性生殖，最后形成子孢子体而引起传播与流行。

知识链接

疟疾的分类：引起人类疟疾的原虫有四种，即间日疟原虫、卵形疟原虫、三日疟原虫和恶性疟原虫，间日疟原虫和卵形疟原虫均引起间日疟，即每48h发作一次、三日疟原虫引起三日疟，每72h发作一次，恶性疟原虫引起恶性疟，每48h发作一次或呈弛张热，严重者可引起死亡。其中间日疟、三日疟又称为良性疟。

二、抗疟药物作用及其分类

1．主要用于控制症状的药物　氯喹、奎宁、青蒿素、咯萘啶等。能杀灭红细胞内期的裂殖体。

2．主要用于控制传播和防止复发的药物　伯氨喹。能杀灭肝细胞中的休眠子，并能杀灭配子体。

3．主要用于病因预防的药物　乙胺嘧啶。能杀灭红细胞外期的子孢子。

三、常用的抗疟药

（一）主要用于控制症状的抗疟药

氯喹*（chloroquine）

【体内过程】　口服吸收快而完全，血药浓度达峰时间为 1 ～ 2h；广泛分布于全身组织，在肝、脾、肾、肺组织中的浓度常达血浆浓度的 200 ～ 700 倍，红细胞内的浓度比血浆浓度高约 10 ～ 20 倍，而被疟原虫入侵的红细胞又比正常红细胞高出 25 倍。

【作用和用途】

1．抗疟作用　对各种疟原虫的红细胞内期裂殖体均有杀灭作用，能迅速有效地控制临床发作。其特点是起效快、疗效高、作用持久。通常用药后 24 ～ 48h 内临床症状消退，48 ～ 72h 血中疟原虫消失。氯喹也能预防性抑制疟疾症状发作，在进入疫区前 1 周和离开疫区后 4 周期间，每周服药一次即可。对间日疟和三日疟的配子体也有效，但对恶性疟的配子体无效，有益于防止良性疟传播。氯喹对红细胞外期疟原虫无效，不能用于病因性预防，也不能根治间日疟。

2．抗肠道外阿米巴病作用　详见本章第二节。

3．免疫抑制作用　大剂量氯喹能抑制免疫反应，偶尔用于类风湿关节炎、红斑狼疮等。

【不良反应】　常规剂量不良反应少且轻微，主要有头痛、头昏、恶心、呕吐等，大剂量可引起视力障碍及血压下降。

要点提示

氯喹是控制疟疾症状的首选药，也可以用于感染后预防发病，如果根治良性疟则需加用伯氨喹。用药期间应定期进行眼科和血象检查。

奎宁（quinine）

【作用和用途】　对各种疟原虫的红细胞内期裂殖体有杀灭作用，能控制临床症状，但疗效不及氯喹。由于奎宁控制临床症状较氯喹作用弱，且毒性较大，故一般疟疾症状控制不作首选。主要用于耐氯喹或耐多药的恶性疟，尤其是脑型疟。奎宁有减弱心肌收缩力，减慢传导，延长不应期，兴奋子宫平滑肌，抑制中枢神经系统和微弱的解热镇痛作用。

【不良反应】

1．金鸡纳反应　耳鸣、头痛、恶心、呕吐、腹痛、腹泻、视力和听力减退等。

2．心血管反应　严重低血压和致死性心律失常。

3．特异质反应　缺乏葡萄糖 -6- 磷酸脱氢酶导致急性溶血。

4．其他　高胰岛素血症和低血糖。兴奋子宫，孕妇忌用。

甲氟喹（mefloquine）

本药能有效杀灭红细胞内期裂殖体。主要用于耐氯喹或耐多药的恶性疟，与长效磺胺和乙胺嘧啶合用可增强疗效、延缓耐药性的发生。不良反应以中枢神经系统反应和胃肠反应多见。

青蒿素 *（artemisinin）

本药是我国首先研制成功的抗疟疾新药，系从黄花蒿中提取。易透过血脑屏障。主要用于耐氯喹恶性疟，包括脑型疟的抢救。因有效血药浓度维持时间短，杀灭疟原虫不彻底，复燃率高达 30%，与伯氨喹合用，可使复燃率降至 10%。不良反应少见。

蒿甲醚（artemether）和青蒿琥酯（artesunate）

上述两药是青蒿素的衍生物，两药抗疟作用及作用机制同青蒿素。抗疟作用强于青蒿素。可用于耐氯喹恶性疟的治疗以及危重病例的抢救。

（二）主要用于控制复发和传播的药物

伯氨喹 *（primaquine）

本药对间日疟和卵形疟红细胞外期迟发型子孢子（休眠子）有较强的杀灭作用，与氯喹合用能根治间日疟；能杀灭各种疟原虫的配子体，阻止疟疾传播。对红细胞内期疟原虫无效。用于阻止间日疟复发，中断疟疾传播。本药毒性较大，治疗量可出现头晕、恶心、呕吐、腹痛、发绀等。葡萄糖 -6- 磷酸脱氢酶缺乏者可发生严重的急性溶血性贫血和高铁血红蛋白血症。

（三）主要用于病因性预防的抗疟药

乙胺嘧啶 *（pyrimethamine）

本药对恶性疟和间日疟的原发性红细胞外期有抑制作用，是病因性预防的首选药（作用持久，服药一次，可维持一周以上）；又能阻止疟原虫在蚊体内的孢子增殖，起控制传播的作用；还抑制红细胞内期的未成熟裂殖体。抑制疟原虫的二氢叶酸还原酶，阻碍核酸的合成。不良反应少，大剂量可引起巨幼红细胞性贫血。

> **考点：** 根据疟疾不同发病阶段，应选用什么药物治疗

第二节　　抗阿米巴药和抗滴虫药

阿米巴病是由溶组织内阿米巴原虫所引起。溶组织内阿米巴有两种形态：包囊和滋养体。滋养体为致病因子，侵入肠壁引起痢疾症状，也可随肠壁血液或淋巴迁移至肠外组织（肝、肺、脑等）引起肠外阿米巴病；包囊是其传播的根源，在宿主环境不适时，滋养体转变为包囊，随粪便排出体外。根据感染部位的不同分为肠内和肠外感染。肠内感染可表现为急、慢性阿米巴痢疾，肠外感染则以阿米巴肝脓肿常见。

（一）药物分类

1．抗肠内、肠外阿米巴药　甲硝唑、替硝唑、依米丁等。

2．抗肠内阿米巴药　卤化喹啉类、二氯尼特、巴龙霉素等。

3．抗肠外阿米巴药　氯喹等

（二）常用药物

甲硝唑 *（metronidazole，灭滴灵）

【作用和用途】

1. 抗阿米巴原虫作用　对肠内外阿米巴滋养体有强大杀灭作用，但对肠内阿米巴原虫和包囊作用弱，无肠道原虫根治作用。治疗急性阿米巴痢疾与肠外阿米巴感染效果显著。

2. 抗阴道滴虫作用　对阴道毛滴虫有强大杀灭作用，对阴道正常菌群无影响。是阴道毛滴虫感染治疗首选药。

3. 抗厌氧菌感染作用　对革兰阴性和革兰阳性厌氧菌有较强杀灭作用，尤其是对脆弱类杆菌感染最为敏感。可用于厌氧菌引的各种感染。

4. 抗贾第鞭毛虫作用　作为首选药用于贾第鞭毛虫引起的感染。

要点提示

阴道滴虫病可通过性行为传播，已婚感染者，应夫妻双方共同用药。

【不良反应】　很少，出现消化道反应和神经系统症状如头痛、眩晕、感觉异常等，停药可恢复。孕妇禁用。本药影响乙醇的体内分解代谢，可导致酒精中毒。

二氯尼特（diloxanide）

本药是目前最有效的杀包囊药，单用对无症状的排包囊者有效，也可用于治疗慢性阿米巴痢疾。对急性阿米巴痢疾疗效差，与甲硝唑合用，可防止复发。对肠外阿米巴病无效。不良反应轻，大剂量可致流产。

依米丁（emetine，吐根碱）、**去氢依米丁**（dehydroemetine）

两种药物对溶组织内阿米巴滋养体有直接杀灭作用，治疗急性阿米巴痢疾与阿米巴肝脓肿，能迅速控制临床症状。因毒性大，仅限于甲硝唑治疗无效或禁用者。对肠腔内阿米巴滋养体无效，不适用于症状轻微的慢性阿米巴痢疾及无症状的阿米巴包囊携带者。本药毒性大，不良反应有心脏毒性、神经肌肉阻滞作用、局部刺激和胃肠道反应。

氯喹（chloroquine）

本药对阿米巴滋养体亦有杀灭作用。口服吸收迅速完全，肝中药物浓度远高于血浆药物浓度，而肠壁的分布量很少。对肠内阿米巴病无效，用于治疗肠外阿米巴病，仅用于甲硝唑无效的阿米巴肝脓肿，应与肠内抗阿米巴病药合用，以防复发。

第三节　抗血吸虫病和丝虫病药

一、抗血吸虫病药

早期抗血吸虫病药为三价锑剂如酒石酸锑钾，但因毒性大、疗程长、需静脉给药等缺点，已很少使用。目前临床常用的抗血吸虫病药为吡喹酮，具有高效、低毒、疗程短、口服有效等优点。

吡喹酮 *（praziquantel）

为广谱抗吸虫和抗绦虫药。主有用于：①抗血吸虫病，对各类血吸虫有效，对各期有效。

是治疗血吸虫病的首选药；②抗其他吸虫，如华支睾吸虫、肺吸虫、姜片虫等；③抗绦虫病，对各类绦虫有效。

不良反应少而短暂，少数患者可出现心电图改变等，停药可恢复。

二、抗丝虫病药

乙胺嗪（diethylcarbamazine，海群生）

本药对微丝蚴和成虫均有杀灭作用，是抗丝虫病的首选药。毒性小，主要是胃肠道症状。但因成虫和微丝蚴死亡释放出大量异体蛋白引起的过敏反应较明显。

第四节　抗肠蠕虫药

肠道寄生的蠕虫有线虫、绦虫和吸虫等，我国以肠道线虫最普遍。

甲苯达唑（mebendazole）

本药广谱驱肠虫药，能直接抑制线虫对葡萄糖的摄入，导致糖原耗竭，使它无法生存，具有显著的杀灭幼虫、抑制虫卵发育的作用，但不影响人体内血糖水平。可用于防治钩虫、蛔虫、蛲虫、鞭虫、粪类回线虫等肠道寄生虫病。因本药在肠道内吸收甚少，因此在治疗剂量内不良反应较少。有时可有恶心、腹部不适、腹痛、腹泻及头痛，偶有乏力、皮疹。

> **考点：** 小儿肠道驱虫可选用什么药物？

阿苯达唑 *（albendazole）

本药高效、低毒的广谱驱虫药。对多种线虫、绦虫、吸虫的成虫和虫卵均有杀灭作用。疗效优于甲苯达唑，不良反应少，偶有腹痛、恶心、头痛、头晕等。

哌嗪（piperazine，驱蛔灵）

本药驱除蛔虫、蛲虫有较强的作用，主要用于驱除肠道蛔虫。不良反应轻，大剂量可出现胃肠道反应，神经系统反应。孕妇、肝肾功能不全和神经系统疾病者禁用。

噻嘧啶（pyrantel）

本药广谱高效驱肠虫药。本药通过抑制胆碱酯酶，对寄生虫的神经肌产生阻滞作用，能麻痹虫体使之止动，安全排出体外，不致引起胆道梗阻或肠梗阻。用于驱蛔虫（虫卵阴转率80%～95%）、钩虫、蛲虫（虫卵阴转率达90%以上）或混合感染。由于口服后很少吸收，故全身毒性很低。

氯硝柳胺（niclosamide，灭绦灵）

本药对多种绦虫有杀灭作用。本药口服不易吸收，在肠中保持高浓度，可杀死绦虫的头节和近段，临床上用以驱除牛肉绦虫、猪肉绦虫和短膜壳绦虫，效力比槟榔、南瓜子显著。对虫卵无效，有致囊虫病的危险。本药还能杀灭钉螺及血吸虫尾蚴、毛蚴，可防止血吸虫传播。不良反应少，偶见胃肠不适、腹痛、头晕、皮肤瘙痒等。

第五节　抗寄生虫药的用药护理

一、用药护理程序

用药步骤	用药护理要点
用药前	1. 了解感染史和治疗史，合理制订护理计划。
	2. 结合药物的具体特点制订疗效和不良反应的评价标准。
	3. 指导患者正确服药法，必须坚持足量、足程和规律的用药原则。
	4. 指导患者鉴别药物的不良反应，发现后能及时报告医护人员。
用药中	1. 用药期间忌饮酒。
	2. 氯喹用药期间应定期眼科检查并戴墨镜保护眼睛。
	3. 对甲苯达唑、阿苯达唑有胃肠反应者可与食物同服。
	4. 氯硝柳胺宜早晨空腹用药，服药时应将药片充分嚼碎后吞下，并少喝水。
用药后	1. 密切观察患者的不良反应，严重时及时通知医生。
	2. 大多数患者自感症状消失要早于标本转阴，故要指导患者坚持全程治疗。
	3. 指导患者注意加强环境和个人卫生，防止反复感染。

二、用药护理案例分析

1. 患者，女，20岁。突发寒战、畏寒，体温上升达40℃，并伴口渴、面色潮红等症状，诊断为间日疟急性发作期。

试分析：①为迅速控制症状，又要防止复发应如何治疗？②用药护理要点有哪些？

2. 患者，女，22岁。患者不洁性交后近两天白带量多，色黄如脓，外阴、阴道奇痒如虫爬，伴尿频尿急尿痛，检查：外阴、阴道潮红，阴道分泌物多，色黄质稀如脓，带腥臭味。查白带发现滴虫，诊断为滴虫性阴道炎。

试分析：①此患者应用何药治疗？②用药护理要点有哪些？

常用制剂和用法

氯喹　片剂：0.25g。疟疾：第1日服1g，8h后再服0.5g，第2、3日各0.5g；预防：一次0.5g，一周1次。阿米巴病：一次0.25g，一日3～4次，3～4周为一疗程。极量：一次1g，一日2g。

青蒿素　片剂：50mg、100mg。首次1.0g，6～8h后0.5g，第2、3日各0.5g，疗程3日，总量2.5g。

伯氨喹　片剂：13.2mg、26.4mg。一日26.4mg，连服14日；或一日39.6mg，连服8日。

乙胺嘧啶　片剂：6.25mg、25mg。病因性预防：一次25mg，一周一次或一次50mg，两周一次。防复发治疗：一次50mg，一日一次，连服2日。

二氯尼特　片剂：0.5g。一次0.5g，一日3次，疗程10日。间隔数周后可重复一个疗程。

吡喹酮　片剂：0.2g。治疗血吸虫病：一次10mg/kg，一日3次，急性血吸虫病，连服4日；慢性血吸虫病，连服2日。治疗囊虫病：一日20mg/kg，体重＞60kg，按60kg计量，分3次服，9日为1疗程，总量180mg/kg，疗程间隔3～4个月。

甲苯达唑 片剂：0.1g。成人和2岁以上儿童服用同样剂量。蛲虫症：0.2g，顿服；2周后再服一剂；蛔虫、钩虫、鞭虫感染：0.1g，早晚各一剂，连服3天；绦虫病：一次0.3g，一日3次，连服3日。

阿苯达唑 片剂：0.1g、0.2g。蛔虫、钩虫、鞭虫感染：0.4g，顿服；绦虫病：一次0.3g，一日3次，连服3天；囊虫病：一次0.2～0.3g，一日3次，10天为一疗程，一般给予2～3个疗程，疗程间隔15～21天。

噻嘧啶 片剂：0.3g。钩虫症：5～10 mg/kg，睡前顿服，连服2～3日；蛔虫症：剂量同上，用药一次；蛲虫症：剂量同上，连服一周。

思 考 与 练 习	1. 试述甲硝唑的药理作用及其临床用途。 2. 如何用药才能根治间日疟？为什么？ 3. 简述抗疟药分哪几类，说出各类代表药。 4. 广谱驱肠虫药有哪些？用药监护有哪些内容？

（梁　岚）

第四十章 抗恶性肿瘤药

第一节 抗恶性肿瘤药物概述

恶性肿瘤是严重威胁人类健康的常见病、多发病。治疗恶性肿瘤的三大主要手段包括外科手术、放射治疗和化学治疗（简称化疗）。其中化疗在综合治疗中占有重要的地位，尤其是急性淋巴细胞性白血病、淋巴肉瘤、绒毛膜上皮癌、乳腺癌、睾丸癌等已取得了较好的疗效。肿瘤化疗主要存在两大障碍：抗恶性肿瘤药物的毒性反应和肿瘤细胞产生耐药性。

一、细胞增殖周期

细胞的生长、繁殖和死亡有一定的周期性，从一次分裂结束到下一次分裂结束的时间称为细胞增殖周期（图 40-1）。根据肿瘤细胞生长繁殖的特点，将细胞群分为增殖细胞群和非细胞增殖群。肿瘤增殖细胞群与全部肿瘤细胞群之比称生长比率（growth fraction，CF）。

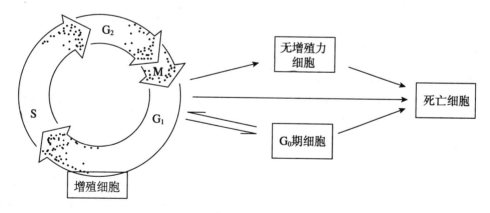

图 40-1 肿瘤细胞增殖周期示意图

（一）增殖细胞群

增殖细胞群指增殖周期中的细胞，可分为 4 个时期，即 M 期（有丝分裂期）、G_1 期（DNA 合成前期）、S 期（DNA 合成期）及 G_2 期（DNA 合成后期）。

（二）非增殖细胞群

非增殖细胞群分为 3 群，即静止期细胞（G_0 期）、无增殖能力细胞及死亡细胞。

二、抗恶性肿瘤药物的分类

1. 根据药物化学结构和来源分类

（1）烷化剂：氮芥、环磷酰胺、塞替派、白消安等。

（2）抗代谢类药：氟尿嘧啶、阿糖胞苷、甲氨蝶呤等。

（3）抗生素类：多柔比星、丝裂霉素、博莱霉素类、表阿霉素等。

（4）植物碱药：长春碱类、喜树碱类、紫杉醇类、三尖杉酯碱类、鬼臼毒素类等。

（5）激素类：肾上腺皮质激素、雌激素、雄激素等激素及其拮抗药。

（6）其他类：铂类化合物和酶等。

2. 根据抗肿瘤作用的生化机制分类

（1）干扰核酸生物合成的药物，又称抗代谢药，具体又分为：①二氢叶酸还原酶抑制药（抗叶酸药），如甲氨蝶呤；②阻止嘧啶类核苷酸生成药（抗嘧啶药），如氟尿嘧啶；③阻止嘌呤类核苷酸生成药（抗嘌呤药），如巯嘌呤；④抑制 DNA 多聚酶药，如阿糖胞苷；⑤抑制核苷酸还原酶药，如羟基脲。

（2）直接影响 DNA 结构与功能的药物：如烷化剂、丝裂霉素、博来霉素、顺铂等。

（3）干扰转录过程和阻止 RNA 合成的药物：如放线菌素 D、柔红霉素等。

（4）抑制蛋白质合成与功能的药物，主要包括：①影响纺锤丝形成和功能的药物，如长春碱类；②干扰核蛋白体功能的药物，如三尖杉酯碱；③影响氨基酸供应的药物，如 L- 门冬酰胺酶。

（5）影响激素平衡的药物：如肾上腺皮质激素、雄激素、雌激素等。

3. 按药物对肿瘤细胞周期的作用分类

（1）细胞周期非特异性药（cell cycle nonspecific agents，CCNSA）：对增殖细胞群中各期细胞均有杀灭作用，缺乏选择性。主要有烷化剂、抗癌抗生素和铂类等。

（2）细胞周期特异性药（cell cycle specific agents，CCSA）：仅对增殖细胞群增殖周期的某一期有较强的杀灭作用，具有选择性。主要有：①作用于 S 期药物；②作用于 M 期药物。

三、抗恶性肿瘤药物的不良反应

大多数药物对肿瘤细胞的选择性不高，在杀灭或抑制肿瘤细胞的同时，对机体正常组织中增殖旺盛的组织细胞也会产生损害，治疗量即可出现不良反应，主要表现为：

1. 骨髓抑制　是绝大多数抗恶性肿瘤药物最严重的不良反应表现为白细胞减少、血小板减少、红细胞减少、出血、贫血、感染等。严重时可发生再生障碍性贫血。

考点：抗恶性肿瘤药最严重的不良反应是什么？

2. 胃肠反应　常见且严重，表现为食欲减退、恶心、呕吐、腹痛、腹泻、口腔溃疡等，甚至出现胃肠道出血。

3. 皮肤及毛发损害　损伤毛囊上皮细胞，引起脱发；损伤皮肤红斑、水肿等。

4. 肝、肾毒性　肝大、黄疸、血尿、蛋白尿、管型尿等。

5. 免疫抑制　可抑制机体的免疫功能，导致机体抗病能力降低而易诱发感染。

6. 其他　可引起神经系统、呼吸系统、心血管系统、泌尿系统的损害。

要点提示

抗恶性肿瘤药物的不良反应多而严重，是影响患者化疗效果的主要因素。

第二节　常用抗恶性肿瘤药物

一、干扰核酸生物合成的药物

（一）抗叶酸药

甲氨蝶呤 *（methotrexate，MTX，氨甲蝶呤）

【作用机制】　是二氢叶酸还原酶抑制药，使二氢叶酸不能还原成有生理活性的四氢叶酸，导致 DNA 的生物合成受到抑制。此外，本药也有对胸腺核苷酸合成酶的抑制作用，但抑制 RNA 与蛋白质合成的作用则较弱，本药主要作用于细胞周期的 S 期，属细胞周期特异性药物，对 G_1/S 期的细胞也有延缓作用，对 G_1 期细胞的作用较弱。

【临床用途】　主要用于治疗急性白血病、绒毛膜上皮癌、恶性葡萄胎、头颈部肿瘤、消化道癌、卵巢癌、乳腺癌等。本药还是强的细胞免疫抑制药，可治疗顽固性普通牛皮癣、系统性红斑狼疮、皮肌炎等自身免疫病。

【不良反应】　常见口腔及肠道黏膜损伤，骨髓抑制也较明显。长期用药可致肝、肾损害。妊娠早期应用可致畸胎、死胎。

要点提示

应用甲氨蝶呤应加强口腔护理，注意监测血象，必要时同时服用亚叶酸钙（甲酰四氢叶酸钙）保护正常细胞，减轻损害症状。

（二）抗嘌呤药

巯嘌呤 *（mercaptopurine，6- 巯基嘌呤，6-MP）

【作用机制】　进入体内，在细胞内必须由磷酸核糖转移酶转为 6- 巯基嘌呤核糖核苷酸后才具有活性。能竞争性地抑制次黄嘌呤的转变过程，干扰嘌呤代谢，阻碍核酸合成。本药对处于 S 增殖周期的细胞较敏感，除能抑制细胞 DNA 的合成外，对细胞 RNA 的合成亦有轻度的抑制作用。

【临床用途】　主要用于儿童急性淋巴母细胞性白血病的维持治疗，亦用于治疗急慢性非淋巴细胞性白血病。大剂量对绒毛膜上皮癌也有较好的效果。

【不良反应】　主要消化道黏膜损害和骨髓抑制，部分病人出现黄疸，肝功能损害。

（三）抗嘧啶药

氟尿嘧啶 *（fluorouracil，5- 氟尿嘧啶，5-FU）

【作用机制】　在细胞内转化为有效的氟尿嘧啶脱氧核苷酸后，抑制胸腺嘧啶核苷酸合成酶而抑制 DNA 的合成。尚能在体内转化为氟尿嘧啶核苷掺入 RNA，从而干扰蛋白质合成。主要作用在 S 期，但对其他各期细胞也有一定作用。

【临床用途】 用于治疗消化道癌,如食管癌、胃癌、结肠癌、直肠癌、胰腺癌及肝癌,疗效好;也用于乳腺癌、子宫癌、卵巢癌、绒毛膜上皮癌、膀胱癌、鼻咽癌及前列腺癌的治疗。

【不良反应】 常见消化道反应,有恶心、口腔炎、吞咽困难,重者出现血性腹泻,应立即停药;骨髓抑制;另可致脱发、皮肤色素沉着等。

(四)DNA 多聚酶抑制药

阿糖胞苷 *(cytarabine,Ara-C)

【作用机制】 进入人体后经激酶磷酸化后转为阿糖胞苷三磷酸,能强有力地抑制 DNA 聚合酶的活性,从而抑制 DNA 合成。本药为细胞周期特异性药物,对处于 S 期增殖期细胞的作用最敏感,对抑制 RNA 及蛋白质合成的作用较弱。

【临床用途】 用于治疗急性粒细胞白血病或单核细胞白血病疗效好,对其他白血病也有效。

【不良反应】 主要是骨髓抑制及消化道反应,静脉注射可致静脉炎。

(五)核苷酸还原酶抑制药

羟基脲 *(hydroxycarbamide,HU)

【作用机制】 是核苷二磷酸还原酶抑制药,可阻止核苷酸还原为脱氧核苷酸,干扰嘌呤及嘧啶碱基生物合成,选择性地阻碍 DNA 合成,对 RNA 及蛋白质合成无阻断作用。周期特异性药,S 期细胞敏感。

【临床用途】 对慢性粒细胞白血病有显著疗效,也可用于恶性黑色素瘤、胃癌、肠癌、乳癌、膀胱癌、头颈部癌、恶性淋巴瘤、原发性肝癌。并与放疗、化疗合并治疗脑瘤。

【不良反应】 主要为骨髓抑制,大剂量可引起恶心、呕吐、腹泻及肝损害。

二、影响 DNA 结构和功能的药物

(一)烷化剂

环磷酰胺 *(cyclophosphamide,CTX)

【作用机制】 进入体内后先在肝中经微粒体功能氧化酶转化成醛磷酰胺,而醛磷酰胺不稳定,在肿瘤细胞内分解成磷酰胺氮芥,磷酰胺氮芥与 DNA 发生交叉联结,抑制 DNA 合成,对 S 期作用最明显。

【作用和用途】

1. 抗恶性肿瘤作用 抗瘤谱广,是应用最广的烷化剂,对恶性淋巴瘤、急性淋巴细胞性白血病等疗效显著,亦用于卵巢癌、乳腺癌、多发性骨髓瘤、肺癌、鼻咽癌等。

2. 免疫抑制作用 能抑制 T 淋巴细胞和 B 淋巴细胞,用于治疗器官移植后的排斥反应,也可用于自体免疫性疾病和银屑病等的治疗。

【不良反应和用药护理】 主要有骨髓抑制、脱发、消化道反应、口腔炎等,因药物在尿中浓度较高,可引起出血性膀胱炎,大剂量时可有心肌损害和肾毒性等。

> **考点:** 在常用抗恶性肿瘤药中,较易引起出血性膀胱炎的是哪一种?

要点提示

应用环磷酰胺时,防治出血性膀胱炎是用药护理重点,应鼓励患者多饮水,同时给予美司纳可减轻或预防。

白消安 *（busulfan，马利兰，myleran）

本药在体内解离后起烷化作用。对慢性粒细胞白血病疗效显著，但对其他肿瘤疗效不明显。主要不良反应为消化道反应，骨髓抑制。久用可致闭经或睾丸萎缩。

（二）抗生素类

博莱霉素（bleomycin BLM）

本药与铁的复合物嵌入 DNA，引起 DNA 单链和双链断裂。它不引起 RNA 链断裂。属周期非特异性药物。抗瘤谱广，主要用于鳞状上皮癌。不良反应以肺毒性最严重。

同类药物还有**丝裂霉素（mitomycin）**作用用途类似于博莱霉素，但骨髓抑制作用非常明显，应用较少。

（三）铂类配合物

顺铂 *（cisplatin，顺氯胺铂，DDP）

本药属细胞周期非特异性药物，具有细胞毒性，可抑制癌细胞的 DNA 复制过程，并损伤其细胞膜上结构。临床用于卵巢癌、前列腺癌、睾丸癌、肺癌、鼻咽癌、食管癌、恶性淋巴瘤、头颈部鳞癌、甲状腺癌及成骨肉瘤等多种实体肿瘤均有效。具有抗癌谱广、作用强、与多种抗肿瘤药有协同作用、且无交叉耐药等特点，为当前联合化疗中最常用的药物之一。不良反应主要有消化道反应、骨髓抑制、神经毒性、肾毒性。

（四）拓扑异构酶抑制药

喜树碱（Camptothecin，CPT）

本药能特异性的抑制 DNA 拓扑异构酶 I，从而干扰 DNA 结构和功能。属细胞周期非特异性药物。对胃癌、肝癌、头颈部癌等有效。

三、干扰转录过程阻止 RNA 合成的药物

多柔比星 *（doxorubicin，adriamycin，阿霉素，ADM）

本药为广谱抗肿瘤药。其作用机理主要是该品嵌入 DNA 而抑制核酸的合成。属周期非特异性药物。临床上主要用于治疗对常用抗肿瘤药耐药的急性淋巴细胞白血病、急性粒细胞性白血病、霍奇金和非霍奇金淋巴瘤、乳腺癌、肺癌、卵巢癌等。常见的不良反应有骨髓抑制、心脏毒性，脱发及消化道反应。

四、抑制蛋白质合成与功能的药物

长春碱（Vinblastine，VLB）和**长春新碱 *（Vincristine，VCR）**

本药两药为长春花中提取的生物碱，作用于 M 期，可与细胞分裂中期形成的纺锤丝微管蛋白结合并使其变性，抑制细胞的有丝分裂。长春碱主要用于对恶性淋巴瘤、睾丸肿瘤、绒毛膜癌疗效较好。长春新碱对儿童急性淋巴细胞性白血病、恶性淋巴瘤疗效较好。长春碱对骨髓造血抑制明显，应定期监测血象。长春新碱骨髓抑制较轻，但周围神经损害较重。

紫杉醇 *（paclitaxel）

本药选择性作用于微管蛋白，影响纺锤体功能、抑制瘤细胞的有丝分裂。主要适用于卵巢癌和乳腺癌，对肺癌、大肠癌、黑色素瘤、头颈部癌、淋巴瘤、脑瘤也都有一定疗效。不良反应主要是骨髓抑制，其次是周围神经炎、心脏毒性、肌肉痛、过敏反应等。

第三节　抗恶性肿瘤药用药护理

一、用药护理程序

用药步骤	用药护理要点
用药前	1．了解病史、用药史及机体状况，制订合理的护理程序。 2．做好心理护理，解除患者对疾病和治疗的顾虑、恐惧，增强信心，积极配合治疗。 3．指导患者按医嘱进行治疗和复查。教会患者观察和缓解药物不良反应的方法。 4．嘱患者勤洗手，防止外伤和感染；增加休息和营养，避免烟酒。
用药中	1．口服药物饭后服用可减轻消化道反应；肌注时深部肌注可减少局部刺激，经常更换注射部位。 2．静注时选用直易固定的血管，滴速 20 ～ 22 滴 /min，密切观察局部有无药液外溢，出现时应立即停药，立即注入生理盐水稀释；出现红肿热痛时 24h 内冰敷、24h 后热敷，必要时局部封闭。 3．腔内注射时应先将癌性渗出液抽干后注入化疗药物，注药后要协助患者更换合适体位促进药液扩散。 4．药物在配制和使用时应做好个人防护，佩戴手套和防护镜，避免药液接触皮肤和黏膜，如有发生应用清水反复冲洗等。
用药后	1．重点加强不良反应的监护。 2．定期检查血象、肝、肾、心、肺功能。 3．密切观察患者，出现严重并发症及时通知医生。

二、用药护理案例分析

1．患者，女，37 岁。3 个月前，体检发现单侧乳房有一肿块，边缘不清，无痛，经病理活检确诊为乳腺癌，并有淋巴转移。采取手术治疗外，同时给予环磷酰胺＋紫杉醇进行化疗。

试分析：①使用这两个药物的主要药理依据是什么？②可能发生的不良反应有哪些？用药护理应注意哪些事项？

2．患者，男，58 岁。食管癌手术后，医生给患者采用了顺铂＋丝裂霉素＋博莱霉素联合治疗。

试分析：该处方是否合理，为什么？

常用制剂和用法

　　甲氨蝶呤　片剂：2.5mg、5mg、10mg。注射剂：5mg。白血病：一次 5 ～ 10mg，4 岁以上一次 5mg，4 岁以下一次 2.5mg。一周 2 次，总量 50 ～ 150mg。绒毛膜上皮癌：每日 10 ～ 20mg，静脉滴注，5 ～ 10 次为一疗程。头颈部癌：一日 5 ～ 10mg，动脉连续滴注，连用 5 ～ 10 日。鞘内注射，一次 5 ～ 15mg，每周 1 ～ 2 次。

　　氟尿嘧啶　注射剂：0.25g/ml。静脉注射，每日 10 ～ 12mg/kg，连用 3 ～ 5 日后改为隔日 5 ～ 6mg/kg。一疗程总量为 5 ～ 10g。必要时时间隔 1 ～ 2 个月开始第二疗程。

　　巯嘌呤　片剂：25mg、50mg、100mg。白血病：一日 1.5 ～ 2.5mg/kg，分 2 ～ 3 次服，

病情缓解后用原量 1/3 ～ 1/2 维持。绒癌：一日 6 ～ 6.5mg/kg，10 日为一疗程。

环磷酰胺　片剂：50mg。注射剂：100mg、200mg。一次 100 ～ 200mg，一日 2 ～ 3 次，总量 10 ～ 15g。一日 4mg/kg，每日或隔日一次，静滴，总量 8 ～ 10g 为一疗程。大剂量冲击疗法为一次 10 ～ 20mg/kg，一周 1 次，8g 为一疗程。以口服维持，一日 2 ～ 4mg/kg，分次服用。

阿霉素　注射剂：10mg、50mg。一日 30mg/m^2，连用 2 日，静注，间隔 3 周后可重复应用；或一次 60 ～ 75 mg/m^2，每 3 周 1 次；或一次 30mg/m^2 连续 3 日，间隔 4 周后可再用。累积总量不宜超过 550mg/ m^2。

长春碱　注射剂：10mg。一次 10mg，一周 1 次，静注，总量 60 ～ 80mg 为一疗程。

长春新碱　注射剂：1mg。一次 1 ～ 2mg，一周 1 次，静注，总量 20 ～ 30mg 为一疗程。

紫杉醇　注射剂：30mg/5ml。一次 150 ～ 170mg/m^2，先溶于 0.9% 氯化钠注射液或 5% 葡萄糖注射液 500 ～ 1000 ml，静滴，静滴时间为 3h，每 3 ～ 4 周 1 次。给药前先服用地塞米松、苯海拉明及西咪替丁以防止对溶媒发生过敏反应。

卡铂　注射剂：100mg。一般剂量为 100 ～ 400mg/m^2，用 5% 葡萄糖注射液稀释后静滴，连用 5 日为一疗程，4 周后重复一次。

白消安　片剂：0.5mg、2mg。一日 2 ～ 8mg，分 3 次空腹服用，有效后维持量，一次 0.5 ～ 2mg，一日 1 次。

博莱霉素　注射剂：15mg、30mg。一次 15 ～ 30mg，一日或隔日 1 次，静脉或肌内注射，总量 450 mg。

思考与练习	1. 什么是周期非特异性药物和周期特异性药物？分别举两个药物说明。
	2. 如何防治抗恶性肿瘤药的常见不良反应？
	3. 如何指导患者正确使用抗恶性肿瘤药？

（梁　岚）

第四十一章 调节免疫功能药

免疫系统包括参与免疫反应的各种细胞、组织及器官，如胸腺、骨髓、淋巴结、脾、扁桃体以及分布于体液和组织中的淋巴细胞和浆细胞。免疫系统对抗原刺激所产生的一系列应答反应，分为三个时期：感应期、活化期和效应期。作用于免疫系统并影响其功能的药物统称免疫调节药（immunomodulators），包括免疫抑制药（immunosuppressant）及免疫增强药（immunostimulants）。

第一节 免疫抑制药

免疫抑制药是一类具有免疫抑制作用的药物。临床主要用于器官移植的排斥反应和自身免疫反应性疾病。目前使用的免疫抑制药多缺乏特异性，对正常和异常的免疫反应均呈抑制作用。长期应用会降低机体抵抗力而诱发感染，增加肿瘤发生率及影响生殖系统功能等。

常用的免疫抑制药主要有 5 类：①抑制钙调磷酸激酶的药物，又称钙调磷酸激酶抑制药，如环孢霉素、他克莫司和色瑞莫司等；②肾上腺皮质激素；③抗增殖及抗代谢药，如霉酚酸酯、硫唑嘌呤和 6- 巯嘌呤等；④烷化剂；⑤抗淋巴细胞抗体，如抗淋巴细胞球蛋白，抗CD3 单克隆抗体等。后三类也叫做细胞毒性免疫抑制药。

环孢素 *（ciclosporin，环孢霉素 A，CsA）

【药理作用】 属钙调磷酸激酶抑制药。进入细胞后，首先与其细胞内结合蛋白形成复合物，该复合物再与钙调磷酸酶结合并抑制其功能，进而抑制 IL-2 的合成。主要是选择性地作用于 T 淋巴细胞活化初期，抑制辅助性 T 细胞生成具有增殖因子样作用的白细胞介素 2（interleukin-2，IL-2），但不影响抑制性 T 细胞。抑制淋巴细胞生成干扰素，对网状内皮系统吞噬细胞无影响。环孢素 A 还可以抑制线粒体通透性转移孔道组件亲环蛋白 D，明显缓解缺血再灌注损伤。

要点提示

环孢素抗免疫作用不同于细胞毒类药物或糖皮质激素对免疫系统的作用，它仅抑制细胞介导的细胞免疫而不致显著影响机体的一般防御能力，较少引起继发性感染等反应，应用更为广泛。

【临床用途】 主要用于防治同种异体器官或骨髓移植时排异反应，常与糖皮质激素合用以提高疗效；也可用于自身免疫性疾病，如：眼色素层炎、重型再生障碍性贫血及难治性自身免疫性血小板减少性紫癜、银屑病、难治性狼疮肾炎等。

【不良反应】 主要是对肾和肝，在应用过程中宜监测肾、肝功能。也有发生继发感染的可能，此外还有消化道反应、嗜睡、多毛症、牙龈增生等。

考点：目前器官移植最常用的免疫机制药是哪种？其不良反应有哪些？

要点提示

环孢素引起牙龈增生的发生率很高，服药期间注意牙齿保健，正确刷牙，用牙线清牙洁齿，经常按摩牙龈等可减轻症状。

抗淋巴细胞球蛋白（antilymphocyte globulin，ALG）

【药理作用】 本药是淋巴细胞的抗体，与淋巴细胞结合，在补体的共同作用下，使淋巴细胞裂解。对 T、B 细胞均有破坏作用。

【临床用途】

1. 适用于器官移植时的抗免疫排异治疗 有局限性，主要是对急性排异期有效，对体液免疫所致的超急性排异无效。与硫唑嘌呤、泼尼松合用可提高脏器移植的成功率。骨髓移植时，供者与受者双方在术前均给以抗淋巴细胞球蛋白，有防止移植物抗宿主反应的作用。

2. 自身免疫性疾病 对肾小球肾炎、红斑狼疮、类风湿性关节炎、重症肌无力等自身免疫性疾病有良好疗效，对顽固性皮炎、脉管炎、原发性肝炎、交感性眼炎等也有一定疗效。

【不良反应】 常见有发热、荨麻疹、血小板减少、关节痛、血栓性静脉炎等，静注可引起血清病、过敏性休克。注射前需作皮试。过敏体质者禁用，有急性感染者慎用。

肾上腺皮质激素（adrenocortical hormones）

常用的有泼尼松、泼尼松龙、地塞米松等。它们对免疫反应的许多环节均有影响。作为免疫抑制药主要是通过抑制 IL-2 基因转录从而抑制 T 细胞的克隆增殖。还可抑制 AP-1 等转录因子的活性，抑制 INF-γ、INF-α、IL-1 及其他多种细胞因子基因表达。详细介绍见第二十九章。

硫唑嘌呤（azathioprine，AZA）

主要抑制 DNA、RNA 和蛋白质合成。能抑制两类母细胞，兼有抑制细胞免疫（明显抑制 T 细胞）和体液免疫反应，但不抑制巨噬细胞的吞噬功能。用于肾移植的排异反应和自体免疫性疾病，如类风湿性关节炎和全身性红斑狼疮等。

CD3 单克隆抗体（anti-CD3 monoclonal antibodies）

能特异地与人 T 淋巴细胞表面 CD3 抗原结合，阻断 T 细胞的增殖及其功能。用于防治器官移植的急性排异反应。常出现以高热、寒战、头痛、恶心、呕吐、腹痛及腹泻为特征的"细胞因子释放综合征"，多发生于首次用药后 30min；临用前，给予肾上腺皮质激素可预防。

第二节　免疫增强药

免疫增强药是指单独或同时与抗原使用时能增强机体免疫应答的物质。临床主要用于免疫缺陷疾病、慢性感染和肿瘤的辅助治疗。免疫增强药种类繁多，主要包括：左旋咪唑、卡介苗、白细胞介素、干扰素、转移因子、胸腺素、依他西脱、异丙肌苷等。

卡介苗（Bacillus Calmette-Guerin，BCG）

本药是牛结核杆菌的减毒活菌苗。除用于预防结核病外，还是非特异性免疫增强药。

【药理作用】　它可刺激多种免疫细胞（巨噬细胞、T、B 和 NK 细胞）活性；增强与其合用的抗原物质免疫原性，加速诱导免疫应答，提高细胞和体液免疫的功能，增强非特异性免疫水平。

【临床用途】　除用于预防结核病外，主要用于肿瘤的辅助治疗，如黑色素瘤、白血病及肺癌等，也用于乳腺癌、消化道肿瘤，可延长患者的生命。

【不良反应】　注射局部可见红斑、硬结和溃疡，也可出现寒战、高热、全身不适等。反复瘤内注射可发生过敏性休克。严重免疫功能低下的患者，可能导致卡介苗播散感染；甚至促进肿瘤生长。

白细胞介素 2（interleukin2，IL-2）

本药与反应细胞的 IL-2 受体结合后，可诱导 T_H 和 Tc 细胞分化增殖，对 B 细胞、自然杀伤（NK）细胞、抗体依赖性杀伤细胞和淋巴因子激活的杀伤细胞等，均可促进其分化增殖。临床主要用于治疗黑色素瘤、肾细胞癌等。不良反应较常见，可出现发热、寒战、胃肠反应、皮肤反应、心肺反应、肾反应、血液系统反应、神经系统症状等。

左旋咪唑（levamisole，LMS）

【药理作用】　对正常人不影响抗体产生，对免疫功能低下者，促进抗体生成。本药可激活环核苷酸磷酸二酯酶，增加 cAMP 分解，从而降低淋巴细胞和巨噬细胞内 cAMP 的含量。能使受抑制的巨噬细胞和 T 细胞功能恢复正常。

【临床用途】　主要用于免疫功能低下者，恢复免疫功能，增强机体的抵抗能力。常用于肺癌手术后的恢复，尤其对鳞癌效果好，可抑制肿瘤转移。对多种自身免疫性疾病，如类风湿性关节炎、红斑性狼疮等也有较好疗效。

【不良反应】　可有胃肠道症状、头痛、出汗、全身不适等。少数病人有白细胞、血小板减少、剥脱性皮炎及肝功能损伤。

转移因子（transfer factor，TF）

是从健康人白细胞中提取制得的一种核酸肽，无抗原性。可将供体的细胞免疫信息转移给受体，使之获得供体样的特异性和非特异性的细胞免疫，不转移体液免疫。作用可持续 6 个月。主要用于原发性或继发性细胞免疫缺陷病的补充治疗，试用于慢性感染、麻风及恶性肿瘤等。不良反应少。

胸腺素（thymosin）

可促进 T 细胞分化成熟，还可调节成熟 T 细胞的多种功能。临床主要用于细胞免疫缺陷疾病、某些自身免疫和晚期肿瘤。少数有过敏反应，一般无严重不良反应。

第三节　调节免疫功能药的用药护理

一、用药护理程序

用药步骤	用药护理要点
用药前	1．了解病史、用药史及机体状况，制订合理的护理程序。 2．指导患者预防感染的方法，并说明药物可能的不良后果。 3．对需长期服药的患者向其说明坚持治疗的重要性，不可随意用药。
用药中	1．必须按药品说明书存放药物，如转移因子需在 0℃以下冷冻保存，胸腺素、干扰素冷藏于 2 ～ 10℃处保存。 2．口服药可与饭、奶等同服，减少胃肠反应。 3．局部注射药应明确给药部位，如左旋咪唑皮下注射或深部肌注，转移因子是皮下注射于上臂内侧或腹股沟下方或淋巴结。 4.环孢素静注时速度宜慢，否则可致肾毒性；注射后密切观察 30min，以防发生严重不良反应。
用药后	1．密切观察病情变化，注意体温、呼吸、血压以及尿液是否正常。 2．每周定期检查血常规、肝、肾功能、电解质等。 3．指导患者和家属观察药物的不良反应，并学会减轻的方法。

二、用药护理案例分析

1．患者，女，29 岁。自 8 年前先后出现颧部红斑、口腔溃疡、光过敏、脱发，查多种自身抗体阳性，明确诊断为系统性红斑狼疮后给予当泼尼松（40mg/d）、羟氯喹（每次 200mg，每日 2 次）。治疗后好转，泼尼松规律减量为 10 mg/d 维持至今。2 年前出现高血压、蛋白尿，肾穿刺明确为狼疮性肾炎。因此开始使用静脉注射环磷酰胺 400 mg（1 次 /2 周），1 年后改为 400mg（1 次 / 月）至今。

试分析：①该患者加用环磷酰胺的目的是什么？②该患者用药的护理要点是什么？

2．患者，男，45 岁。肺癌切除术后，医生给予白细胞介素 2 治疗。

试分析：①该患者用白细胞介素 2 的目的是什么？②该患者用药的护理要点是什么？

常用制剂和用法

环孢素　口服液：5g/50ml。一日 10 ～ 15mg/kg，于器官移植前 3h 开始应用并持续 1 ～ 2 周，然后逐渐减至维持量 5 ～ 10mg/kg。注射剂：50mg/1ml、250mg/5 ml。静脉滴注可将 50mg 以 0.9% 氯化钠注射液或 5% 葡萄糖注射液 200ml 稀释后于 2 ～ 6h 内缓慢滴完。剂量为口服剂量的 1/3。

卡介苗　注射剂：0.5mg/1ml、1.5mg/2ml。皮肤注射或皮肤划痕接种。

转移因子　注射剂：2ml。一次 2ml，相当于 10^8 个淋巴细胞，肌内注射，每周 1 ～ 2 次。

盐酸左旋咪唑　片剂：15mg、25mg、50mg。治疗肿瘤，一次 50 mg，一日 3 次，每两周用药 3 天或每周用药 2 天。自身免疫性疾病：一次 50 mg，一日 2 ～ 3 次。

白细胞介素 -2　注射剂：10 万 U、20 万 U、40 万 U、100 万 U。一次 50 万 ～ 200 万 U，

一日1次，静脉滴注，一周5次，连续给药2～6周。体腔给药：一次50万～200万U，一周2次。

思考与练习	1. 环孢素的临床用途和不良反应有哪些？ 2. 抗淋巴细胞球蛋白的用途是什么？ 3. 说出左旋咪唑临床用途和不良反应有哪些？

（梁　岚）

第四十二章　解毒药

学习目标	1. 掌握有机磷中毒解毒药的主要特点和用药护理。 2. 熟悉常见农药、化合物中毒的机制和解救药物的解毒机制。 3. 了解药物中毒的救治原则。

毒物可通过口服、吸入、接触、注射等方式，通过胃肠道、呼吸道、皮肤及血液等途径侵入人体。在短时间内（不超过24h）迅速引起机体的病理改变和疾患称急性中毒；毒物小量长期逐渐进入体内，蓄积到一定浓度再出现症状叫慢性中毒。凡能解除毒物对人体毒性作用的药物统称为解毒药，包括一般解毒药和特异性解毒药。

第一节　常用解毒药

一、常见农药的中毒及解毒药

（一）有机磷农药中毒和解毒药物的应用

1. 有机磷农药中毒机理和症状　有机磷酸酯类属难逆性抗胆碱酯酶药，毒性强，主要用作农业杀虫剂，常用的有对硫磷（parathion，1605）、内吸磷（systox，1059）、马拉硫磷（malathion，4049）、乐果（rogor）、敌敌畏（DDVP）、美曲膦酯（敌百虫，dipterex）等，毒性更大的塔朋（tabun）、沙林（sarin）等还作神经毒剂用于战争。当使用和管理过程中防护不当时，可经消化道、呼吸道甚至透过皮肤吸收，引起人畜中毒。

有机磷进入血液后与胆碱酯酶（AChE）结合，形成磷酰化胆碱酯酶而失去活性，导致乙酰胆碱（ACh）不能水解，在体内蓄积过多，持久强烈的激动突触后膜的胆碱受体，导致机体功能失调而引起一系列中毒症状（图42-1）。

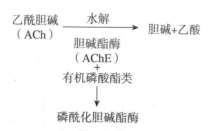

图42-1　有机磷酸酯类中毒机制

（1）M样中毒症状：恶心、呕吐、腹痛、腹泻、大小便失禁、瞳孔缩小、视物模糊、心跳过缓、血压下降、流涎、出汗、呼吸道分泌物增多、呼吸困难、发绀、肺部湿啰音等。

（2）N样中毒症状：骨骼肌纤维震颤、抽搐，严重者导致呼吸肌麻痹、心跳过速、血压升高等。

（3）中枢中毒症状：先兴奋后抑制，表现为躁动不安、失眠、谵语、昏迷、可因血管运动中枢抑制而致血压下降，呼吸中枢麻痹而致呼吸停止。

轻度中毒以M样中毒症状为主；中度中毒出现明显的M样和N样中毒症状；重度中毒还有明显的中枢症状。

知识链接

1995年3月20日早上8时20分，东京地铁车站出现异常气味，霞关站站长提着从车厢内清理出的一塑料袋走到办公室便倒下了，再也没有苏醒过来。大批乘客相继从地铁站被抬出，很多人都是大口喘气，有些人四肢无力，瘫软在地，口吐白沫，神志不清。这次事件共造成5500人中毒，其中12人死亡。

沙林，学名为"甲氟磷酸异丙酯"，是一种神经毒气，也是毒性最大的有机磷酸酯之一。1938年，德国人首次研制成功。它无色（也有黄褐色的）、无嗅、挥发性高，可以通过呼吸道或皮肤黏膜侵入人体。中毒后主要表现为瞳孔缩小、呼吸困难、支气管痉挛和剧烈抽搐等，严重的数分钟内即可致死。

2．常用解毒药物

阿托品 *（atropine）

【作用和用途】　本药是有机磷中毒的首选解救药物之一。通过竞争性阻断M受体而迅速缓解M样症状，也能进入脑内而缓解部分中枢抑制症状，还可兴奋呼吸中枢而对抗有机磷中毒所引起的呼吸抑制。

可单独用于轻度中毒。因不能消除骨骼肌震颤，也不能恢复胆碱酯酶活性，对中度和重度中毒必须联合应用胆碱酯酶复活药。因有机磷中毒患者对阿托品的耐受性增大，用药量根据中毒程度确定，须达到阿托品化，可不受药典规定的极量限制。

要点提示

阿托品化的指征：瞳孔较前散大、颜面潮红、皮肤干燥、腺体分泌减少、四肢转暖、肺部湿啰音明显减少或消失、呼吸困难缓解、有轻度躁动不安等。

氯解磷定 *（pralidoxime chloride，氯磷定，氯化派姆）

【药理作用】本药是胆碱酯酶复活药，具体作用包括：①能直接与体内游离的有机磷酸酯结合，形成无毒的磷酰化氯解磷定由尿中排出；②复活胆碱酯酶，氯解磷定与磷酰化胆碱酯酶中的磷酰基结合，形成氯解磷定-磷酰化胆碱酯酶复合物，再进一步裂解形成磷酰化氯解磷定，使胆碱酯酶游离出来，恢复其水解乙酰胆碱的活性。但对中毒数小时，已经老化的磷酰化酶的作用较差（图42-2）。

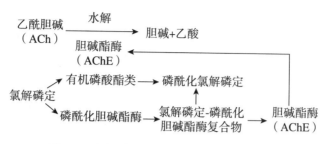

图 42-2　氯解磷定解救有机磷酸酯类中毒机制

【临床用途】　首选用于急性有机磷酸酯类中毒，能迅速解除 N 样症状，消除肌束颤动。但对 M 样症状效果差，故应与阿托品合用。对高毒性的内吸磷、对硫磷中毒疗效较好，对低毒性的敌百虫、敌敌畏、乐果等中毒疗效差。

【不良反应】　肌内注射时局部有轻微疼痛。静脉注射过快（＞ 500mg/min）可出现头痛、乏力、眩晕、视力模糊、复视、恶心及心动过速。用药量过大（＞ 8g/d）可导致神经 - 肌肉传导阻滞，严重者呈癫痫样发作、抽搐、呼吸抑制。

　要点提示

抢救有机磷中毒应及早、足量、重复给药，给药越早效果越好。由于有机磷农药中毒患者对阿托品的耐受量非常高，故用量可以大大超过常规剂量。

考点：有机磷农药中毒应用什么药物抢救，应如何正确使用

此类药物还有碘解磷定、双复磷等。

（二）其他常用农药中毒和解毒药物的应用

见表 42-1。

表 42-1　其他常用农药中毒的解救药物应用

种类	代表药物	解毒药物	用药须知
有机氮农药	杀虫脒	无特效解毒药；多用小剂量亚甲蓝或大剂量维生素 C	亚甲蓝 1 ～ 2mg/kg，25% 葡萄糖溶液稀释后缓慢静脉推注，2 ～ 6h 重复给药；维生素 C，4 ～ 6g/d，静脉滴注。
菊酯类农药	除虫菊	无特效解毒药；多对症治疗	惊厥采用地西泮对抗，也可以选用中枢性肌松药美芬新；避免与普萘洛尔、氯丙嗪合用。
杀鼠剂	二苯茚酮（敌鼠钠）	大剂量维生素 K，必要时配伍维生素 C 和糖皮质激素	维生素 K，静脉注射或肌内注射，每次 10 ～ 20mg，2 ～ 3 次 / 天，疗程视病情而定。
杀鼠剂	毒鼠强	无特效解毒药	大剂量镇静催眠药。
杀鼠剂	氟乙酰胺	乙酰胺（解氟灵）	乙酰胺 50% 溶液 5ml 加入 2% 普鲁卡因 2ml 肌内注射。0.1 ～ 0.3g/(kg·d)，每日分 2 ～ 4 次肌注，首剂为全日剂量一半。

二、常见药物中毒的解毒药

（一）阿片类药物中毒和解毒药物的应用

阿片类毒物属于阿片受体激动药，激动体内的阿片受体，中毒时主要表现为对中枢神经

系统的影响。

轻度中毒患者仅有头痛、头昏、恶心、呕吐、兴奋或抑郁，重度中毒者则有昏迷、针尖样瞳孔和呼吸抑制等。当脊髓反射增强时，常有惊厥、牙关紧闭和角弓反张。急性中毒 12h 内多死于呼吸麻痹。

临床常用的解救药物有纳洛酮和烯丙吗啡，首选纳洛酮。纳洛酮 0.4 ～ 0.8mg 肌注或静注，必要时可以 0.8 ～ 1.2mg 静脉滴注维持。烯丙吗啡每次 5 ～ 10mg 静注，必要时间隔 10 ～ 15min 重复注射。

（二）巴比妥类及苯二氮䓬类药物中毒和解毒药物的应用

1．巴比妥类药物中毒和解毒药物的应用

巴比妥类药物抑制神经细胞的兴奋性，治疗量可使大脑皮层产生弥漫性抑制。大剂量可直接抑制延髓呼吸中枢和血管运动中枢，导致呼吸衰竭和休克。

轻度中毒患者仅有反应迟钝、言语不清、判断和定向障碍；中度中毒患者沉睡或进入昏迷状态，呼吸变慢，眼球有震颤；重度中毒患者深度昏迷，呼吸变浅变慢，血压下降或休克，瞳孔缩小，对光反应消失。

首选尼可刹米治疗，贝美格可作为辅助用药。

2．苯二氮䓬类药物中毒和解毒药物的应用

苯二氮䓬类药物激动苯二氮䓬受体，增加中枢抑制性神经元的兴奋性，毒性小，但大剂量应用也可出现昏迷、呼吸循环抑制的中毒症状。

氟马西尼＊（flumazenil，安易醒）

本药是苯二氮䓬类药物的特异性解毒药。

【作用和应用】 本药是苯二氮䓬受体阻断药，与苯二氮䓬受体结合后竞争性拮抗地西泮等药物的中枢效应，能有效地催醒患者和改善中毒所致的呼吸和循环抑制。但对巴比妥类和三环类药物过量引起的中枢抑制无对抗作用。

主要用于苯二氮䓬类过量的诊断与治疗。若累积剂量达 5mg 而无反应，则该患者的抑制状态并非由苯二氮䓬类药物所引起。氟马西尼也用于改善乙醇性肝硬化患者的记忆缺失等症状。

【不良反应】 常见不良反应有恶心、呕吐、焦虑不安及不适感等。有癫痫病史可能诱发癫痫。长期应用苯二氮䓬类药物者在用本药解救时还可诱发戒断症状，故本药应缓慢注射。

（三）阿托品类药物中毒和解毒药物的应用

阿托品类药物如阻断 M 受体，较大剂量 2 ～ 5mg 时可兴奋延髓和大脑，患者出现焦虑不安、多言、谵妄；中毒剂量（10mg 以上）常致幻觉、定向障碍、运动失调和惊厥等，也可由兴奋转入抑制，出现昏迷及呼吸麻痹。

中毒时，患者极度口渴、咽喉干燥、瞳孔扩大、皮肤干燥发红。出现 40℃ 以上的高热后，还可出现幻觉、谵妄、强直性或阵挛性惊厥，最后出现昏迷、呼吸表浅等危重征象。曼陀罗中毒无发热、皮肤红等征象。莨菪碱中毒一般不表现中枢兴奋作用。

严重中毒可用毛果芸香碱 5 ～ 10mg，每隔 15 ～ 20min 皮下注射 1 次，至症状减轻后停止；亦可用新斯的明 0.5 ～ 1mg，肌注每 3 ～ 4h 1 次，药物用至症状减轻为止。

三、常见化合物中毒的解毒药

（一）氰化物中毒和解毒药物的应用

常见的氰化物有氢氰酸、氰化钠及氰化钾；桃仁、杏仁、枇杷仁、梅仁、银杏及木薯等植物中含有氰苷，水解后可产生氢氰酸，大量食用也可中毒。此外，硝普钠过量也可引起氰化物中毒。

氰化物进入体内后析出氰离子（CN^-），阻止三价铁还原为二价铁，阻断了细胞氧化过程中的电子传递，使组织细胞不能利用氧，导致细胞内窒息。中枢神经系统对缺氧最敏感，故常首先受损。

> **知识链接**
>
> 吸入高浓度氰化氢气体或吞服大剂量的氰化钠（钾）后，患者可在数分钟内呼吸心跳骤停而死亡。
>
> 一般急性氰化物中毒症状分为四期：①刺激期：眼和上呼吸道刺激症状、头痛、头晕、恶心、呕吐、震颤、大便急迫感等；②呼吸困难期：胸闷、心悸、呼吸困难、瞳孔先缩小后逐渐扩大、有恐怖感、意识逐渐模糊甚至昏迷、痉挛等；③痉挛期：阵发性或强直性痉挛，严重者角弓反张、牙关紧闭、大汗淋漓、大小便失禁、血压下降，晚期可出现肺水肿；④麻痹期：意识完全丧失，痉挛停止，瞳孔散大，反射消失，呼吸循环中枢麻痹死亡。

氰化物中毒后应迅速脱离中毒现场并尽快给予特效解毒治疗。主要有高铁蛋白氧化剂亚硝酸钠和供硫剂硫代硫酸钠。

亚硝酸钠（sodium nitrite）

【作用和用途】　亚硝酸钠系氧化剂，在体内可使血红蛋白氧化为高铁血红蛋白。虽起效慢但生成的数量多，高铁血红蛋白与氰离子亲和力强，结合牢固，并且能夺取与氧化型细胞色素氧化酶结合的氰离子，故可有效地保护细胞色素氧化酶的活性并解除氰化物对它的毒害作用，用于氰化物中毒。

【不良反应】

1．亚硝基扩张血管反应　恶心、呕吐、眩晕、头痛、低血压等。

2．高铁血红蛋白血症反应　大剂量可引起发绀、呼吸困难、晕厥、循环衰竭。孕妇禁用。

本类药物还有：亚硝酸异戊酯、亚甲蓝及新型高铁血红蛋白生成剂二甲氨酚（DMAP）和对氨苯丙酮（para-Aminopropiophenone，PAPP）。

硫代硫酸钠 *（sodium thiosulfate，次亚硫酸钠，大苏打、海波）

【作用和用途】

1．氰化物中毒　硫代硫酸钠有活泼的硫原子，能供给硫，在转硫酶（硫氰酸酶）的作用下，与氰离子结合生成无毒的硫氰酸盐，随尿排出体外而解毒。用于氰化物中毒的抢救，与高铁血红蛋白生成剂合用提高解毒疗效。

2．钡盐中毒　本药在血液中还可转化为亚硫酸钠，后者可与钡离子结合为无毒的亚硫酸钡，故还是钡盐中毒的特效解毒药。

3. 其他　因其具有抗过敏的作用，还可用于治疗荨麻疹、皮肤瘙痒症等。

【不良反应】　偶见头晕、乏力、恶心、呕吐等。静脉注射过快可引起血压下降，故应缓慢注射。

（二）金属和类金属中毒和解毒药物的应用

临床常见的容易引起中毒的金属和类金属包括铜、铅、汞、铬、砷、锑等。这些物质中的金属离子通过抑制体内含巯基的酶的活性引起机体中毒。常用的解毒药一般是含有巯基的化合物和金属螯合剂等。

二巯丙醇（dimercaprol，巴尔）

【作用和用途】　二巯丙醇含有两个巯基（-SH），与金属结合的能力强，结合后生成无毒、较稳定的且水溶性高的复合物随尿液排出而解毒。可预防金属与细胞酶的巯基结合和使已与金属络合的细胞酶复活。主要用于治疗砷、汞和金中毒。

因对慢性中毒的细胞酶无复活作用，故效果差。排铅作用不及依地酸钙钠，排铜不及青霉胺，对锑和铋无效。与镉、铁、硒、银、铀结合形成的复合物毒性比原金属更大，故禁用。

【不良反应】　本药有特殊的蒜臭味。一般不良反应常在给药后10min出现，30～60min后消失。常见不良反应依次有恶心、呕吐、头痛、唇和口腔灼热感、咽和胸部紧迫感、流泪、流涕、流涎、多汗、腹痛、肢端麻木和异常感觉、肌肉和关节酸痛。剂量超过5mg/kg时出现心动过速、高血压、抽搐和昏迷，持续应用可损伤毛细血管，引起血浆渗出，导致低蛋白血症、代谢性酸中毒、血浆乳酸增高和肾损害。

依地酸钙钠（calcium disodium edetate，解铅乐）

【作用和用途】　本药是典型的金属螯合剂，能与多种金属离子络合形成可溶性复合物，由尿排出而解毒。对铅中毒最有效，其他金属效果较差，而对汞和砷则无效。

主要用于治疗铅中毒，亦可治疗镉、锰、铬、镍、钴和铜中毒，以及作诊断用的铅移动试验。

【不良反应】　头昏、前额痛、食欲不振、恶心、畏寒、发热，组胺样反应有鼻黏膜充血、喷嚏、流涕和流泪。少数有尿频、尿急、蛋白尿、低血压和心电图T波倒置。过大剂量可引起肾小管上皮细胞损害，导致急性肾衰竭。

去铁胺（deferoxamine）

本药是铁中毒的特效解毒药，可与三价铁络合成无毒产物经肾排出。主要用于铁中毒，口服吸收差，必须肌内注射或静脉注射。

青霉胺（penicillamine）

本药对铅、汞、铜有较强的络合作用，可用于铅、汞、铜中毒解救，对铜中毒疗效较好。本药毒性小，但与青霉素有交叉过敏，用前必做青霉素过敏试验。青霉素过敏者禁用。

> **考点：**临床上砷、铅、铁、铜等金属、非金属中毒的抢救用药分别是什么？

（三）乙醇中毒和解毒药物的应用

小量乙醇（乙醇含量50～100mg/100ml血）抑制中枢苯二氮䓬-γ-氨基丁酸受体，产生兴奋作用，大量乙醇（乙醇含量400mg/100ml血）产生普遍中枢抑制作用，甚至抑制延脑生命中枢而致死。

一次大量饮酒后可出现乙醇急性中毒，通常表现为三个过程：兴奋期、麻痹期为中枢兴奋症状，睡眠期为中枢抑制症状。长期反复饮酒可产生酒依赖，其中有部分患者在中断饮酒后还会出现戒断症状，也叫酒精依赖综合征。长期酗酒还可造成多脏器的损害，如 Wernicke 脑病和 Korsakoff 综合征，脂肪肝、酒精性肝炎、酒精性肝硬化等酒精性肝病。

酒精中毒的救治原则与其他中枢神经抑制剂中毒的救治基本相同。

1．轻度醉酒 可给予浓茶、咖啡醒酒。

2．急性中毒 ①按症状轻重选用纳洛酮 0.4～1.2mg 加入 50% 葡萄糖液 20ml 静脉注射；②胰岛素 10U 加入 10% 葡萄糖 500ml 静脉滴注，同时肌注维生素 B_1 100mg；③对症治疗。

此外，对于有戒酒综合征的患者还需对症治疗、脱瘾治疗和巩固治疗。

（四）其他常见化合物中毒和解救药物的应用（表 42-3）

表 42-3 其他常见化合物中毒和解毒药物的应用

化合物种类	主要中毒症状	解毒药物及应用
苯及衍生物	急性中毒：中枢抑制、呼吸麻痹；慢性中毒：造血系统损害等	葡醛内酯 0.2g，肌内注射或静脉注射，一天 2 次，也可口服给药
四氯化碳	中枢抑制、肝、肾坏死等	L-半胱氨酸 200mg/ 次，肌内注射，一天 2 次；葡醛内酯 0.2g，肌内注射或静脉注射，一天 2 次，也可口服给药
甲醇	酸中毒、视神经损害等	10% 葡萄糖溶液 500ml 和 20U 胰岛素静脉点滴，促进毒物排泄；也可以给予神经营养药、扩血管药等辅助治疗
亚硝酸盐	缺氧、发绀、心血管抑制	小剂量亚甲蓝，1～2mg/kg，稀释后缓慢静脉滴注；注意高剂量亚甲蓝会加重中毒的缺氧症状

第二节 解毒药的用药护理

一、用药护理程序

用药步骤	用药护理要点
给药前	1．终止毒物继续吸收：立即脱离中毒环境，清洗污染的体表。口服未吸收的毒物，应采取洗胃、催吐、导泻的方法加速毒物排出体外。 2．加速毒物消除：立即建立静脉通道，通过增加血容量稀释毒物，应用高效能利尿剂强迫利尿和改变体液的 pH 加速毒物的排出。必要时还可进行血液透析。
给药中	尽早应用特异性解救药物。
给药后	对症治疗：维持生命体征。

二、用药护理案例分析

1. 患者，女，36 岁。因夫妻吵架赌气喝有机磷杀虫剂对硫磷约半瓶，立即送入院，患者表现为瞳孔缩小如针尖样大小、肌震颤、烦躁不安、呼气有大蒜味、多汗、流涎等。诊断为急性有机磷重度中毒。

试分析：医务人员应该如何处理？

2. 患者，女，38 岁。慢性胆囊炎急性发作，按医嘱静脉滴注抗生素，肌内注射阿托品。1h 后，患者因疼痛难忍，要求再注射一针阿托品。注射后不久，这位平时性情温和的女士突然发怒了，她满面通红，高声呼叫："为什么不给我开刀！"并显得十分烦躁，连说，眼睛看不清了，口干死了，开口骂人，并把自己的衣裤统统脱掉……经检查刚才注射后丢弃的第二针阿托品空安瓿瓶发现，护士误将用于抢救有机磷中毒的 5mg 阿托品作为常规治疗胆绞痛的 0.5mg 阿托品给陈女士注射，引起阿托品中毒。

试分析：阿托品的中毒症状。

常用制剂和用法

阿托品　注射剂：0.5mg/ml、1mg/ml、5mg/ml。轻度中毒：每 1 ～ 2h 用 1 ～ 2mg，阿托品化后每 4 ～ 6h 用 0.5mg，皮下注射。中度中毒：每 15 ～ 30min 用 2 ～ 4mg，阿托品化后每 4 ～ 6h 0.5 ～ 1mg，肌注或静注。重度中毒：每 10 ～ 30min 用 5 ～ 10mg，阿托品化后每 2 ～ 4h 用 0.5 ～ 1mg，静注。

氯解磷定　注射剂：0.25g/2ml、0.5g/2ml。①轻度中毒：首次 0.5 ～ 0.75g 肌注，必要时 2h 后重复注射 1 次；②中度中毒：首次 0.75 ～ 1.5g，肌注或静注，必要时 2h 后重复肌注 0.5g；③重度中毒：首次 1.5 ～ 2.5g，用生理盐水 10 ～ 20ml 稀释后缓慢静注，30 ～ 60min 后病情未见好转，可再注射 0.75 ～ 1g，以后改为静脉滴注，每 h 0.5g。

碘解磷定　注射剂：每支 0.4g。①治疗轻度中毒：0.4 ～ 0.8g/ 次以生理盐水稀释后静滴或缓慢静注；②治疗中度中毒：首剂量 0.8 ～ 1.6g/ 次，以后每 h 重复 0.4 ～ 0.8g，共 2 ～ 3 次；③治疗重度中毒：首剂量 1.6 ～ 2.4g，30min 后如无效再给 0.8 ～ 1.6g，以后 0.4g/h 静滴或缓慢静注。

氟马西尼　注射剂：0.5mg/5ml、1mg/10ml。苯二氮䓬类过量中毒：开始时以 0.3mg 静脉注射，60s 内若未清醒，则再注 0.3mg，直至清醒或总量达 2mg 为止。如果清醒后又困睡，可静滴 0.1 ～ 0.4mg/h，根据需要调整滴速，直至清醒为止。

二巯丁二钠　注射剂：0.5g、1g。肌注：0.5g，2 次 / 天；急性中毒：首剂 2g 用 5% 葡萄糖溶液 20ml 溶解后，静脉缓慢注射，以后每 h 1g，共 4 ～ 5 次；慢性中毒：每日 1g，共 5 ～ 7d。

二巯丙醇　注射剂：0.1g/ml、0.2g/2ml。肌注：2 ～ 3mg/kg，最初 2 天：4h 注射 1 次，第 3 天：6h 注射 1 次，一疗程为 10d。

青霉胺　片剂：0.1g。一日 1 ～ 1.5g，分 3 ～ 4 次服。治疗肝豆状核变性须长期服药，症状改善后拳师或间歇用药。儿童用量一日为 20 ～ 25mg/kg。

依地酸钙钠　片剂：0.5g。口服：每次 1 ～ 2g，每日 2 ～ 4 次。注射剂：1g/5ml。深部肌注：0.5g 加 1% 普鲁卡因 2ml 中，每日 1 次；静滴：本药 1g 加入 5% 葡萄糖液 250 ～ 500ml，静滴 4 ～ 8h，每天 1 次，连续用药 3 天，停用 4 天为一疗程，一般 3 ～ 5 个疗程。

小儿按 15 ~ 25mg/（kg·d），每天 1 次，肌注为宜。

亚硝酸钠　注射剂：0.3g/10ml。静注：6 ~ 12mg/kg，注射速度宜慢（2ml/min），当收缩压降到 75mmHg 时，应停药。

亚甲蓝　注射剂：20mg/2ml、50mg/5ml、100 mg/10ml。①高铁血红蛋白症：一次 1 ~ 2mg/kg，稀释后于 10 ~ 15min 内缓慢静注。②氰化物中毒：一次 5 ~ 10mg/kg，缓慢静注，随后立即静注硫代硫酸钠。③亚硝酸盐中毒：1 ~ 2mg/kg。

硫代硫酸钠　注射剂：0.5g/20ml、1g/20ml。氰化物中毒：一次 10 ~ 30g，稀释后缓慢静注。口服中毒者同时用 5% 溶液 100ml 洗胃。小儿 250 ~ 500mg/kg。

维生素 K_1 注射剂：10mg/ml。治疗抗凝血杀鼠剂中毒，10 ~ 20mg 肌注或静脉注射，2 ~ 3 次 / 日，直至凝血酶原时间完全恢复正常。

去铁胺　肌注首次 1g，以后每 4h 给 0.5g，注 2 次后每 4 ~ 12h 给一次，每日不超过 6g。静注剂量同肌注，注射速度保持每小时 15mg/kg。

思考与练习	1. 简述有机磷酸酯类中毒机制、常见症状、解毒机制。
	2. 有机磷酸酯类中毒的解毒药物主要有哪两大类？说出各类代表药及其特点。
	3. 金属和类金属中毒、氰化物中毒的常用解毒药有哪些？

（于　雷）

第四十三章 糖类、盐类及调节酸碱平衡药

学习目标	1. 熟悉葡萄糖、氯化钠、氯化钾、葡萄糖酸钙和碳酸氢钠的用途和不良反应及护理要点。 2. 了解常用糖类、盐类和酸碱平衡调节药种类。

水、电解质和酸碱平衡是人体细胞进行正常代谢所必需的条件，也是维持人体生命和各脏器生理功能所必要的条件。许多疾病可引起水、电解质和酸碱平衡紊乱，适当的补充可预防和纠正。

第一节 葡萄糖

葡萄糖（glucose）

【药理作用】 是人体重要营养成分和主要的热量来源之一。葡萄糖液在体内能被氧化成二氧化碳和水，并提供能量。还能以糖原形式贮存，对肝具有保护作用。高渗葡萄糖液静脉推注后可提高血液渗透压，引起组织脱水并短暂利尿。另外，葡萄糖是维持和调节腹膜透析液和血液透析液渗透压的主要物质。相当部分葡萄糖注射液用作静脉药物的稀释剂和载体。

【临床用途】

1．补充热能和体液 用于各种原因引起的进食不足或大量体液丢失（如呕吐、腹泻、重伤大失血等），全静脉营养，饥饿性酮症。

2．低血糖症。

3．高钾血症 与胰岛素合用，可促进钾转移入细胞内。

4．高渗溶液用作组织脱水剂 临床一般采用50%葡萄糖，可用于脑水肿、肺水肿及降低眼内压，常与甘露醇等脱水药联合应用。

5．配制腹膜透析液。

【不良反应及注意事项】 可出现胃肠反应、静脉炎、反应性低血糖、电解质紊乱等。

静注高渗葡萄糖注射液时应注意药液有无漏出血管外，以免引起静脉炎，在同一部位连续注射5% ~ 10%浓度的药液时也可发生同一并发症。治疗脑水肿使用高渗溶液时如突然停药，容易发生反跳现象并致使脑水肿再度发生，故不可突然停药，而应缓缓减量直至停用。不宜做皮下注射，以免引起皮下坏死。颅内或脊髓膜内出血以及脱水患者谵妄时，均禁止使用高渗葡萄糖注射液，以免发生意外。

> **考点：** 葡萄糖高渗溶液的浓度一般为多少？有何临床用途？

第二节　　电解质平衡调节药

氯化钠（sodium chloride）

【药理作用】　钠离子是细胞外液的主要阳离子，是维持细胞外液渗透压和血容量的主要成分；钠离子还以碳酸氢钠的形式构成体液、缓冲系统中的主要缓冲碱；血中氯化钠还可参与维持细胞兴奋性和神经肌肉应激性。失钠过多，可发生低钠综合征，出现全身虚弱、精神倦怠、表情淡漠、肌肉阵挛甚至死亡。

【临床用途】　用于各种原因所致的失水，包括低渗性、等渗性和高渗性失水；高渗性非酮症糖尿病昏迷，应用等渗或低渗氯化钠可纠正失水和高渗状态；低氯性代谢性碱中毒；外用生理盐水冲洗眼部、洗涤伤口等；还用于产科的水囊引产。

【不良反应】　可引起高氯性酸中毒及高血钠症。输液过多、过快，可致水钠潴留，引起水肿、血压升高、心率加快、胸闷、呼吸困难，甚至急性左心衰竭。过多、过快给予低渗氯化钠可致溶血、脑水肿等。禁用于肺水肿，慎用于高血压、心力衰竭、肾炎、肝硬化腹水及长期使用肾上腺皮质激素的患者。

要点提示

输注高渗氯化钠时，滴速宜缓慢，输入量每小时不能大于 100ml。用药时监测血钾、钠、氯的浓度。

氯化钾（potassium chloride）

【药理作用】　钾离子是细胞内液的主要阳离子，是维持细胞内液渗透压的重要成分；与细胞外氢离子交换，参与调节酸碱平衡；还参与能量代谢和神经传导。缺钾时心肌兴奋性增高，高钾时心脏抑制。

【临床用途】

1. 治疗各种原因引起的低钾血症　　如进食不足、呕吐、严重腹泻、应用排钾性利尿药、低钾性家族周期性麻痹、长期应用糖皮质激素和补充高渗葡萄糖后引起的低钾血症等。

2. 预防低钾血症　　当患者存在失钾情况，如进食很少、严重或慢性腹泻、长期服用肾上腺皮质激素、失钾性肾病、Bartter 综合征等。

3. 洋地黄中毒引起频发性、多源性早搏或快速心律失常。

【不良反应】　静脉滴注浓度较高，速度较快或静脉较细时，易刺激静脉内膜引起疼痛。滴注速度较快或原有肾功能损害时，应注意发生高钾血症。一旦出现高钾血症，应紧急处理。高钾血症和急、慢性肾功能不全者禁用。

要点提示

静滴时应缓慢，一般滴速为每小时不超过 1g，浓度一般不超过 0.2% ~ 0.4%。

氯化钙（calcium chloride）

【药理作用】　钙离子可以维持神经肌肉的正常兴奋性，促进神经末梢分泌乙酰胆碱，血清钙降低时可出现神经肌肉兴奋性升高，发生抽搐，血钙过高则兴奋性降低，出现软弱无力等。钙离子能改善细胞膜的通透性，增加毛细管的致密性，使渗出减少，起抗过敏作用。钙离子能促进骨骼与牙齿的钙化形成，高浓度钙与镁离子间存在竞争性拮抗作用，可用于镁中毒的解救；钙离子可与氟化物生成不溶性氟化钙，用于氟中毒的解救。

【临床用途】 治疗钙缺乏，急性血钙过低、碱中毒及甲状旁腺功能低下所致的手足搐搦症，维生素 D 缺乏症等；过敏性疾患；镁中毒时的解救；氟中毒的解救。

【不良反应】 静脉注射可有全身发热，静注过快可产生恶心、呕吐、心律失常甚至心跳停止。因此注射速度宜缓慢（< 2ml/min）。可引起高钙血症，早期可表现为便秘、嗜睡、持续头痛、食欲不振、口中有金属味、异常口干等，晚期征象表现为精神错乱、高血压、眼和皮肤对光敏感，恶心、呕吐，心律失常等。强心苷应用期间或停药后 7 天禁用。氯化钙有强烈的刺激性，不宜皮下或肌内注射；静脉注射时如漏出血管外，可引起组织坏死。

要点提示

氯化钙静脉注射速度宜缓慢 < 2ml/min。

考点： 静脉补钠、钾、钙，如果速度过快会发生什么不良反应？

第三节　酸碱平衡调节药

碳酸氢钠（sodium bicarbonate）

【临床用途】 治疗代谢性酸中毒。碱化尿液、促进某些药物排泄与解毒，如用于尿酸性肾结石的预防；减少磺胺类药物的肾毒性；急性溶血防止血红蛋白沉积在肾小管；巴比妥类、水杨酸类药物及甲醇等中毒。中和胃酸。真菌性阴道炎（冲洗阴道或坐浴，使阴道呈碱性，抑制真菌繁殖）。滴耳有软化耵聍的作用。

【不良反应】 过量可产生碱血症，引起呼吸减慢、口内异味、心律失常、肌肉痉挛、疼痛、异常疲倦虚弱等。

乳酸钠（sodium lactate）

本药在体内有氧条件下，经肝氧化、代谢可转化为碳酸氢钠，发挥纠正酸中毒的作用。用于代谢性酸中毒和高钾血症，但作用不及碳酸氢钠。应用过量可致碱血症。肝功能不全及休克者禁用。

氯化铵（ammonium chloride）

本药进入体内，铵离子迅速经肝代谢成尿素并由尿排出，氯离子和氢离子则形成酸，从而纠正碱中毒。用于重度代谢性碱中毒。过量引起高氯性酸中毒。

第四节　糖类、盐类及调节酸碱平衡药用药护理

一、用药护理程序

用药步骤	用药护理要点
用药前	1. 了解病史、用药史，明确用药目的。 2. 做好心理护理。 3. 合理制订护理计划。 4. 向患者说明食物对电解质平衡的影响及保持平衡的方法。
用药中	1. 监测患者的肝、肾功，血电解质，如发现异常及时通知医生。 2. 注意药物不良反应的监测，予及时处理。
用药后	1. 做好相关护理有助于提高疗效。 2. 观察患者症状体、体征是否解除，评价药物疗效。

二、用药护理案例分析

1. 患者，男，2岁。因饮食不佳伴有夜惊，且发育不良入院，医生诊断为佝偻病，医生给患者用了维生素 D+ 氯化钙。

试分析：①医生的处方是否合理？②氯化钙用药的护理要点？

2. 患者，女，5岁。腹泻、呕吐 5 日，入院时身体虚弱、倦怠、表情淡漠等。

试分析：①该患儿出现身体虚弱、倦怠、表情淡漠的原因是什么？②应如何处理？

常用制剂和用法

氯化钠　注射剂：10ml：0.9%（生理盐水）、250ml：0.9%、500：0.9%、1000：0.9%、10ml：10%（浓氯化钠注射液），临用前稀释。静脉滴注：用量与浓度视病情需要而定。

氯化钾　片剂：0.25g、0.5g。一次 1g，一日 3 次。注射剂：1g/10ml。一次 1～1.5g，用 5%～10% 葡萄糖注射液稀释后缓慢静滴（每 h 不宜超过 1g）

碳酸氢钠　片剂：0.3g、0.5g。一次 0.5～1g，一日 3 次，餐前服。注射剂：20ml：5%、200ml：4%。静脉滴注：剂量视病情需要而定。

氯化钙　注射剂：0.3g/10ml、0.5g/10ml、0.6g/20ml、1g/20ml。一次 0.5～1g，用 25% 葡萄糖注射液稀释后缓慢静注（每 min 不超过 2ml）。

氯化铵　注射剂：500ml：1%。静脉滴注：剂量视病情需要而定。

乳酸钠　注射剂：2.24g/20ml、5.6g/50ml。用 5 倍量 10% 葡萄糖注射液稀释后静滴。

思 考 与 练 习	1. 糖类药物主要药理作用有哪些？临床用途和不良反应有哪些？ 2. 氯化钠静脉滴注时的护理措施。 3. 试述氯化钾静脉滴注时的护理措施。

（梁　岚）

第四十四章　消毒防腐药

消毒药是指能迅速杀灭病原微生物的药物；防腐药是指具有抑制病原微生物生长繁殖的药物；二者合称为消毒防腐药。二者之间没有严格的界限，消毒药在较低浓度时，具有防腐作用；防腐药在较高浓度时，具有消毒作用。消毒防腐药的作用机制主要有：①促使病原微生物蛋白质变性，发生沉淀；②改变病原微生物胞浆膜通透性，使细胞分裂或溶解；③干扰、影响病原微生物的重要酶系，影响菌体代谢；④氧化病原微生物体内的活性部分而产生杀菌作用等。

第一节　常用消毒防腐药

一、醇类

乙醇（alcohol，酒精）

对多数微生物有杀灭作用，且对被消毒物的影响小。对细菌作用最强，对细菌芽胞无效，对病毒效果差，但对肝炎病毒有灭活作用，对真菌不稳定。75% 的乙醇杀菌力最强。浓度超过 95%，细菌表层蛋白质形成保护层，影响药物作用。75% 常用于注射、手术等部位、医疗器械、手术前洗手消毒。50% 用于长期卧床者涂擦局部皮肤预防褥疮，20% ~ 30% 用于发热患者物理降温等。不宜用于侵入性器械的浸泡消毒。有机物影响乙醇的杀菌作用。乙醇对皮肤和黏膜有刺激性可引起局部疼痛、皮肤干燥等，偶可发生过敏反应。急性中毒可出现恶心、呕吐、头痛、中枢兴奋或抑制、昏迷等，严重者可致死。

考点：乙醇不同浓度时，其消毒的用途有何不同？

二、醛类

甲醛溶液（formaldehyde solution）

可凝固蛋白质，破坏肌体蛋白质和酶，有强大的杀菌作用，对细菌及芽胞、真菌、病毒等均有作用，为广谱杀菌剂。兼有止汗、硬化组织等作用。4% 甲醛溶液可用于固定标本和保存疫苗等；房屋消毒时，每立方米取 15ml 甲醛加水 20ml，加热蒸发（4h）；2% 甲醛溶液用于器械消毒，但需浸泡 1 ~ 2h。甲醛挥发性强，其气体对黏膜、呼吸道、皮肤等有刺激性，可引起流泪、咳嗽等症状，严重者可引起局部炎症、皮肤角质化等。

戊二醛（glutaradehyde）

本药溶液的 pH 可影响杀菌作用，碱性环境下作用强，可杀灭细菌繁殖体、芽胞、病毒、真菌，杀菌作用较甲醛强。2% 碱性戊二醛常用于不宜用加热法消毒的医疗用品消毒与医疗器械的消毒（4 ~ 10h）。10% ~ 25% 溶液外涂，用于甲癣治疗。10% 溶液外涂，用于多汗症治疗。毒性与腐蚀性较甲醛低，对皮肤、黏膜仍有刺激性。严重者可引起肺炎。对本药过敏者禁用。

三、酚类

苯酚（carbolic acid，石炭酸）

仅可外用。可使细菌细胞的原生质蛋白发生凝固、变性，能杀灭革兰阳性和革兰阴性细菌和部分真菌，对细菌芽孢和病毒无效。0.2% 的苯酚有抑菌作用，浓度大于 1% 可杀灭常见细菌，超过 1.3% 可杀灭真菌。苯酚可麻痹感觉神经末梢，产生局麻作用。软膏剂（1% 或 2%）可用于皮肤防腐止痒，3% ~ 5% 的苯酚溶液用于医疗器械、室内和排泄物的消毒。对皮肤和黏膜有局部刺激性，用量过大或浓度过高可使皮肤变白或腐蚀。浓度大于 5% 时，有强腐蚀性。不适用于伤口、破损皮肤和婴儿。误服可引起广泛组织腐蚀，严重者致肝功能衰竭而死亡。

甲酚（cresol，煤酚）

抗菌作用机制与苯酚相似，抗菌作用为苯酚的 3 ~ 10 倍，毒性相当。甲酚皂溶液（来苏尔）是含甲酚 50% 的肥皂溶液，经水稀释后为常用的消毒液；主要用于医疗器械、用具、手、皮肤以及排泄物的消毒。由于有腐蚀性，不可用于伤口消毒。

四、酸类

苯甲酸（benzoic）

在酸性环境下消毒防腐、抗真菌作用强，可抑制多数细菌、真菌。苯甲酸常用于药品和食品的添加剂（0.05% ~ 0.1%）；与水杨酸制成复方制剂用于手足癣的治疗。

硼酸（boric acid）

为弱防腐药，刺激性小。3% ~ 4% 的硼酸溶液用于皮肤、黏膜、口腔、阴道及膀胱伤口的冲洗清洁；3% 的硼酸乙醇溶液或硼酸甘油用于外耳真菌感染；5% ~ 10% 的软膏用于脓疱疮、褥疮和小腿慢性溃疡的治疗。

五、氧化剂

过氧乙酸（peroxyacetic acid）

易挥发，有刺激性和腐蚀性。通过强氧化能力对各种细菌及芽胞、真菌、部分病毒有杀灭作用。用于对物体表面、肠道和呼吸道传染病疫区、医疗机构、传染病隔离区、污染物及公共场所环境消毒。高浓度不可与皮肤、衣服、物品、金属接触，以免损伤皮肤或物品，稀释后的过氧乙酸对皮肤无腐蚀作用。长期接触低浓度过氧乙酸溶液，可致皮肤粗糙、干裂、脱皮。

过氧化氢溶液（hydrogen peroxide solution，双氧水）

作用时间短，有机物质可影响作用。主要是通过在水溶液中形成氧化能力很强的 OH，从而破坏蛋白质和细胞膜脂质结构，抑制细菌的生长并将其杀灭。3% 的溶液用于冲洗创面、清除伤口脓液、溃疡面、外耳道脓液等；0.1% ～ 0.5%的溶液可用于口腔含漱，3% ～ 6%的溶液可用于医疗物品的消毒与灭菌。高浓度的过氧化氢，对皮肤、黏膜可产生刺激性灼伤。

> **考点**：化脓伤口清创最常用的药物是哪种，常用浓度是多少？

高锰酸钾（potassium permanganate）为氧化剂，在水中分解，可放出氧。有较强的杀菌作用，尚有收敛作用。高锰酸钾在较低浓度即可产生杀菌作用，0.02%有溶液可用于冲洗溃疡、脓肿、创面、鹅口疮、口腔消毒、除口臭、痔疮、皮肤真菌感染、阴道冲洗、坐浴等。也可用于某些药物（巴比妥、水合氯醛、氨基比林等）口服中毒时洗胃。高锰酸钾高浓度对黏膜有刺激作用。大量误服可产生中毒症状，呕吐、流涎、蛋白尿，甚至死亡。高锰酸钾水溶液不稳定，应现配现用。

六、表面活性剂

苯扎溴铵（benzalkonium bromide，新洁尔灭，bromogeramine）是低效消毒药，为阳离子表面活性剂，通过影响细菌胞浆膜的通透性而产生抗菌作用。对革兰阳性菌作用快而强，对真菌、肝炎病毒作用差，对抗酸杆菌、铜绿假单胞菌、细菌芽胞无效。主要用于手术前洗手消毒，皮肤、黏膜、伤口和室内环境消毒，不可用于医疗器械的灭菌处理或无菌器材的长期浸泡保存。禁止与肥皂和阴离子表面活性剂合用。

氯已定（chlorhexidine，洗必泰）有广谱抑菌、杀菌作用，不能杀灭结核分枝杆菌和细菌芽胞，对乙型肝炎病毒、真菌无效。主要用于皮肤、医疗器械等的消毒，伤口冲洗，漱口可治疗口腔溃疡。乳膏剂可用于烧伤、阴道镜润滑剂等。不可用于医疗器械的灭菌处理或无菌器材的长期浸泡保存。少数患者有过敏反应。高浓度对黏膜有刺激作用。

七、卤素类

含氯石灰（chlorinated lime，漂白粉）主要成分是次氯酸钙，溶于水可形成次氯酸。次氯酸可与细菌细胞壁产生作用，也可浸入细胞内与菌体蛋白质发生氧化作用使蛋白变性。对细菌、芽胞、真菌、病毒等均有良好的杀灭作用。常用于饮水、水果、蔬菜、餐具、排泄物、非金属医疗器械、衣服等日常生活的消毒，亦可用于污水处理。氯对皮肤、黏膜、眼睛、呼吸道具有强烈的刺激性和腐蚀性，严重者可产生急性氯中毒。急性中毒表现为恶心、呕吐、呼吸困难，严重者可导致死亡。

碘伏（iodophor）消毒作用强、具有碘的广谱消毒能力，对细菌、芽胞、真菌、病毒、原虫等有效。其毒性和刺激性低于碘。常用于皮肤、黏膜消毒。碘伏对黏膜不刺激，过敏反应较少发生，但仍须注意。

聚维碘酮（povidone iodine）属碘伏类消毒剂。对细菌、真菌、病毒等有良好的杀菌作用。常用于皮肤、黏膜消毒。对皮肤和黏膜无刺激性，偶有过敏反应。

> **考点**：碘常用于皮肤消毒，其中对皮肤黏膜无刺激性的碘制剂有哪些？

八、染料类

甲紫（methylrosaniline，紫药水）含1%龙胆紫，杀菌效果较好，对革兰阳性菌有选择性，刺激性小。常用于浅表创面、皮肤糜烂、感染、脓性皮肤病等的消毒。具有收敛作用，可在伤口表面形成膜，使脓液难以排出，因此感染化脓的伤口不宜使用。局部吸收可有恶心、呕吐、腹痛、腹泻等不良反应。甲紫可使皮肤残留紫色斑痕而影响美观。

九、重金属盐类

硝酸银（silver nitrate）在水溶液中可解离出银离子，作用于菌体蛋白，使蛋白凝固而产生杀灭作用。稀溶液对皮肤、黏膜有收敛作用，浓溶液有腐蚀作用。0.5% 的溶液常用于预防铜绿假单胞菌、变形杆菌、其他革兰阴性菌的感染，也可用于严重烧伤；1% 的溶液用于新生儿结膜炎，使用后须用灭菌生理盐水冲洗，以防银质沉淀、误服而中毒。

十、其他类

环氧乙烷（ethylrosanilinium chloride）为广谱杀菌剂，对细菌、芽胞、真菌、立克次体及病毒等有效。杀菌作用与暴露时间、温度、湿度和污染程度呈正相关。主要用于消毒不适于其他灭菌方法消毒的物品。有强刺激性，反复长期接触，可致皮肤糜烂，吸收后可出现呕吐、腹泻、腹痛、中枢抑制、呼吸困难等中毒症状。消毒后通风，因其对眼及呼吸道黏膜有强烈的刺激性，同时应避免中毒，皮肤接触可采用大量清水冲洗或 3% 硼酸溶液反复冲洗，全身症状可采取对症治疗或支持疗法。环氧乙烷一般使用卤烷或二氧化碳作稀释剂，与氧气、空气混合，可形成爆炸性混合物。

第二节　消毒防腐药的用药护理

一、用药护理程序

用药步骤	用药护理要点
用药前	1. 熟悉并理解各种常用消毒防腐药的特点和使用方法。 2. 根据需要和有关规定、程序认真配制或准备制剂，并做好标记。
用药中	1. 严格按照操作规程使用药物，防止消毒不当造成二次污染和消毒失败。 2. 对直接用于患者的消毒防腐药，要注意避免对人体的意外伤害。 3. 采取有效的防护措施，避免使用者受到消毒防腐药毒副作用的损害。 4. 随时观察消毒防腐效果，发现异常情况及时处置。
用药后	1. 做好消毒防腐实际效果和预防院内感染的评价。 2. 认真记录和核对消毒防腐药物的使用记录，做好药品的保管。

二、用药护理案例分析

患者，女，24 岁，护工。8 小时前使用环氧乙烷进行房间熏蒸消毒，不小心皮肤接触环氧乙烷溶液，未做及时处理，后接触部位出现红肿、灼烧感等症状，2 小时前出现头痛、恶心、呕吐等。初步诊断为环氧乙烷中毒。

试分析：①该患者应如何治疗和护理？②使用此类药物应注意哪些事项？

（范军军）

第四十五章　维生素及酶类

学习目标

1. 熟悉常用维生素的作用、临床用途、不良反应及用药护理程序。
2. 了解常用酶制剂的药理作用和临床用途。

第一节　维生素类

　　维生素（vitamin）是维持人体正常功能所必需的营养素，是人体内不能合成或合成量不足，必须由食物提供的一类低分子有机化合物。它既不是供能物质，也不作为机体的构成成分，常作为机体内酶、辅酶（基）的主要组成，参与机体多种代谢过程。当摄入量不足、机体吸收利用率降低、需要量相对增加或长期服用某些药物时可致维生素缺乏。维生素类药物主要用于防治维生素缺乏症和作为某些疾病的辅助用药。

　　维生素通常按其溶解性分为脂溶性和水溶性两大类。脂溶性维生素包括维生素 A、D、E、K 四种，在食物内常与脂类共存，其吸收也与脂类有关，过量摄入易导致药物在体内积蓄中毒；水溶性维生素包括 B 族维生素和维生素 C 两类，B 族维生素又包括维生素 B_1、B_2、B_6、B_{12}、PP、生物素、泛酸、叶酸、硫辛酸等，在食物烹调过程中容易被破坏，机体吸收后不能贮存，体内达到饱和，多余部分由肾排出，很少出现中毒。

　　考点：哪一类维生素容易发生过量服用后的蓄积中毒？

一、水溶性维生素

维生素 B_1（vitamin B_1）

【作用及用途】　本药通过①促进糖代谢和能量的产生；②参与核糖、脂肪酸、胆固醇的合成；③促进乙酰胆碱的合成、抑制其分解，维持神经冲动的传导等，而影响神经、心血管和消化系统生理功能。缺乏时表现为末梢神经炎、心功能不全、全身水肿，严重缺乏症称为"脚气病"。

　　主要防治脚气病，可作为周围神经炎、消化不良、肌痛等的辅助治疗。

【不良反应】　肾功能正常者几乎无毒性。注射给药偶见过敏反应，应做过敏试验，不宜静脉注射。

维生素 B_2（vitamin B_2）

【作用及用途】　广泛参与体内的各种氧化还原反应，促进糖、蛋白质和脂肪代谢。缺乏时表现为口角炎、唇干裂、舌炎、阴囊炎、角膜炎、结膜炎、视神经炎，脂溢性皮炎等。

　　主要用于防治维生素 B_2 缺乏症。

【不良反应】

1．大量服用时尿液呈黄色。

2．饮酒影响其肠道吸收，进食或饭后服用吸收较好。

3．肌注前做过敏试验，不宜静脉注射。

维生素 B_6（vitamin B_6）

【作用及用途】　主要参与氨基酸代谢，促进 γ-氨基丁酸合成及脂肪酸分解等，从而维持神经系统、心血管系统的生理功能。缺乏时易出现恶心、呕吐、精神紧张、焦虑、惊厥、小细胞低色素性贫血及心脑血管病。

用于防治因维生素 B_6 缺乏所引起的神经系统病变及婴儿惊厥、妊娠、放射病及抗癌药所致的呕吐、贫血等；用于脂溢性皮炎、肝炎、动脉粥样硬化辅助治疗，以及防治大剂量服用异烟肼引起的不良反应。与烟酰胺合用治疗癞皮症。

【不良反应】

1．长期大剂量应用可致周围感觉神经症状。

2．孕妇大量应用可引起新生儿维生素 B_6 依赖症。

维生素 PP（vitamin PP）

维生素 PP 包括烟酸和烟酰胺，是多种不需氧脱氢酶的辅酶，参与糖、脂肪及蛋白质的代谢，大剂量时能扩张周围血管和降低血浆甘油三酯。缺乏时表现为神经营养障碍，如全身乏力，皮肤暴露部位出现对称性皮炎、腹泻及痴呆等，称为癞皮病。异烟肼与维生素 PP 结构相似，二者相互拮抗。

用于治疗内耳眩晕症、外周血管病、高脂血症、视神经萎缩等及长期服用异烟肼者。

过量引起血管扩张、面颊潮红、痤疮和胃肠道不适等症状，严重可致肝损害。

生物素

生物素（又称维生素 H、维生素 B_7）是多种羧化酶的辅基，参与糖、蛋白、脂肪和核苷酸代谢，还可影响细胞周期和 DNA 损伤的修复。

生物素在肠道中由细菌可以合成，因此很少出现缺乏症。长期食用生蛋或使用抗生素可造成生物素缺乏，表现为乏力、恶心、呕吐、食欲不振、皮炎和脱屑性红皮病等，可用生物素治疗。

维生素 C（vitaminC）

【作用及用途】　作为多种羟化反应的重要辅助因子，具有：①促进胶原蛋白的合成，增加毛细血管致密度；②参与胆固醇转化为胆汁酸；③参与芳香族氨基酸的代谢，利于儿茶酚胺、5-羟色胺生成；④参与体内的氧化还原反应，保护巯基酶、维持细胞膜稳定性、铁和叶酸的吸收和利用等；⑤络合重金属；⑥增强机体免疫功能等。缺乏时表现为乏力、厌食、面色苍白、皮肤淤点、淤斑、牙龈肿胀、出血，严重时精神抑郁、肌肉和骨关节肿痛等，称为坏血病。

用于防治维生素 C 缺乏症，紫癜、特发性高铁血红蛋白症及砷、汞、铅、苯等慢性中毒。也可作为感染性疾病、肝胆疾病及肿瘤的辅助治疗。此外，患者处于妊娠期和哺乳期或接受慢性血液透析、胃肠道疾病、结核病、甲亢、发热、创伤、烧伤、手术等情况下需要量增加，应给予补充。

【不良反应】

1．大量长期服用骤然停药可引起类似坏血病症状。

2．长期大剂量服用可引起恶心、呕吐、胃酸增多等症状。

3．使尿液酸化，造成泌尿道结石。

4．禁与维生素 B_{12}、维生素 B_2、氧化剂及碱性药物配伍，宜与铁剂配伍。

二、脂溶性维生素

维生素 A（vitamin A）

【作用及用途】

1．维持上皮组织的正常功能，促进生长发育　与视黄醇对基因的调控有关，可促进细胞分化，维持上皮组织的正常结构与功能，提高免疫力，参与软骨内成骨。

2．参与视紫红质的合成，增强视网膜感光力。

3．抗氧化、抗衰老及抗癌作用　用于维生素 A 缺乏症，如夜盲症、干眼病、角膜软化症和皮肤粗糙等。

【不良反应】

1．大量长期应用可发生慢性中毒，毛发易脱、皮肤干燥、瘙痒、烦躁、厌食、肝损害及易出血。

2．可影响生殖功能和胚胎发育，孕妇大量服用可致畸胎。

维生素 D（vitamin D）

【作用及用途】

1．维持血清钙、磷浓度　促进肠道黏膜合成钙结合蛋白，促进小肠对钙、磷吸收；还能促进肾小管对钙、磷的重吸收，增加血清钙、磷浓度，从而维持神经肌肉兴奋性及参与机体多种功能。

2．对骨骼的影响　一方面促进破骨细胞成熟及骨质吸收与溶解，将骨盐中的钙磷释放并转移至血中，另一方面促进骨样组织成熟及骨盐沉积，形成新骨。

婴儿缺乏时表现为睡眠不安、易惊醒、多汗、免疫力低下、手足搐搦症、严重时出现佝偻病（颅骨软化、方颅、串珠肋、鸡胸、O 型腿等）。成人缺乏时，表现为骨软化症。

用于防治维生素 D 缺乏性手足搐搦症、佝偻病、骨软化症、骨质疏松症，以及甲状旁腺功能减退症和老年骨折的辅助治疗。

【不良反应】

1．长期或过量应用可致维生素 D 中毒：厌食、恶心、呕吐、持续性腹泻、全身乏力、嗜睡、多尿、心悸、血压升高等，进而导致高钙尿症、软组织钙化。

2．高钙血症、高磷血症伴肾性佝偻病者禁用，心、肾功能不全者慎用。

维生素 E（vitamin E）

【作用及用途】　具有：①维持和促进生殖功能；②维持神经肌肉细胞的正常结构和功能；③抗炎、抗氧化、抗衰老、降低血脂、增强机体免疫力等作用。

用于防治习惯性或先兆性流产、不孕症、更年期综合征、进行性肌营养不良、骨骼肌痉挛及间歇性、溶血性贫血及防治心脑血管疾病。

【不良反应】　长期大剂量使用可引起胃肠道反应、乏力、头晕等，免疫功能下降，生殖功能紊乱及凝血机制障碍等。过量中毒的发生率较低。

知识链接

目前市售的维生素复方制剂由各种不同的配方和不同的含量组成，用于预防和治疗各种因维生素和微量元素或矿物质缺乏所引起的疾病。有单方及多种维生素复方制剂、维生素与矿物质复方制剂、多种维生素与微量元素复方制剂。如复合维生素B、鱼肝油（维生素AD）、复方水溶性维生素注射液、复方脂溶性维生素注射液等。

第二节　常用酶类药物

胰蛋白酶（trypsin）

本药能消化溶解变性蛋白质，对未变性的蛋白质无作用，故能使脓、痰液、血凝块等消化变稀排出，加速创面净化，并具有抗炎作用。用于脓胸、血胸、外科炎症、溃疡、创伤性损伤、瘘管等，还可用于各类毒蛇咬伤的治疗。吸入给药，用于呼吸道疾病。

有发热、头痛、头晕、胸痛、腹痛等，可给予抗组胺药和解热药对抗，一般不影响继续用药。不可静脉注射。用前需做过敏试验。肝、肾功能不全，血液凝固障碍和有出血倾向的患者禁用。

糜蛋白酶（chymotrypsin）

本药能分解蛋白质，对晶状体悬韧带和眼组织的其他蛋白质有较强的选择性，并激活纤维蛋白溶解。用于创伤或手术后，促进创口愈合、抗炎及防止局部水肿、积血、扭伤血肿、乳房手术后浮肿、中耳炎、鼻炎、角膜溃疡、玻璃体积血、白内障晶体摘除术及毒蛇咬伤等。不满20岁的眼病患者或玻璃体液不固定的创伤性白内障患者禁用，因可导致玻璃体液丧失。不可静注。用前需做过敏试验。

胶原酶（collagenase）

本药对坏死组织有较强的消化分解作用，能加快上皮细胞的生长，促进伤口愈合。用于创伤、烧伤创面局部的清创、脱痂和减少疤痕增生，也用于慢性溃疡、褥疮。

菠萝蛋白酶（bromelains）

本药水解大分子的纤维蛋白，将阻塞于组织的纤维蛋白及血凝块溶解，从而改善血液循环，消除局部炎症。用于各种炎症、水肿、血肿、血栓症。与化疗药物并用，能促进药物对病灶的渗透和扩散，治疗关节炎、关节周围炎、蜂窝织炎等，以及其他原因引起的炎症、血肿、血栓症。

胃肠道溃疡、严重肝肾疾病或血液凝固功能不全的患者禁用。遇胃蛋白酶被破坏，片剂宜吞服不要嚼碎。

玻璃酸酶（hyaluronidase）

本药水解透明质酸，加速局部血液和组织液的扩散和吸收。用于长期皮下注射药物者，如与胰岛素合用，防止注射局部脂肪萎缩，还可用于防止结膜化学烧伤后的睑球黏连。

禁用于感染及肿瘤部位。不能静注，需现配现用。

此外还有用于治疗消化不良的胃蛋白酶、胰淀粉酶、胰脂肪酶等，溶解血栓的纤溶酶、链激酶、尿激酶等，治疗肿瘤的天冬酰胺酶等。

要点提示

酶类药物均为蛋白质成分，易被消化酶破坏，一般局部或外部使用，如需口服应制成肠溶片等剂型。

第三节　维生素和酶类的用药护理

一、用药护理程序

用药步骤	用药护理要点
用药前	1. 了解病史、用药史及过敏史。 2. 识别高危人群及禁忌证：孕妇不宜服用大量维生素 A；烟酰胺慎用于孕妇；溃疡病、青光眼、痛风、高尿酸血症、肝病、糖尿病禁用烟酸。 3. 了解患者一般状况及症状体征。 4. 指导患者纠正不良生活习惯、饮食习惯，促进胃肠吸收功能。 5. 合理制订护理程序，减少不良反应发生。
用药中	1. 嘱患者按医嘱用药，不可过量，尤其是脂溶性维生素。 2. 对胃肠道有刺激性的药物，可与食物同服或饭后服，以减少消化道症状。 3. 水溶性维生素多具有弱酸性，避免与碱性药物配伍或同用。 4. 静滴维生素 C 时，以 5% ~ 10% 葡萄糖液稀释后使用，不可与碱性药配伍。 5. 维生素 A 不宜与氧化剂和重金属配伍。 6. 维生素 E 不宜与氧化剂配伍、不可同时大剂量使用铁制剂。 7. 肌内注射时应深部注射并注意抽回血，以免注入血管内造成中毒。 8. 注射时尤应注意观察过敏反应的发生。
用药后	1. 大量应用维生素 D 时，应定期检查血钙、尿钙、血浆胆固醇水平。 2. 发现高钙血症症状，及时报告医生。 3. 指导患者妥善保管药物，如维生素 C 制剂颜色变黄，表示已氧化，不可使用。 4. 长期大量服用维生素 C 宜逐渐减量停药，以免引起类似坏血病的症状。

二、用药护理案例分析

1. 患儿，男，5 个月。冬季出生，人工喂养，平时睡眠不安、易惊醒、多汗，今日晒太阳后突然出现全身抽搐 5 ~ 6 次，每次 1min 左右，抽搐间期活泼如常，体温 37.8℃，其余未见异常。

试分析：该患儿可能患有什么病？应该选何药治疗？

2. 患儿，女，6 个月。主诉因发热、咳嗽 2 天，惊厥 5 次入院，患儿生后人工喂养，未加辅食，查体：体温 37.3℃，眼部充血，颅骨软化，在体检过程中，该患儿再次惊厥发作，立即给予止惊、补维生素 D、补钙等抢救治疗。

试分析：该患儿最可能患有什么病？试解释上述抢救措施三步骤顺序的合理性。

3. 患者，男，40 岁。因肝胆疾病正在服用维生素 C，现因痛风就诊，医嘱给予碳酸氢钠口服。

试分析：给药方案中有无配伍禁忌？为什么？

常用制剂和用法

维生素 B$_1$ 片剂：5mg、10mg。一次 10 ～ 30mg，一日 3 次。注射剂：50mg/2ml、100mg/2ml。一次 50 ～ 100mg，一日 2 次，肌内注射。

维生素 B$_2$ 片剂：5mg、10mg。一次 5 ～ 10mg，一日 2 ～ 3 次。注射剂：1mg/2ml、5mg/2ml、10mg/2ml。一次 5 ～ 10mg，一日 1 次，肌内注射。

维生素 B$_6$ 片剂：10mg。一次 10 ～ 20mg，一日 3 次。注射剂：25mg/2ml、50mg/2ml、100mg/2ml。一次 50 ～ 100mg，一日 1 次，肌内注射。

维生素 C 片剂：25mg、50mg、100mg。一次 50 ～ 100mg，一日 3 次。注射剂：0.1g/2ml、0.25g/2ml、0.5g/5ml、2.5g/20ml。一次 0.1 ～ 0.25g，一日 1 ～ 2 次，肌内注射或静脉注射。

维生素 A 胶丸剂：5000U、2.5 万 U。一次 1 万 ～ 2.5 万 U，一日 1 ～ 2 次。

维生素 D 胶丸剂：1 万 U。一日 2500 ～ 5000U。

维生素 E 片剂：5mg、10mg。一次 10 ～ 100mg，一日 2 ～ 3 次。注射剂：50mg/ml。一日 50 ～ 10mg，肌内注射。

胰蛋白酶 注射剂：1.25 万 U、2.5 万 U、5 万 U、10 万 U。一次 5000U，一日 1 次，肌内注射。滴眼：0.25% 溶液，一日 4 ～ 6 次。

胶原酶 软膏剂：每 100g 含胶原酶 0.5g（50U/mg）、新霉素 1g，局部涂抹。

菠萝蛋白酶 片剂：5 万 U。一次 10 万 U，一日 3 ～ 4 次。外用：0.1% ～ 0.2% 生理盐水溶液外敷，一日 1 ～ 2 次。

思考与练习

1. 常用维生素有哪两种？各有哪些药物？
2. 缺乏维生素 A、B$_1$、B$_2$、C 或 D 的典型症状各是什么？
3. 哪些食物富含维生素 C？加工食用时怎样能减少维生素 C 的破坏？
4. 维生素缺乏可导致多种疾病，请为下列疾病选择恰当的维生素（可多选）。

病症	维生素
脚气病	维生素 A
食欲不振、消化不良	维生素 D
口角炎、舌炎、眼睑炎	维生素 E
婴儿惊厥、妊娠呕吐	维生素 B$_1$
坏血病	维生素 B$_2$
干眼病、夜盲症	维生素 B$_6$
软骨病	维生素 PP
手足搐搦、佝偻病	生物素
先兆流产、习惯性流产	维生素 C

（沈华杰）

参考文献

[1] 陈新谦，金有豫，汤光．新编药物学．17 版．北京：人民卫生出版社，2011．

[2] 国家药典委员会．中华人民共和国药典．北京：中国医药科技出版社，2010．

[3] 徐红．护理药理学．2 版．北京：人民卫生出版社，2011．

[4] 张庆．护理药理学．南京：江苏科学技术出版社，2012．

[5] 肖顺贞．护理药理学．3 版．北京：北京大学医学出版社，2008．

[6] 张庆．药物学基础．修订版．北京：高等教育出版社，2009．

[7] 姚宏．药物应用护理．2 版．北京：人民卫生出版社，2008．

[8] 蒋国贤．护理药理学．北京：人民卫生出版社，2010．

[9] 张庆．药理学与药物治疗学基础．北京：人民卫生出版社，2007．

[10] 杨宝峰．药理学．7 版．北京：人民卫生出版社，2008．

[11] 王平．2012 年护士资格考试：护考急救书．北京：人民军医出版社，2011．

[12] 全国护士执业考试用书编写专家委员会．2011 年全国护士执业考试指导．北京：人民卫生出版社，2011．

[13] 国家基本药物处方集编委会．国家基本药物处方集（化学药品和生物制品 2009 年版基础部分）．北京：人民卫生出版社，2010．

[14] 吴国忠．药物应用护理．上海：复旦大学出版社，2009．

[15] H.P.Rang．朗 - 戴尔药理学．林志彬，主译．北京：北京大学医学出版社，2010．

[16] 姜远英．临床药物治疗学．2 版．北京：人民卫生出版社，2007．